动态心电图检查技术基础与临床

主 编 杨晓云

科学出版社

北 京

内 容 简 介

本书分为两篇。第一篇为动态心电图检查技术基础,概述了动态心电图检查技术的发展、分类、适应证和禁忌证,动态心电图检查技术操作与报告的规范化,以及各种异常动态心电图的诊断标准,尤其是动态心电图分析新技术、动态心电图检测自主神经功能的新方法,以及动态心电图检查中T波电交替的相关知识等。第二篇为临床应用,介绍了动态心电图在心律失常、心肌缺血、心肌梗死及心肌病诊断中的临床应用价值等,分析了Wellens综合征、de Winter综合征、肺栓塞、Brugada综合征、长QT间期综合征及甲状腺疾病等患者的动态心电图变化,并描述了血管迷走性晕厥患者在直立倾斜试验过程中的自主神经变化及其动态心电图改变,此外还创新性推出了利用动态心电图检查技术初筛睡眠呼吸暂停综合征的前沿技术。

本书可供心电图、心血管内科、急诊内科等专业的临床医师参考阅读,有助于提高专业人员的心电图诊断技能。

图书在版编目(CIP)数据

动态心电图检查技术基础与临床/杨晓云主编. —北京:科学出版社,2023.7
ISBN 978-7-03-076005-0

Ⅰ. ①动… Ⅱ. ①杨… Ⅲ. ①心电图–诊断 Ⅳ. ①R540.4

中国国家版本馆CIP数据核字(2023)第128061号

责任编辑:马晓伟 王先省 / 责任校对:张小霞
责任印制:吴兆东 / 封面设计:吴朝洪

科 学 出 版 社 出版
北京东黄城根北街16号
邮政编码:100717
http://www.sciencep.com
北京中科印刷有限公司印刷
科学出版社发行 各地新华书店经销
*
2023年7月第 一 版 开本:787×1092 1/16
2025年3月第三次印刷 印张:20 1/4
字数:462 000
定价:188.00元
(如有印装质量问题,我社负责调换)

编 者 名 单

主　编　杨晓云

副主编　芦　幸　章富君

编　者（按姓氏汉语拼音排序）

　　　　陈　静　陈旭凤　方　宇　林　凡

　　　　芦　幸　欧阳慧　苏玉莹　孙伊楠

　　　　杨晓云　张润花　章富君　左　萍

自20世纪70年代末我国引进动态心电图检查技术，至今已有40余年的时间了。动态心电图检查技术的临床应用极大地提高了我国无创心脏电生理的技术水平，提高了心血管疾病的诊断能力，对临床医学发展的作用不可小觑。动态心电图在诊断心律失常、心肌缺血及人工心脏起搏器功能障碍，协助判断间歇出现的症状如头晕、心悸、胸闷、黑矇或晕厥是否为心源性，评价抗心律失常药物及治疗心绞痛药物的疗效，预警心脏性猝死等方面具有不可替代的临床价值。

近年来，随着心电技术、计算机技术、通信技术及生物医学工程等技术的飞速发展，动态心电图检查技术日新月异，新理论、新方法不断推出，检测内容不断拓展。散点图技术、反混淆技术、柱状图技术及模块分析技术等软件已植入动态心电设备，各项技术联合应用明显提高了动态心电图诊断各类心血管疾病的效能。动态心电图检查中采用心率变异性、心率减速力、窦性心率震荡、T波电交替等新技术可检测受检者的心脏自主神经功能并进行危险分层，对筛选高危患者并防止心脏性猝死发生具有重要的作用。利用动态心电图初筛睡眠呼吸暂停综合征是动态心电图拓展内容中最前沿、最值得推广的技术，它主要利用心电图推导呼吸曲线，采用EGRT技术同步提取动态心电图与呼吸波初筛睡眠呼吸暂停综合征。因其操作简单、价格低廉、顺应性良好、准确性高，可用于大规模初筛睡眠呼吸暂停综合征。动态心电图检查技术初筛睡眠呼吸暂停综合征优化了患者的就诊流程，为进一步诊断与治疗睡眠呼吸暂停综合征相关性心血管疾病提供了有力保障。

散点图技术、心率减速力、窦性心率震荡等动态心电图检查技术来源于动态心电图检查中储存的海量心电图数据，它们实质上是人工智能技术辅助诊断心电图的现实应用。蕴藏着人工智能技术的动态心电图检查新技术、新方法的出现为现代心电技术的发展注入了新的活力，以往传统动态心电图分析方法无法明确诊断的疾病随着动态心电图检查新技术的推广应用得到了妥善解决，动态心电图检查技术如今已跃升为心电技术的主要支撑力量。借助现代人工智能技术的优势，动态心电图检查技术将势必成为未来诊断心血管疾病的中流砥柱，为临床医学的发展创造更大的价值。

杨晓云

目　录

第一篇　动态心电图检查技术基础

第一篇

动态心电图检查技术基础

第一章

动态心电图检查技术概述

动态心电图检查技术是一种无创、可长时间连续记录人体心电图变化的技术，可在静止、活动及睡眠等各种状态下记录人体心电图的变化并进行批量编辑、统计、分析、诊断等。与静息心电图十几秒的记录不同，动态心电图的记录时间通常为24h至7×24h，目前记录时间最长的动态心电图机记录时间甚至高达30天，可对佩戴者各种状态下的心电图变化进行全息记录，对一过性心律失常、晕厥、短暂心肌缺血发作有着极高的检出率。动态心电图检查技术将心电图记录由静态发展为动态，由短时程记录发展至长时程记录，这是心电技术发展史上的里程碑，为人类健康事业做出了巨大贡献；动态心电图检查技术也是心血管疾病诊断领域的重要检查手段，广泛应用于临床诊断与科研。

第一节　动态心电图的发展史

动态心电图机的发明要归功于坚持不懈、富有创造力的科学家与企业家Norman Jeff Holter 和 Bruce Del Mar。他们之间的合作超过20年，最终为动态心电图机的发明、发展做出了卓越的贡献。

Holter出生于美国蒙大拿州海伦娜市，他是一位发明家。Holter对研究人类日常活动中的心电信号非常感兴趣，而这需要他长时间采集受试者的体表心电图进行研究，长时间的心电图采集将研究者限制于心电采集设备附近而不能活动，十分不方便。为了解决这个问题，他开始致力于研究开发一种可以背在人体上采集心电信号的仪器。

1947年，Holter设计的第一个无线动态心电图机（radio electrocardiograph，RECG）诞生了，这是一个重达58磅（约26kg）的庞然大物，RECG通过无线电将采集到的体表心电信号调制后发往远处的无线电接收器，无线电接收器将调制后的心电信号显示在示波器上。

1954～1961年，随着晶体管技术的发展，Holter设计出了一种更小并可将从体表采集到的心电信号记录到磁带上的动态心电图机。他与医生Eliot Corday合作进一步研发出了视听信号叠加显示仪，这也是世界上第一个统计分析心律失常的动态心电图记录仪，据当时参与研究的Bill Parsons回忆，此视听信号叠加显示仪由团队的一名中国籍杨医生研发。

Eliot Corday曾任美国心脏病学会主席和美国空军心脏病学会总顾问，并领导美国信息局医学科学咨询委员会。Eliot Corday发表了多篇使用动态心电图机进行临床研究的专业论文，之后越来越多的医疗机构希望能够使用此设备对心脏病患者进行检查。Holter也一直在寻找一个合适的合作伙伴，以实现动态心电图机的批量生产。1962年，在Eliot Corday的介绍和推荐下，Holter与Bruce Del Mar先生相识，并成为终生挚友。

1963年，Del Mar Avionics公司经过1年的准备及技术改进终于生产制造出世界上第一批动态心电图机，并将第一台出售给了美国康奈尔大学医学院。Del Mar的加入使动态心电图机的量产成为可能，在量产过程中，Del Mar利用各种资源对现有设计进行改进，并亲自制定市场推广计划。

Del Mar于1965年2月给Holter的一封信中写道："我们不断改进电路和机械细节，以获得更高的保真度、准确性与可靠性，我们现在提供的动态心电图机在实际应用中表现得非常好。然而，我们应该思考并积极推进1966年新型号的改进工作，在这方面，我会给你提出更多的建议。"这些来往信函表明，Del Mar不仅是一个投资人，他还对动态心电图机的技术更新、细节完善、营销推动、项目进展方面起着非常重要的作用。

Bill Parsons先生（图1-1-1）作为Del Mar的女婿于1960年进入Del Mar Avionics公司工作。1963年，年仅23岁的Bill Parsons开始负责动态心电图机的销售。据Bill Parsons回忆，最初Holter给动态心电图机的命名是"Dynamic Electrocardiography"，名字很长，很难发音和记忆，于是他建议以Holter的名字命名动态心电图机，此项提议得到了Holter的肯定，这就是Holter动态心电图机名字的由来。1975年，Bill Parsons在Del Mar的支持下创立了属于自己的公司迪姆（DMS），开启了他极具挑战的一生。

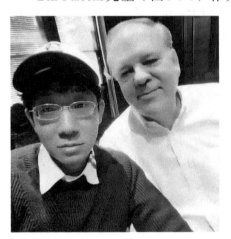

图1-1-1　本章作者与Bill Parsons

1988年，77岁的美国宇航员John Glenn重返太空，他身上佩戴着可以24h记录的动态心电机，此时的动态心电图机已经发展为数字型固态内存记录仪。

第二节　动态心电图机的发展现状

70多年来，随着电子技术和计算机技术的迅猛发展，特别是近年来人工智能技术的快速发展，动态心电图机的发展也进入了一个崭新的时代。

信号记录技术方面，动态心电图机从1947年的26kg减轻到如今的36g（图1-2-1），笨拙的模拟信号磁带式记录器被小巧的数字信号SD（secure digital）存储卡所取代，心电信号的采样率也从原来的128点/秒提高到了10 000点/秒，单通道心电记录也发展为三通道同步记录或标准12导联同步心电记录，多通道动态心电图机甚至还可独立全方向采集记录起搏器信号，心电信号的采集时间也从原来的24h达到了30天，心电信号传输方式上更采用了4G/5G无线通信技术实时发送到心电中心，可对患者记录期间的所有心电活动进行监测。此外，呼吸信号及体位和运动量信号等多种参数同步记录进一步扩展了动态心电图机的临床应用。

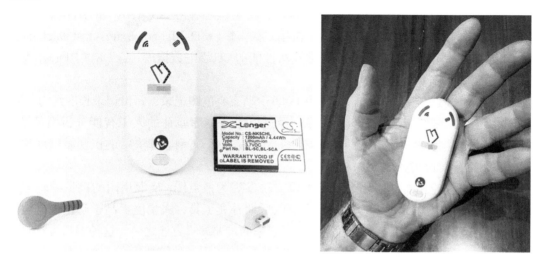

图1-2-1　重量仅36g，内置4G/5G传输模块的穿戴式动态心电图机

回放分析技术方面，从最早只针对几种心律失常的简单分析系统发展为全方位人工智能诊断分析系统，复杂心律失常分析、心肌缺血定位分析、心率变异性分析、起搏器功能评价、自主神经功能评价、睡眠呼吸暂停综合征分析、T波电交替分析、心室晚电位分析、心脏能量谱分析、心电向量分析、心率减速力分析、QT变异分析、心率震荡分析等已成为目前分析系统的主流功能。

系统内置自动分析引擎经过数代更新进化已经发展为基于神经网络、具有自主学习功能的多方位人工智能全自动分析引擎（图1-2-2），其中包括人工智能干扰度识别模型、人工智能多导联心搏定位模型、人工智能心搏属性分类模型、人工智能心房颤动识别模型、人工智能自动诊断模型，大幅度提高了自动分析的准确性。

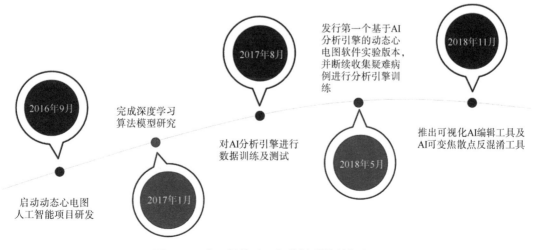

图1-2-2　人工智能（AI）分析引擎研发过程

2016年起，迪姆公司开始从全球收集大量动态心电数据，着重从各分析中心及医疗机构收集典型的疑难病例，并将其汇集到人工智能研究基地，组织专家对数据进行结构化、标签化，并提取为人工智能分析引擎学习的训练集。训练集主要来源于以下5个数据库：①麻省理工学院的MIT-BIH心律失常数据库；②美国心脏协会（AHA）的AHA数据库；③美国麻省理工学院的MIT-BIH噪声抑制测试数据库（MIT-BIH noise stress test datebase）；④MIT-BIH主要用来分析室性心律失常算法性能的CU心电数据库；⑤DMS P1心律失常数据库。

其中DMS P1心律失常数据库含有10 000份动态心电图记录，每份记录长度约为1天，患者年龄为8～78岁，其中46%为女性。经过以上数据库验证的人工智能分析引擎的R点定位敏感度达到99.981%，特异度达到99.948%，对于典型心律失常的识别敏感度达到99.912%，特异度达到99.821%。

编辑方法从应用了几十年的模板编辑方法发展为散点图+反混淆图的批量编辑方法（图1-2-3），此方法作为人工智能分析引擎的后期补充工具，大幅度提高了心律失常编辑的效率。散点图逆向编辑方法是近年来发展起来的重要编辑方法之一，这种编辑方法是一种宏观的、批量的、智能化的编辑方法，根据散点图吸引子的特性，可迅速将具有相似属性的心搏进行切割分离，与反混淆技术联合应用进一步提高了编辑效率。专利技术三维散点图（图1-2-4）的推出，从空间角度进一步体现了吸引子物以类聚的特性，大幅度提高了散点图切割的准确性。

随着大量病例的积累，对海量数据进行快速高效的分类、统计与研究也成为动态分析系统的一个重要功能，2020年申报的专利技术"动态心电数据的检索方法和装置、存储介质、处理器"（图1-2-5）成了最佳的解决方案。此方法可在一屏同时查看多个病例的散点图特征，并可按研究者的要求对各种研究参数进行设定并批量搜索，大幅度提高了研究者的工作效率。

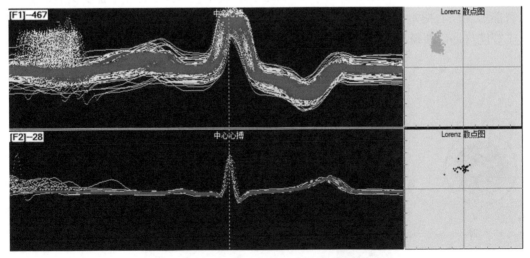

图1-2-3　散点图逆向编辑方法结合反混淆技术

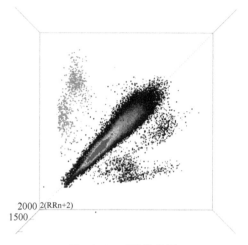

图 1-2-4　三维散点图

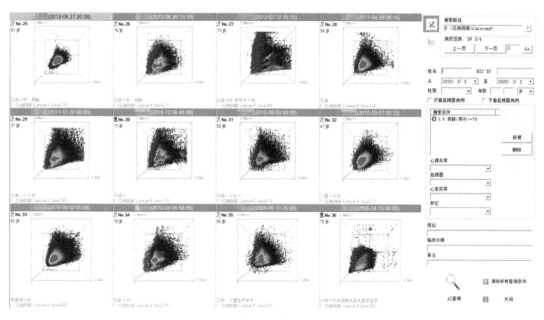

图 1-2-5　基于图谱的人工智能科研级别搜索引擎

第三节　动态心电图的网络化发展

　　随着网络技术的不断发展，动态心电图机也向着跨科室、跨医院、跨区域、跨国的方向飞速发展，动态心电图机的网络化解决了基层医院专业诊断医生不足的问题，显著提高了基层医院动态心电图报告分析的准确性。早在2003年，迪姆公司推出的第一代卫星心电信息系统就在美国多个区域广泛应用。卫星心电信息系统的设计理念就是借助互联网直接传输患者加密后的数据来代替传统邮寄闪光卡的方式，从而大幅度降低了运输成本，将患者获取报告的时间从3天压缩到1h。如今，最新一代卫星心电信息系统除了支持动态心电数据传输，还拓展为支持静态心电数据和动态血压数据的传输，并在美国、中国、澳大利亚、巴西及欧洲多个国家广泛应用。

卫星心电信息系统又分为跨域心电信息系统（图1-3-1）、区域心电信息系统、院内心电信息系统3种不同方式。跨域心电信息系统主要应用于国家与国家或省与省之间的远程连接，主要采用互联网方式连接，通常以一个服务中心跨国或跨省覆盖各级医院，通常用于疑难病例跨国或跨省远程会诊及远程诊断。区域心电信息系统指的是一个省或市之内的互联，通常可以采用互联网+虚拟专用网络（VPN）或光纤专网直接连接，通常为一个省或市级三甲医院覆盖周边地级市医院或社区卫生院。院内心电信息系统为运行于医院内部的心电及血压网络系统，支持从医院信息系统（HIS）获取患者信息，存储电子病历、回传分析报告到HIS等，实现心电、血压数据全院共享，提高医院整体诊断质量。

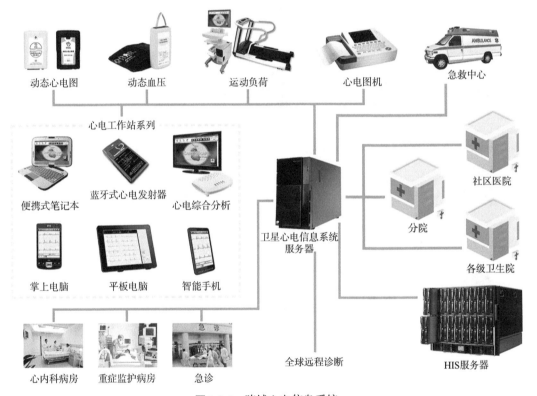

图1-3-1 跨域心电信息系统

动态心电医联体应用是互联网模式下区域心电信息系统的典型应用，如2019年8月由安徽省心电学专科医联体牵头建立的安徽省智慧云心电远程诊断会诊中心，覆盖了全省大大小小几百个基层单位，通过互联网实现了一线医护人员、社区医师早期发现急性心肌梗死及严重心律失常患者，同时实现了医联体专家资源共享及远程心电传输、分析和实时监护，极大地提高了心电诊断的及时性与准确率。

隔离病房动态心电网络是院内心电信息系统（图1-3-2）的典型应用，如华中科技大学同济医学院附属同济医院心功能检测中心于2012年就在汉口主院区建立了动态心电网络系统，后续又将光谷院区、中法新城院区等上百个病区连接进来。这种在各病区回放动态心电记录仪、在心功能检测中心集中分析的模式，将患者聚集检查的风险降至最低，有效地阻断了隔离病区传染源与诊断医生的接触，避免了病毒传染风险。同时各病区对每一次佩戴的动态心电图记录仪均执行严格的消毒与隔离等措施，避免了医护人员与患者及患者之间的交叉感染。

未来与展望

随着无线通信技术的进一步发展，未来越来越多的动态心电图机将支持5G传输技术，动态心电图机可将从患者体表采集的心电信号通过5G网络实时发往心电中心，心电中心可实时对心电等信号进行监测，由于5G信号的广泛覆盖，动态心电记录仪既可用于院内住院患者，还可在院外、胸痛中心、心房颤动中心等多个场景应用。

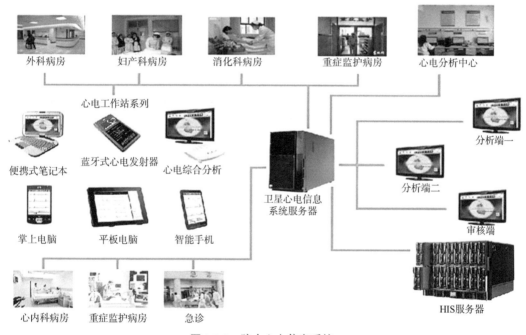

图1-3-2　院内心电信息系统

人工智能技术的飞速发展，也必将大幅度推动动态心电分析诊断系统准确性的提高。未来，经过充分学习的动态心电分析系统可自动分析诊断结果，其准确性很有可能与一个具有20年工作经验的动态心电图分析医生媲美。

（方　宇）

动态心电图检查技术的分类、适应证及禁忌证

随着动态心电图检查技术的硬件设备及分析软件的不断进步，动态心电图检查技术在临床上的应用越来越广泛。除了常见的连续记录24h心电监测外，还可以根据临床需要记录3天、7天、15天甚至1个月的心电活动，以期发现在短时程心电图检查中不易发现的心律失常和心肌缺血等，为临床诊断、治疗及判断疗效提供重要的客观依据。

第一节 动态心电图的分类

一、按记录通道分类

动态心电图按记录通道可分为单通道、三通道及十二通道动态心电图。目前临床上以十二通道动态心电图的应用最为广泛。三通道动态心电图是动态心电图应用的早期产品，因其记录的心电信息有限，逐渐被十二通道动态心电图所取代。单通道动态心电图主要记录心律失常事件，应用于超过24h记录的动态心电图（如植入式Holter）。

二、按记录时间分类

动态心电图按记录时间可分为24h动态心电图及超长时间记录的动态心电图。超长时间记录的动态心电图根据临床需求可记录超过24h的心电信息，目前可记录的时长多为3天、7天、15天或1个月，最长可记录2年（如植入式Holter）。

三、按佩戴方式分类

动态心电图按佩戴方式可分为无创动态心电图及有创动态心电图。无创动态心电图即传统意义上的动态心电图记录仪，患者只需贴上电极，导联线连接至记录仪，即可记录心电信息。有创动态心电图为植入式Holter，需要将动态心电图记录仪植入皮下，类似于植入起搏器，以达到更长时间记录的目的（记录时间通常为1～2年）。

四、按数据分析方式分类

动态心电图按数据分析方式可分为回放型动态心电图及遥测型动态心电图。目前临床上应用最多的是回放型动态心电图，患者佩戴动态心电图记录仪时不能实时查看心电信息的数据，需要卸载记录仪，并将储存的心电数据导入动态心电图分析系统后才能进行编辑与分析。遥测型动态心电图可实时监测心电信息，若有恶性心律失常事件发生，其会将信号发送到监测仪，医生可实时分析心电数据，捕捉恶性心律失常事件，及时做出诊断及处理。

第二节　动态心电图的适应证与禁忌证

自1949年Holter问世以来，动态心电图的应用范围不断扩展。本节参考1998年我国《动态心电图工作指南》、1999年美国心脏病学会（ACC）和美国心脏协会（AHA）制定的《动态心电图指南》、2001年ACC/AHA工作组制定和发表的《心电图和动态心电图的临床能力声明》，列举动态心电图的适应证及禁忌证。

一、美国心脏病学会和美国心脏协会制定的《动态心电图指南》标准

在特定临床情况下，动态心电图检查技术的有用性与有效性按以下分类表示。

Ⅰ类：有证据表明和（或）一般认为某种诊断方法或治疗措施是有用和有效的。

Ⅱ类：对某种诊断方法或治疗措施的有用性和有效性的证据有矛盾、与专家观点有分歧。

Ⅱa类：证据/观点支持有用/有效。

Ⅱb类：证据/观点不能充分证明有用/有效。

Ⅲ类：有证据表明和（或）一般认为某种诊断方法或治疗措施无效，而且在某些病例中可能有害。

一般认为，Ⅰ类及Ⅱ类为动态心电图的适应证；Ⅲ类不推荐，为动态心电图检查的禁忌证。

二、动态心电图的适应证及禁忌证

1. 心律失常

（1）与心律失常相关症状

Ⅰ类：①发生无法解释的晕厥、先兆晕厥或原因不明头晕的患者；②反复发生无法解释的心悸的患者。

Ⅱb类：①发生不能用其他原因解释的气短、胸痛或乏力的患者；②怀疑一过性心房颤动或心房扑动时发生神经系统事件的患者；③出现晕厥、先兆晕厥、头晕或心悸等症

状，已鉴别出其原因并非心律失常，但治疗病因后症状仍持续存在者。

Ⅲ类：①有晕厥、先兆晕厥、头晕或心悸等症状，通过病史、体格检查或实验室检查（其他检查）已经确定病因者；②发生脑血管意外，无心律失常发生的其他证据者。

（2）无症状的心律失常

1）在无心律失常症状的患者中，用动态心电图检测心律失常以评估未来心脏事件发生风险的适应证如下。

Ⅰ类：无。

Ⅱb类：①心肌梗死后左心室功能不全患者（射血分数≤40%）；②充血性心力衰竭患者；③特发性肥厚型心肌病患者。

Ⅲ类：①持续心肌损伤的患者；②高血压伴左心室肥厚患者；③心肌梗死后左心室功能正常患者；④非心脏手术患者进行术前心律失常评估；⑤睡眠呼吸暂停综合征患者；⑥瓣膜性心脏病患者。

2）在无心律失常症状的患者中，测定心率变异性以评估未来心脏事件发生风险的适应证如下。

Ⅰ类：无。

Ⅱb类：①心肌梗死后左心室功能不全患者；②充血性心力衰竭患者；③特发性肥厚型心肌病患者。

Ⅲ类：①心肌梗死后左心室功能正常患者；②糖尿病患者评估糖尿病神经病变；③存在可能干扰心率变异性分析的心律失常（如心房颤动）患者。

（3）评估抗心律失常治疗的效果

Ⅰ类：评估个体对抗心律失常药物的反应，其心律失常的基础频率特点是可重复，并且频发程度足以进行分析。

Ⅱa类：高危患者中检测抗心律失常治疗的致心律失常作用。

Ⅱb类：①评价心房颤动患者心室率控制；②门诊判定治疗期间反复发生的有症状或无症状的非持续性心律失常。

Ⅲ类：无。

2. 心肌缺血

Ⅰ类：无。

Ⅱa类：怀疑变异型心绞痛患者。

Ⅱb类：①评估不能运动的胸痛患者；②不能运动的血管外科患者进行术前评估；③已知冠状动脉疾病（coronary artery disease，CAD）和不典型胸痛综合征患者。

Ⅲ类：①能运动的胸痛患者进行初次评估；②无症状患者进行常规检查。

3. 评价起搏器和植入型心律转复除颤器（ICD）功能

Ⅰ类：①通过评价频繁发生的心悸、晕厥或先兆晕厥等症状评估起搏器的功能，以除外肌电抑制和起搏器诱导的心动过速，并且帮助改进参数设定如频率适应和自动模式转换等；②在设备问询未能确诊时评估可疑的部件失灵或功能障碍；③评估频繁接受ICD治疗的患者对辅助药物治疗的反应。

Ⅱb类：①作为连续遥测的替代或辅助方法，评估起搏器或ICD植入后即刻的术后起搏器/ICD功能；②评估植入除颤器患者室上性心动过速发作时的心率。

Ⅲ类：①通过起搏器功能检测、心电图或其他有效检查（如胸部X线片等）足以确定潜在的原因/诊断时，评估ICD或起搏器功能障碍；②对无症状患者进行常规随访。

4. 儿科患者

Ⅰ类：①发生晕厥、先兆晕厥或头晕的已知心脏疾病患者，以前证实为心律失常或起搏器依赖者；②其他方法不能确诊的与劳力相关的晕厥或先兆晕厥患者；③评估肥厚型或扩张型心肌病患者；④评估可能的或已证实的长QT间期综合征；⑤先天性心脏病术后遗留明显血流动力学异常并发生心悸的患者；⑥评估快速身体发育期抗心律失常药物的效果；⑦未植入起搏器、无症状的先天性完全性房室传导阻滞患者。

Ⅱa类：①无合理解释的和无明显心脏病临床证据的晕厥、先兆晕厥或持续心悸患者；②开始抗心律失常治疗后，特别是应用有显著致心律失常作用的药物治疗后评估心律；③在与心脏手术或导管消融相关的一过性房室传导阻滞发生后评估心律；④评估有症状患者的频率反应或生理起搏功能。

Ⅱb类：①评估先天性心脏病术后无症状患者，特别是遗留明显血流动力学异常或术后迟发心律失常发生率较高的患者；②评估以前发作过心动过速的小儿（<3岁）以确定先前未知的心律失常是否复发；③评估可疑持续房性心动过速患者；④心电图或运动试验可见复杂室性早搏的患者。

Ⅲ类：①发生非心源性晕厥、先兆晕厥或头晕者；②无心脏病临床证据的胸痛患者；③为遴选运动员，常规评估无症状的个体；④无心脏病者发生短暂心悸；⑤无症状的预激综合征患者。

5. 其他 动态心电图可用于医学科学研究和流行病学调查，如正常人心率的生理变动范围，宇航员、潜水员、驾驶员心功能的研究等。

临床医生可根据实际的临床需要，合理应用动态心电图检查，对心律失常、心肌缺血及起搏器功能做出正确的判断，以指导临床治疗。目前动态心电图新技术发展日新月异，之前作为Ⅲ类的部分推荐在临床上也有应用，如动态心电图初筛睡眠呼吸暂停综合征，随着检测技术的进步，其在临床上应用得越来越多。相信在不久的将来，通过大量的临床实践，积累可靠的循证医学证据，动态心电图的适应证会越来越广泛，在更多的领域中得以应用，让这一技术焕发新的青春与活力。

（左　萍）

第三章

动态心电图检查技术操作规范化

动态心电图（ambulatory electrocardiograph，AECG），又称Holter，是利用一种随身携带的记录仪连续监测患者日常活动状态下24h的心电变化，经信息处理分析及回放打印系统记录的长时程心电图。动态心电图能够在受检者日常活动及身体和精神状态不断变化的条件下对其进行连续的心电监测和记录。与普通心电图相比，动态心电图更易捕获一过性心律失常、心肌缺血等的心电变化，有助于明确症状及生活状态改变与心电图的关系，因此其在临床上已成为诊断心血管疾病常用的无创性检查手段之一。

一、检查前准备

1. 记录和收集临床资料

（1）详细记录患者的信息，包括姓名、性别、年龄、地址、电话、身份识别码、动态心电图仪器编号、临床诊断等基本资料。已经实现医疗服务信息化的医疗机构，只需扫描条形码或二维码即可自动完成信息录入。

（2）询问患者的病史、症状及此次检查的目的。

（3）评估患者既往重要的心脏检查结果，如心电图、动态心电图、超声心动图、冠状动脉造影等。

（4）了解患者的药物及非药物治疗情况（包括心脏疾病及非心脏疾病治疗情况），如植入心脏起搏器者，应了解植入时间、起搏器类型及设定的有关参数。

（5）动态心电图检查前需要描记十二通道或十八通道常规心电图，作为动态心电图分析与书写报告时的参考。

2. 物品准备及仪器状态检查　检查前需准备以下物品：动态心电记录仪、一次性优质电极片、导线、碱性电池、胶布、酒精棉球、专用砂纸及患者检测日记。记录仪每次使用前需更换新电池，若使用充电电池，则应检查电池电量是否充足。检查导联线是否完好等。

3. 皮肤处理　先用酒精棉球轻轻擦拭患者贴电极片部位的皮肤，以去除表面的油脂；再用专用砂纸轻擦，磨去贴电极部位的皮肤角化层，最大限度降低皮肤-电极阻抗。注意不要擦破皮肤，若体毛旺盛，则需在局部剃除毛发。

二、模拟导联位置选择

目前动态心电图记录仪一般采用模拟三通道或十二通道同步记录心电图。

1. 模拟三通道的电极粘贴位置　三通道动态心电图为双极导联连接方式，目前临床最常用的为7条导联线电极构成的MX导联（胸骨柄垂直导联），一般建议选择模拟V_1、V_5、V_3/aVF导联。

（1）模拟V_1导联（CM1、MV_1）：正极置于V_1导联位置，负极置于胸骨柄左侧，记录心电图类似V_1导联。

（2）模拟V_3导联（CM3、MV_3）：正极置于V_3导联位置，负极置于胸骨柄处，记录心电图与V_3导联类似。

（3）模拟V_5导联（CM5、MV_5）：正极置于V_5导联位置，负极置于胸骨柄右侧，记录心电图与V_5导联类似。

（4）模拟aVF导联（CMF、MaVF）：正极置于左锁骨中线肋缘下，负极置于胸骨柄处，记录心电图与aVF导联类似。

无关电极（接地电极）可置于任何位置，为了尽量避免电极脱落及减少干扰，一般置于活动度较小、皮肤皱褶较少处，如右锁骨中线肋弓处。

2. 模拟十二通道的电极粘贴位置　十二通道动态心电图与常规十二通道心电图相比仍存在波形与电轴的改变，因而在定位诊断心律失常与心肌缺血方面不能完全等同于常规体表心电图。十二通道动态心电图有10条导联线，包括6条胸导联线和4条肢体导联线。V_1～V_6导联与常规心电图连接位置相同。肢体导联LA置于左锁骨下窝处，RA置于右锁骨下窝处，LL置于左锁骨中线与肋弓交界处，无关电极可置于任何位置（图3-1-1）。为了尽量避免电极脱落及减少干扰，一般无关电极置于活动度较小、皮肤皱褶较少处。

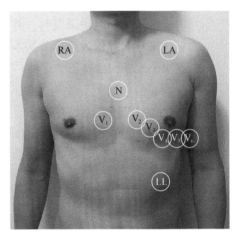

图3-1-1　动态心电图模拟十二通道电极放置部位示意图

三、安 装 方 法

1. 粘贴电极及固定导线　使用一次性优质电极片贴于相应导联的位置，并用胶布固定，注意处理好导联线走行，勿使导联线相互缠绕，松乱的导线需用绷带集中束缚、系牢，防止电极片脱落及干扰。

2. 开启记录仪　更换新电池后开启记录仪，校对时间，并在患者日记上标明开启时间。

3. 检查各通道波形　开机后观察即时心电波形，判断各通道波形是否平稳无干扰；若出现干扰，应及时查找原因并处理，必要时更换导线或记录仪。

4. 佩戴记录仪 将记录仪放入盒套，挂在患者腰间或斜背于肩上。

5. 介绍注意事项

（1）告知患者佩戴记录仪过程中需保护好导联线和电极等，配合检查，做好适应检查的心理准备。

（2）患者需详细记录日志，包括日常活动情况（工作、休息、活动、进餐、服药、睡眠等）及时间。出现临床症状时应详细记录症状起始和结束时间及诱因等，使日常活动与心电记录密切结合，以获知症状发生时是否伴有心电图变化。

（3）指导患者正确的活动方式，尽量较少做扩胸运动和耸肩动作，远离电磁辐射等干扰心电信号的环境。

（4）告知患者拆卸记录盒的时间。

6. 记录盒归还和心电数据回放

（1）完成检查后正确终止记录，轻柔去除或由患者自行去除粘贴的电极，以免损伤皮肤。

（2）回收受检者的记录日志。

（3）正确导出心电记录资料，并回放。

（4）仔细核对并输入患者的基本信息。

7. 动态心电图记录与报告要求

（1）动态心电监测开始与结束的时间应精确到分、秒。一般监测时间为24h，特殊情况下可监测48～72h或更长时间。

（2）核对并修改计算机系统自动完成的心电分析数据，包括记录的总时间和有效时间。24h动态心电监测的有效心电信息至少应达到20h，否则需要重新做（自动取下等特殊情况除外）。

（3）调整相应测量参数，尽可能获取各类心律失常的最大检出率，如室性异位搏动正确检出率不低于90%，准确估测房性早搏未下传。

（4）对于复杂心律失常，应注意其发作前后的心电图变化，尽可能保存连续的心电信息，保证诊断的准确性。

（5）计算机提示ST段移位时需浏览全图，避免各种干扰影响诊断。

（6）动态心电图检查过程中若临床要求评估心率变异性、心率震荡、心率减速力及睡眠呼吸功能等，则需与动态心电图同时完成，以合理评价被检者自主神经变化所致风险因素。

（7）动态心电图报告应在1～2个工作日完成（疑难复杂心电图可适当延长时间），报告需经中级职称及以上心电或相关专业执业医师复审，实行双签名制度。

（8）动态心电图报告需计算机打印，杜绝手工书写和修改。

（陈　静）

第四章

动态心电图报告规范化

第一节　动态心电图报告内容

动态心电图仪可长时程连续记录心电活动，并通过计算机对心电活动进行分类与定量分析。动态心电图报告一般包括以下内容：心律及心率，心律起源异常，激动传导异常，心肌梗死，ST-T改变，房室肥大，早期复极现象，起搏器心电图及相关功能，心率变异性分析，心率震荡，睡眠呼吸功能等。

一、心律及心率

1. 基础心律的性质　基础心律一般指占总心搏数50%以上的主导心律，可以是窦性、房性、交界性、室性或起搏心律。

2. 24h内心率动态变化　最高与最低心率是多少，平均心率是否正常。目前动态心电图不能有效识别P波，因而心率一般指心室率，可以是窦性心律的心率，也可以是异位心律的心率。24h总心搏数正常一般为8万～12万次；最高心率是指24h内发生的最大心率；最低心率是指24h内发生的最小心率，正常一般为40～60次/分；平均心率是指24h全部心搏数除以1440min后得出的心率，正常一般为60～80次/分。

二、心律起源异常

（1）有无窦性游走心律及其发生规律。

（2）房性早搏的起源及发生频度。

（3）室性早搏的起源及发生频度，单源还是多源，形态特征、联律情况，是否并行心律，昼夜发生率有无差异。

（4）交界性早搏的发生频度，联律是否相等，是否并行心律。

（5）各类心动过速发生频度，是否多源，频率多少，每阵持续时间（最短与最长）是多少。

（6）心房（室）扑动及心房（室）颤动的发生频度，持续性还是阵发性，总计发生了几阵次，最短与最长持续了多长时间。

（7）有无心脏停搏现象，发生频度及数量，停搏最长的时间及有无并发症状。心电图中较长时间无P波，长PP间期与正常PP间期不呈倍数关系为窦性停搏；RR间期大于3s为心室停搏；长间期大于3s且无任何心电信号为全心停搏。

三、激动传导异常

1. 窦房传导阻滞　发生频度，发生时段，发生率，有无昼夜差异；是二度Ⅰ型还是二度Ⅱ型窦房传导阻滞。

2. 房内传导阻滞　发生频度，发生时段。

3. 房室传导阻滞

（1）一度房室传导阻滞：发生频度，持续或短阵，最长持续时间，有无昼夜差异，是否与迷走神经有关。

（2）二度及高度房室传导阻滞：发生频度，总计发生几次心室脱漏，有无昼夜差异，是否与迷走神经有关。

（3）三度房室传导阻滞：发生频度，总计发生几次，还是全天无一次室上性冲动下传，有无昼夜差异，是否与迷走神经有关。

4. 希氏束下及室内传导阻滞

（1）束支传导阻滞：持续性或间歇性，是否为频率依赖性。

（2）左前分支及左后分支传导阻滞的诊断应以常规心电图为准。

（3）非特异性室内传导阻滞：以常规心电图的QRS波群图形为准，QRS波群时限轻度延长（<120ms），QRS波群形态和电轴不符合典型的束支及分支传导阻滞图形特征，持续性还是隐匿性，是否为频率依赖性。

5. 预激综合征　心室预激图形呈持续性还是间歇性，以及所属类型。

四、心肌梗死

（1）陈旧性心肌梗死：图形不典型（如局灶性、碎裂波、等位性Q波、R波递增不良等）时，以常规心电图为准，上述改变在动态心电图中易受体位、心率、电极噪声等影响，也可出现于正常人，若无常规心电图作对照，则应采用"不排除心肌梗死"术语报告，建议结合临床。

（2）室壁瘤的诊断应以常规心电图为准。

（3）快频率相关的伪性Q波：部分正常人在心率加快时原有的rS型波可演变为QS型，心率减慢后立即恢复原状，患者也无相关的胸闷、胸痛等心肌缺血症状，该现象应报告为"快频率依赖性伪性Q波"。

（4）检查期间新发的心肌梗死要求有明确的分型、分期及演变过程。

五、ST-T改变

观察有无ST-T改变，是否呈动态变化，动态变化时是否同步伴发胸闷、胸痛等心肌缺血症状，动态变化的规律（是否与体位、心率、活动、情绪等有关）。出现ST-T动态改变时应结合临床判断其性质。

1. 正常的动态改变 ST-T改变在正常范围，未伴发胸闷、胸痛等症状，多与体位、心率相关（含继发性ST-T改变）。

2. 异常的动态改变及其常见原因 异常改变：ST段呈水平型或下斜型压低大于0.1mV，抬高大于0.1mV，持续时间大于1min（ACC/AHA指南推荐的发作间隔时间为5min）；T波高尖、深倒、双肢对称。常见原因如下。

（1）急性心肌缺血：分为ST段抬高型与非ST段抬高型两种。

（2）高血压心室肥大：表现为心室肥大继发性ST-T改变。

（3）心肌病：恒定的ST-T改变，无伴发的心肌缺血症状，临床上有明确的肥厚型或扩张型心肌病证据。

（4）自主神经介导性：ST-T改变与交感神经（心率）的兴奋性呈正相关，无并发症状。

（5）体位相关性改变：站立位时下壁导联可见ST-T改变，夜间翻身时突然发生改变。

（6）慢性心肌缺血：见于缺血性心肌病，心绞痛发作时可见ST-T动态改变；静息时呈恒定的ST-T改变。

（7）脑血管疾病：可见巨大而恒定的倒置T波，结合临床可明确诊断。

（8）长QT间期综合征：QT间期延长，ST段可压低，T波增宽，形态多变，有晕厥、尖端扭转型室性心动过速病史。

（9）电解质紊乱：结合临床确定有无低钾血症及低钙血症。

（10）其他：急性心包炎时可出现持续稳定的ST段抬高，心肌炎也可引起ST-T改变，应结合临床。

六、房室肥大

房室肥大或扩大应结合常规心电图与超声心动图结果判断。

七、心室早复极

1. Brugada波及综合征 Brugada波多见于$V_1 \sim V_3$导联，呈交替性、间歇性、隐匿性；若伴多源室性早搏、短阵室性心动过速及晕厥、黑矇病史则可确定为Brugada综合征。

2. 早期复极征象及综合征

（1）良性：心率缓慢时出现ST段抬高及恒定形态的J波，心率加快时消失，无晕厥、黑矇病史。

（2）恶性：ST段抬高及J波形态动态变化很大，心率加快时可加重，若有晕厥、黑矇病史，则可诊断为早期复极综合征。

八、心率变异性分析

长时程主要观察2个时域指标，即全部正常窦性心搏间期的标准差（standard deviation of normal to normal interval，SDNN）及24h每5min正常RR间期平均值的标准差（standard deviation of the average R-R interval calculated every five minutes for 24h，SDANN）。两者正常值均为100～200ms。

第二节　动态心电图诊断参考标准

动态心电图对诊断心律失常及心肌缺血、评价药物疗效、进行心率变异性分析等均有一定的临床价值。诊断心律失常、心肌梗死、心肌缺血一般应根据常规心电图的诊断标准进行；诊断房室肥大、电解质紊乱等应结合常规心电图及临床资料。临床应用中可参照以下标准。

一、心律失常诊断参考标准

（一）室性心律失常

（1）正常人室性早搏≤100次/24小时，或≤5次/小时，超过此范围提示心电活动异常，是否属病理性应结合患者临床资料综合判断。

（2）室性早搏轻重程度按Lown分级，3级及其以上，即成对室性早搏、多形性室性早搏、短阵室性心动过速（连续出现3个以上但持续时间＜30s）、多形性室性心动过速（连续出现3个以上且持续时间≥30s）均有病理性意义。

（3）可采用ESVEN标准评价抗室性心律失常药物疗效，即患者治疗前后自身对比，达到以下标准才能判定治疗有效。

1）室性早搏减少≥70%。

2）成对室性早搏减少≥80%。

3）短阵室性心动过速消失≥90%，15次以上室性心动过速及运动时≥5次的室性心动过速完全消失。

应用抗心律失常药物治疗后复查动态心电图，若室性早搏增加数倍以上或出现新的快速心律失常抑或由非持续性室性心动过速转变为持续性室性心动过速，出现明显的房室传导阻滞及QT间期延长等，应注意药物的致心律失常作用。

（二）窦房结功能不全

（1）窦性心动过缓，心率≤40次/分且持续时间＞1min。

（2）二度Ⅱ型窦房传导阻滞。

（3）窦性停搏＞3.0s，窦性心动过缓伴短阵心房颤动、心房扑动或室上性心动过速终止时窦性搏动恢复时间＞2.0s。

需注意药物引起的一过性窦房结功能异常。

二、心肌缺血诊断及评价参考标准

1. **心肌缺血诊断标准目前尚未统一，建议如下**　J点后60～80ms处ST段呈水平或下垂型压低≥0.1mV，持续时间≥1.0min，2次发作间隔时间≥1.0min。

此标准目前意见不一，应密切结合临床资料判断。

2. **心率对ST段变化的影响及校正**　正常心率时，ST段下移点（L点）在J点之后80ms，若心率增至120次/分以上，则L点应自动变为J点之后50ms。

ST/HR斜率可以消除心率的影响，ST/HR斜率≥1.2μV/bpm为异常（1mm=100μV）。

3. **心肌缺血负荷测算**

（1）根据ST段异常改变的幅度、阵次、持续时间计算心肌缺血负荷。具体如下：ST段下降幅度×发作阵次×持续时间

（2）描记ST段趋势曲线的基础上，计算ST段下移的面积（mm×min）。

根据心肌缺血负荷测算可以评价冠心病心肌缺血情况并判断治疗效果。

三、心率变异性分析

1. **心率变异性时域分析评价标准**　利用24h动态心电图连续记录可进行心率变异性时域分析，主要诊断指标如下。

（1）SDNN＜50ms，三角指数＜15，心率变异性明显降低。

（2）SDNN＜100ms，三角指数＜20，心率变异性轻度降低。

2. **心率变异性频域分析评价标准**　利用500次心搏、5min短程记录或24h动态心电图连续记录得出心率变异性频域分析结果，以下指标提示心率变异性降低。

（1）所有频带功率均下降。

（2）站立时低频成分（low frequency，LF）不增加，提示交感神经反应性减弱或压力反射敏感性降低。

（3）高频成分（high frequency，HF）下降时，LF/HF值增大；LF下降时，LF/HF值减少；总功率频谱下降时，LF/HF值不变。

（4）LF中心频率左移。

心率变异性降低提示心肌梗死患者发生心血管事件的危险性较大，以及糖尿病患者出现自主神经病变且预后不良。

第三节　动态心电图报告书写示范

（1）基础心律为窦性心律，心率动态变化正常，平均及最低心率正常。

（2）频发多源房性早搏，昼间、运动时发生率较高。

（3）频发多源短阵房性心动过速，总计发生56阵次，每阵次持续3～8s，频率为140～190次/分，多发生于昼间。

（4）偶发短阵心房颤动，总计发生6阵次，每阵次持续1～3min。

（5）心率增快时可见急性下壁心肌缺血，持续时间＞1min。

（6）频发二度Ⅱ型房室传导阻滞，总计发生36次心室脱漏，多发生于夜间。

（7）心率变异性分析正常。

（杨晓云）

第五章

动态心电图分析技术

目前，动态心电图中心律失常的分析是由计算机动态分析软件的自动预分析功能完成的。安装在计算机上的动态心电图分析软件对采集的心电信息先进行基本分析，如心率统计、心律失常判断、ST-T分析、QT间期分析等。随着动态分析软件的发展，其还具备了心率变异性（heart rate variability，HRV）、心率减速力（deceleration capacity of rate，DC）、心率震荡（heart rate turbulence，HRT）、睡眠呼吸检测及起搏器心电图分析等功能。但由于各种因素的影响，计算机在自动分析时会发生误判，如错误识别并统计心搏。这样的错误识别会导致动态分析结果不准确，增加人工分析负担。近几年随着计算机技术的兴起，尤其是人工智能的发展，动态心电图自动分析的准确率显著提高。同时在常见的易错分析部分增加了心律失常快捷分析及编辑技术，如模板分析技术、散点图分析技术、反混淆分析技术等，显著缩短了人工审核及编辑、修改时间，同时有效提高了动态心电图分析报告的准确性。

第一节　模板分析技术

一、概　　述

模板分析技术是计算机根据人为设定的计算方式进行心搏属性归类的一种分析方式，其主要方法是计算机进行预分析后人工再进行审核、修改、编辑。

二、软件分析的工作原理

计算机软件可以对动态心电图进行全自动分析和半自动分析。全自动分析是指在分析过程中操作人员不对计算机进行干预，全部由计算机自动完成。但由于心电波形的多样性及伪差的存在，现有的计算机技术并不能准确识别每一个心搏。所以自动分析结果存在较多的错误，难以被接受认可。为了改变这种情况，目前多采用半自动分析方法，即计算机自动分析后再进行人工认证、审核、修改等操作（人机对话），如对心搏、ST段、QT间期等错误识别的校准。

三、模 板 分 析

　　动态分析软件对采集的数据进行预分析时，分析内容较多，如在分析ST-T或QTd时多数采用12导联同步分析。但是自动分析心律失常时并不采用12导联同步分析，多数动态分析软件会选择波形高大、清晰的3个优质导联，用其中1个作为主要分析导联，余下2个作为辅助导联，对心搏逐个进行扫描、计算。计算内容包含QRS波群提早率、QRS波群面积、RR间期的稳定（差异）性等。也就是计算机根据这些计算方法将可能异常的心搏统计出来，归纳到模板内（图5-1-1），如室性早搏（简称室早）、房性早搏（简称房早）、室性逸搏等。

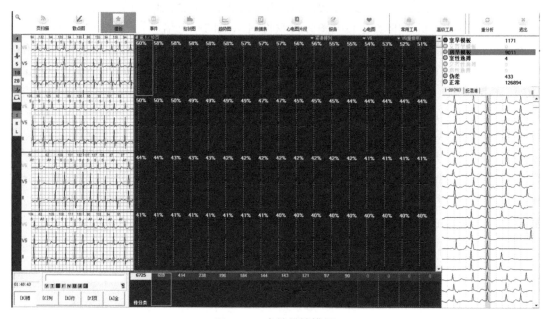

图5-1-1　房性早搏模板

　　计算过程中可能会同时存在错误识别（如室上性早搏伴室内差异性传导时，QRS波群面积增宽，分析软件极有可能将其识别为室性早搏），这时操作人员可以通过模板对错误的心搏进行修改分类。当存在少量异常心搏时，逐个分析心搏并不困难。然而动态心电图记录的是海量心电信息，有时会存在大量的异常心搏，此时操作者逐个分析心搏非常困难，计算机软件的进步可为操作者带来便捷。

　　早期动态分析软件模板功能较简单，只能作为修改心搏的工具，操作者需要对心搏逐个进行审核修改。随着计算机技术的进步，动态心电图分析软件在自动预分析心搏方面较以前更加快捷、准确。图5-1-2红色箭头所指的为动态分析软件自动归纳的"待分类"模板，可见其包含的心搏形态不同，另外最后一个子模板为"可疑"板块。这两个子模板在动态心电图分析软件自动运算后均需要工作人员再进行修改分析，将最可疑的心搏分至这两个板块，便于操作者对心搏的性质进行修改和分类。

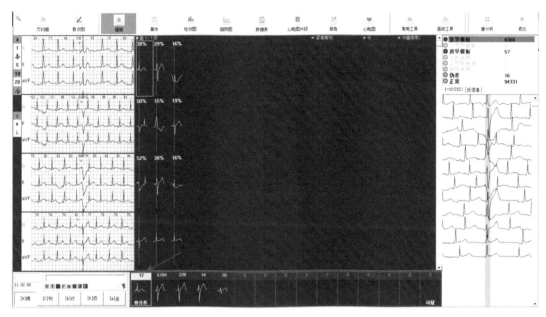

图 5-1-2　"待分类"模板

　　另外，动态心电图分析软件模板具备较多的便捷操作功能，如排序功能（按面积、提早率、间期等排序）、按通道心搏形态归类、将子模板心搏叠加等（图5-1-3～图5-1-5）。排序功能是为了将心搏按最大可能性的前后顺序进行排列，便于操作者进行分析和编辑。例如，当室性早搏和房性早搏混合时，操作者可以利用按面积排序方法，将最宽大的QRS波群排在最前方（图5-1-6），抑或采用子模板叠加心搏，即AI可变焦散点反混淆（本章第四节"反混淆分析技术"）。当窦性心律不齐被错误识别为房性早搏时，可按提早率进行排序，将提早程度最多的排在最前方，便于操作者进行心搏性质的修改（图5-1-7）。

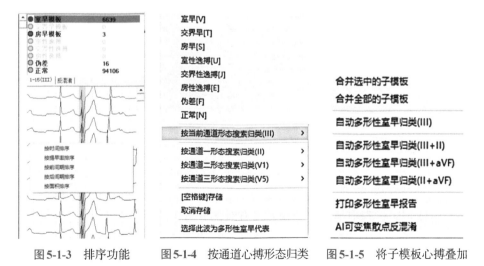

图 5-1-3　排序功能　　　　图 5-1-4　按通道心搏形态归类　　　　图 5-1-5　将子模板心搏叠加

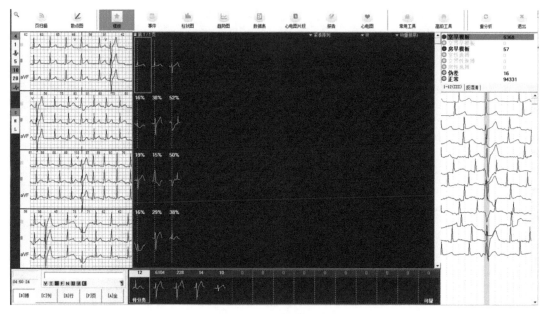

图 5-1-6　按面积排序

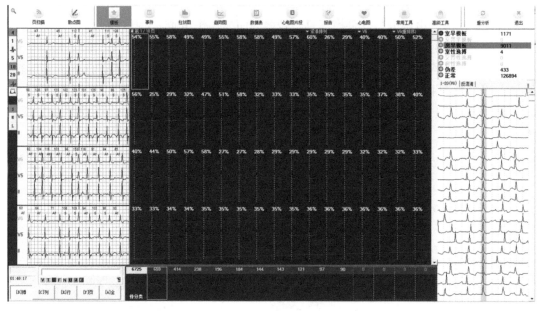

图 5-1-7　按提早率排序

四、区间重分析技术

动态心电图记录过程中很难避免伪差，有时部分可用的心电数据因为分析通道存在伪差而无法自动分析，人工分析也很困难。图 5-1-8、图 5-1-9 为一例患者发生工频信号干扰时段的 12 导联心电图片段，该患者在 17：00～18：00 出现持续的工频信号干扰而导致仅 Ⅲ 导联记录波正常，面对这样的数据，如果人工分析逐个修改，则非常困难。如果 Ⅲ 导联记录波始终保持正常，就可以在重分析时将Ⅲ导联切换至主要分析通道或将Ⅲ导联列为辅助通道即可解决问题，但是如果同一患者在不同时间出现不同导联正常，则无法通过此方法解决此类问题。此时，动态分析软件（迪姆公司）的区间重分析可以解决此类问题，解决方法是利用心率趋势图或时间散点图，选择伪差时间段进行一次重分析，在重分析时可以任意切换至清晰稳定的导联再进行一次自动运算分析，这样就可以在提取波形的同时解决早搏、逸搏、心房颤动等事件的计算分析，节约人工分析时间，提高患者数据的完整性和可靠性。图5-1-10为动态分析软件的区间重分析界面，可选择"主要分析通道"、"敏感度"、"房早提早率"（室性早搏、逸搏主要以面积进行运算）及"插入心搏"的方

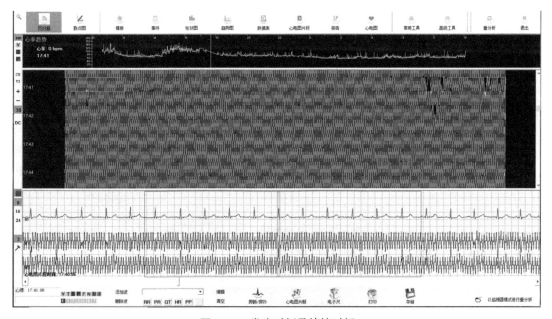

图5-1-8　发生时间及持续时间

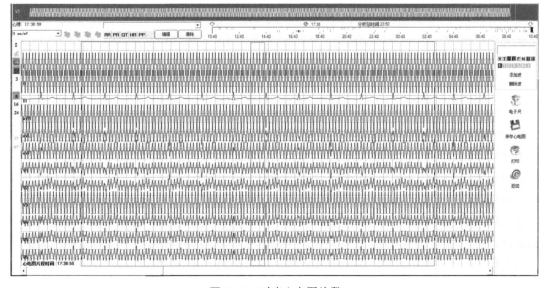

图5-1-9　对应心电图片段

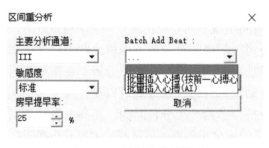

图5-1-10 区间重分析界面

式（按前一心搏心率和AI）。读者对插入方式可能难以理解，第一种是按前一心搏心率加入一个固定数值的心搏，这种方法仅用于心率稳定时，持续时间长时不适合添加心搏，但对导联的波形无要求。第二种AI是根据QRS波群最高点进行添加，这种方式对所选通道的波形质量要求相对较高，但运算准确，尤其是在长时间伪差时。这两种方式既可以单独使用，亦可联合使用，联合使用时以AI为主，前一心搏的心率为辅。图5-1-11为使用区间重分析后的时间散点图及心电图片段。

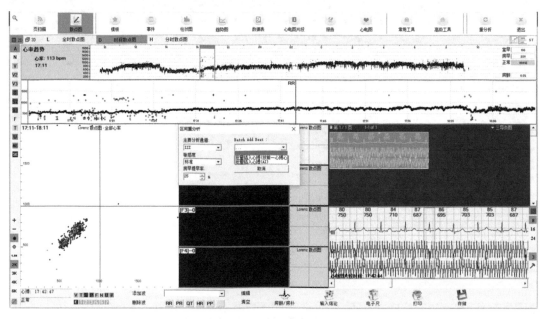

图5-1-11 区间重分析后的时间散点图及心电图片段

五、总　　结

区间重分析技术是将动态分析软件的自动预分析巧妙地转换成操作人员可控制分析时段及可任意调整导联的方法，其运算过程差异并不大。该技术最大程度地增加了动态心电图记录数据的利用度，保证数据的准确性，是排除干扰及伪差影响的辅助功能。

模板分子技术作为动态心电图分析的基石，是最传统、最基本、最实用的分析工具，直接按形态进行分类，从心电图的本质着手，在动态心电图分析中有着不可取代的地位。随着计算机技术的进步，动态分析软件对波形的识别和伪差的预判越来越精确，并加入便捷操作按键同时联合当下热门的AI可变焦反混淆功能，极大地缩短了操作人员的编辑时间，提高了工作效率，提高了动态心电图报告的精确性。

（章富君　芦　幸）

第二节 散点图分析技术

一、概 述

随着动态心电技术的广泛应用，记录的时间越来越长，心电信息量越来越大。心电工作者面对庞大的数据量，需要合适的方法或技术协助分析。目前计算机技术也在不断同步更新和发展，本节主要介绍如何利用心电散点图分析技术快速"定性"和"定量"分析动态心电图。

二、原 理

心脏的自主搏动是连续的，且心率（RR间期）通常在一定范围内波动。心电散点图正是利用连续的RR间期数据而制作的图形。目前各种动态分析软件均具有此功能。根据对RR间期不同的表达形式，心电散点图可分为时间散点图、Lorenz-RR散点图、差值（修正）散点图、三维Lorenz-RR散点图。其中差值散点图和三维立体Lorenz-RR散点图都是利用4个心搏3个间期迭代作图，但作图原理并不相同。本节主要介绍时间散点图、Lorenz-RR散点图、差值（修正）散点图3种二维平面散点图的作图原理及应用。三维Lorenz-RR散点图见本章第三节。

1. 时间散点图 时间散点图作图原理：利用一个RR间期进行顺序作图，横坐标为该心搏发生时间，纵坐标为该心搏R波与前一个R波之间的RR间期（图5-2-1）。心搏数量越多，RR间期就越多，点集也就越密集，点集的密集程度取决于记录的心搏数量和时间轴压缩程度。如图5-2-1所示，上图显示的是24h时间散点图，下图为选择24h时间散点图中1h（即24h时间散点图中蓝色框时段）时间散点图的放大图。在此说明：多数动态心电图仪厂家默认蓝色框时段为1h时间散点图的放大图，也可根据需要自由设定时长。上下两幅图横坐标（即时间轴）接近同等长度对比时，24h时间散点图点集更密集，线条更粗大。

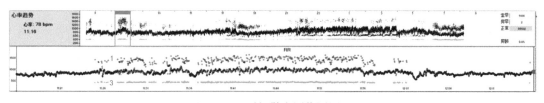

图5-2-1 时间散点图作图原理

时间散点图可用于观察某一时段内心脏节律和频率的变化，同时还能反映人体的功能状态。仔细观察图5-2-1中1h时间散点图，发现大致可分为3层。①第三层绿色条带平直且位于最底层，提示绿色条带的纵坐标（RR间期）固定且数值小。在动态分析软件（迪姆公司）中，绿色常用来标记室性早搏，结合逆向回放图（图5-2-2）证实为室性早搏。根据以上特征可以考虑为常见折返性早搏，因为折返性早搏多数联律间期固定。②第二层黑色条带较密集，位于中间层，类似波浪状或呈毛刺状，其由窦性心搏的RR间期组成，体现了基础节律受自主神经调节而导致的心率波动。③第一层条带纵坐标最长，位于最上层，表示其频率较窦性心律慢，即该心搏推迟发生，其条带密集程度与室性早搏几乎一致，故考虑由室性早搏所产生的代偿RR间期组成。仔细观察3层条带间的2条空白间期基本相等，提示室性早搏产生的代偿间期完整。时间散点图为心电工作者提供了一个整体观测心律的新视野，为诊断心律失常提供依据。

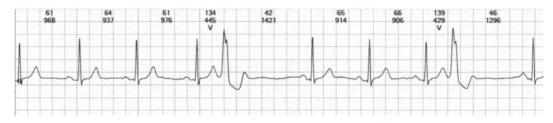

图 5-2-2　室性早搏

2. Lorenz-RR 散点图　Lorenz-RR 散点图作图原理：用RR间期在二维坐标系中迭代作点，即将2个连续的RR间期分别在横坐标、纵坐标上定位标注；当24h约10万个RR间期均在横纵坐标上定位标注后就可以在平面直角坐标系中形成吸引子团块。如图5-2-3所示，连续3个心搏分别标记为1、2、3，其中2为室性早搏。3个心搏形成2个RR间期，分别为室性早搏联律间期（a）、室性早搏代偿间期（b）。动态心电图分析软件会自动计算a、b两个间期值，并绘制出Lorenz-RR散点图。如图5-2-3所示，右侧为x（横坐标）、y（纵坐标）直角平面图，a为横坐标，b为纵坐标，两个值（a, b）确定一个点，因此在平面直角坐标系中即可定位P（a, b）点。动态心电图记录n次心搏，即可定位制作出n–2个散点。

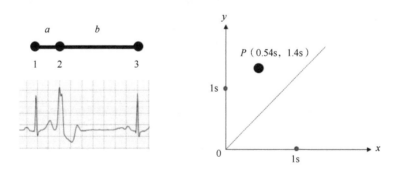

图 5-2-3　Lorenz-RR 散点图绘制

　　Lorenz-RR散点图基于不同的RR间期会形成不同形态特征的图形，分析者可根据图形特征分析心率变异性（HRV）及心率的变化。散点图呈"彗星"状或"棒球拍"状多提示心率变异性正常，呈"鱼雷"状或"短棒"状多提示心率变异性降低。Lorenz-RR散点图在分析心律失常方面有极大的优势，可以用来评估早搏的发生机制，鉴别心房颤动是合并室内差异性传导还是室性早搏，判断心房颤动是否合并预激或合并双径路等。图5-2-4是一例频发室性早搏患者1h的Lorenz-RR散点图，呈四分布，1为连续2次或以上窦性心搏的吸引子团块，2为室性早搏前一个心搏的吸引子团块，3为室性早搏吸引子团块，4为室性早搏后一个心搏的吸引子团块。吸引子团块1呈"彗星"状或"棒球拍"状，提示窦性心律变异性正常；吸引子团块3（红色箭头标记处）垂直于x轴分布，其横坐标为室性早搏联律间期，纵坐标为室性早搏代偿间期，横坐标相对固定提示早搏为折返性。

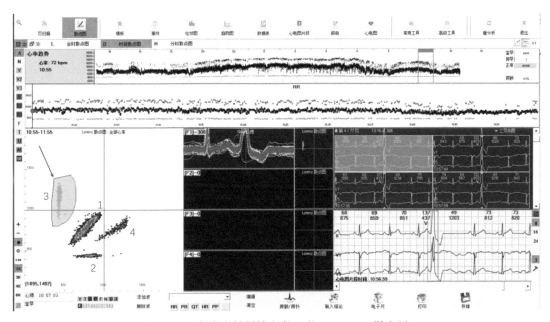

图5-2-4 频发室性早搏患者1h的Lorenz-RR散点图

3. 差值散点图 差值散点图又称修正散点图，是利用相邻RR间期的差值分别在横坐标、纵坐标定位标注。4个心搏3个RR间期，表达了3个相邻RR间期的变化规律，简称4321作图法，即4个心搏，相邻的3个RR间期取其差值，得到横、纵坐标，对应1个点。图5-2-5左侧为包括室性早搏的4个心搏的心电图片段，形成的3个间期分别为a、b、c。若要描绘室性早搏P点在差值散点图的位置，就得计算其横坐标值（$b-a$）与纵坐标值（$c-b$），即定位标注P点（$b-a$，$c-b$）。如果连续3个RR间期值相等，那么所得横坐标、纵坐标差值均为"0"，P点就位于中间"0"点处。差值散点图是利用连续4个心搏3个间期绘制而成，一些Lorenz-RR散点图中因点集重叠或无法表达的情况可以在差值散点图中凸显出来。例如，在Lorenz-RR散点图中，室性早搏点集中可能掩盖了二联律，无法直观表现出来，此时可以结合差值散点图。例如，Lorenz-RR散点图（图5-2-6左侧）提示绿色条带为室性早搏，但无法明确是否存在二联律或三联律；图5-2-6右侧为差值散点图，其"0"点两侧可见细长的对称点集，绿色点集逆向回放于图5-2-7中显示为室性早搏二联律，红色阴影部分逆向回放于图5-2-8中显示为室性早搏三联律。

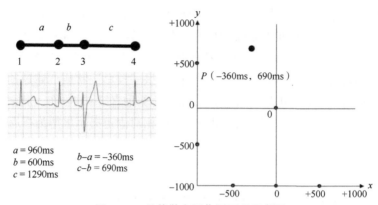

图 5-2-5　差值散点图作图原理示意图

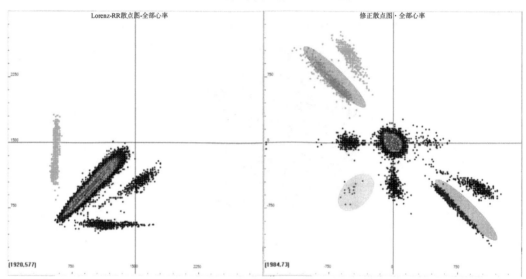

图 5-2-6　Lorenz-RR散点图及其对应的差值（修正）散点图

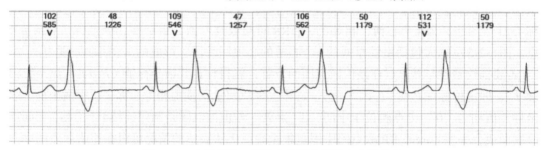

图 5-2-7　室性早搏二联律点集逆向回放心电图片段

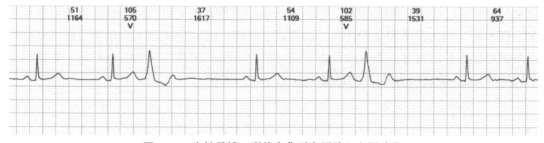

图 5-2-8　室性早搏三联律点集逆向回放心电图片段

三、总　　结

动态心电图的数据量越来越大，单纯使用传统页扫描、模板分析技术可能耗时、耗力且容易漏报。心电散点图可以将24h甚至更多的心电图QRS波群，以RR间期值在坐标系中绘制成一张张各具特征的模块图形，分析者可以利用散点图结合逆向回放技术快速分析海量心电数据并准确诊断心律失常。本节简单概述了散点图的作图原理及应用，心电散点图更加详细的相关内容可以参阅心电散点图相关书籍。心电散点图不仅可以提高诊断心律失常的准确性，同时实现了快速编辑与分析动态心电图的目的，是分析诊断动态心电图的有效工具。

（章富君　芦　幸）

第三节　三维 Lorenz 散点图

一、概　　述

目前大多数动态心电图分析软件有散点图分析功能，如Lorenz-RR散点图、差值散点图（修正散点图），均为二维层面，本节主要介绍一个新的散点图理念，即三维Lorenz-RR散点图原理及应用。二维与三维Lorenz-RR散点图均以RR间期迭代作图，两者不同之处在于二维散点图是平面坐标系，而三维散点图是空间坐标系，故二维Lorenz-RR散点图称为"平面图"或"投影图"，而三维Lorenz-RR散点图称为"立体图"或"透视图"。三维Lorenz-RR散点图既具有二维Lorenz散点图的特性，又具备差值散点图的优势，而且提供了更多的投影面，并且能够自由旋转。

二、原　　理

绘制三维图形需要3个坐标，为了不改变原有二维Lorenz-RR散点图的本身投影面，使操作医师更容易掌握及使用，在二维散点图基础上增加一个坐标轴进行绘制。所以三维Lorenz-RR散点图是在二维Lorenz-RR散点图以横坐标（$x=$ RRn）、纵坐标（$y=$RR$n+1$）迭代作图基础上增加第3个坐标轴绘制而成，即使用连续3个RR间期（RRn、RR$n+1$、RR$n+2$）迭代作图，类似于在xy平面基础上增加一个深度轴z轴，形成立体结构，代表连续4个心搏3个RR间期。该绘制方式为左手坐标系绘制（图5-3-1）。

由于三维Lorenz-RR散点图是立体的，可以通过计算机技术实现自由旋转，因此可以从不同视角观察到不同的投影面，便于显露二维Lorenz-RR散点图部分重叠的点集。投影面包括"$xy\varnothing$"面、"$x\varnothing z$"面、"$\varnothing yz$"面和"xyz等速线"面（注：$\varnothing$表示无法直观判断坐标数值，但是该坐标轴真实存在）。以下通过示意图进行不同投影面图形原理说明。

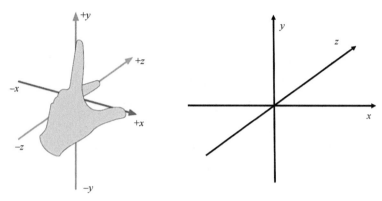

图5-3-1　左手坐标系

图5-3-2A为"$xy\varnothing$"投影面示意图，可见z轴向内延伸，组成左手坐标系。如图5-3-2B所示，R1、R2、R3、R4为4个心搏，组成a、b、c3个间期，在"$xy\varnothing$"投影面中，R2心搏坐标是a间期对应横坐标（x）、b间期对应纵坐标（y）、c间期对应深度坐标（z）。

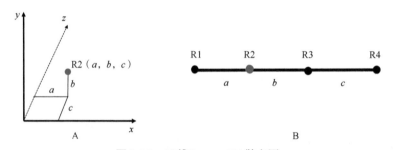

图5-3-2　三维Lorenz-RR散点图

A. 三维Lorenz-RR散点图（$xy\varnothing$）投影面；B. R2心搏间期示意图

"$x\varnothing z$"投影面如图5-3-3A所示，其横坐标（x）、纵坐标（z）、y轴指向前方，由操作者从"$xy\varnothing$"投影面沿横轴逆时针旋转90°形成，类似于从散点图上方进行观测。在此投影面y轴仅改变前后距离，类似于跨过一个b间期进行Lorenz散点图绘制，所以以"$x\varnothing z$"投影面主要反映x轴和z轴的关系。图5-3-3B中a、c间期较短且相等，b间期较长，可假设R2、R4为早搏点集，则R2点集位于该投影面等速线近端。

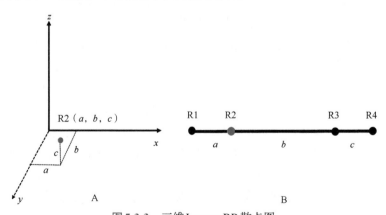

图5-3-3　三维Lorenz-RR散点图

A. 三维Lorenz-RR散点图（$x\varnothing z$）投影面；B. R2心搏间期示意图

"ø*yz*"面投影与"*xy*ø"面投影非常类似。如图5-3-4A所示，*x*轴对应深度坐标，类似于从三维Lorenz-RR散点图以*y*轴为横坐标、*z*轴为纵坐标从左侧面进行观测。图5-3-4B中，4个心搏组成*a*、*b*、*c* 3个间期（*a*<*b*，*b*>*c*），可以假设3个间期分别为早搏联律间期、代偿间期、窦性间期，将其绘制到三维Lorenz-RR散点图中，可发现R2（早搏）点集位于"*xy*ø"投影面反向侧，*a*、*b*、*c* 3个间期组成的R2点集在"ø*yz*"投影面上可以理解为*y*轴上*b*间期与*z*轴上*c*间期的交集点构成了R2点在"ø*yx*"投影面的位置。

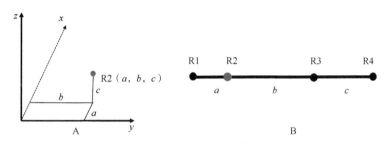

图5-3-4 三维Lorenz-RR散点图

A. 三维Lorenz-RR散点图（ø*yz*）投影面；B. R2心搏间期示意图

三维Lorenz-RR散点图中"*xyz*等速线"投影面相当于从等速线（空间对角线）顶端下俯视所见，此观测面可以显露更多的团块，但还是会有部分重叠，如在等速线分离的3个RR间期相等的异常心搏团块会重叠到"0"点（中心原点）（图5-3-5A）。如图5-3-5B所示，在3组RR间期相等情况下（*a*=*b*=*c*），其点集位于"0"点，在"*xyz*"投影面与二维差值（修正）散点图类似。我们可以通过"*xyz*"投影面点集分布快速了解3组不同的RR间期（图5-3-6，表5-3-1）。

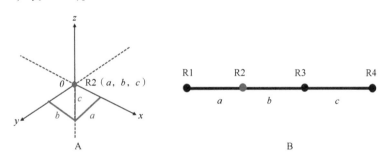

图5-3-5 三维Lorenz-RR散点图

A. 三组RR间期相等，迭代作图点集位于"0"点；B. R2心搏间期示意图：*a*=*b*=*c*

根据"*xyz*等速线"投影面特征（图5-3-7）整理出3个口诀，可迅速推理出13组不同的RR间期组合。

（1）等长位"0"点。如图5-3-6示例一，*a*、*b*、*c* 3组RR间期相等，红色点集在"*xyz*"投影面位于中间"0"点位置。

（2）等长看不见，长短定实虚。如图5-3-6示例二，*a*、*b*、*c* 3组RR间期，*a*=*b*>*c*。*a*、*b*间期分别对应*x*轴和*y*轴，因此红色点集不在*x*轴和*y*轴上，由于*c*间期短，此时红色点集在*z*轴负侧，反之位于正侧。可以根据此口诀推理出6组不同的RR间期组合。

（3）最短看不见，哪长靠哪边。如图5-3-6示例三，*a*、*b*、*c* 3组间期均不相等，*a*>*b*>*c*，

因此点集位于 x、y 轴大的夹角，即靠近 x 轴，且不超过 x、y 夹角中间 z 轴的虚线。同样利用该口诀可以整理出6组不同的RR间期组合。

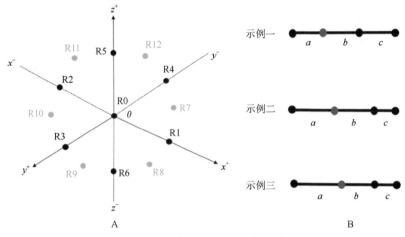

图5-3-6　三维Lorenz-RR散点图

A. 13组不同的RR间期组合；B. RR间期示意图（示例一：a=b=c；示例二：a=b>c；示例三：a>b>c）

综合以上3组口诀，该投影面可以快速识别13组不同的RR间期组合（表5-3-1）。

表5-3-1　"xyz"投影面点集反映RR间期变化关系

点集位置	x、y、z 变化关系	RR间期特征
连续3组RR间期均相等		
R0（原点）	x=y=z	连续等周期
连续3组RR间期中任意两组相等		
R1（x轴正侧）	x>y，y=z	长周期后连续等周期
R2（x轴负侧）	x<y，y=z	短周期后连续等周期
R3（y轴正侧）	x=z，z<y	前后周期相等，且中间周期长*
R4（y轴负侧）	x=z，z>y	前后周期相等，且中间周期短*
R5（z轴正侧）	x=y，y<z	连续相等后周期延长
R6（z轴负侧）	x=y，y>z	连续相等后周期缩短
连续3组RR间期均不相等		
R7（x^+、y^-夹角）	x>z>y	1、3周期长，且1>3，2周期短*
R8（x^+、z^-夹角）	x>y>z	逐渐缩短
R9（y^+、z^-夹角）	y>x>z	1、2周期长，且1<2，3周期短*
R10（y^+、x^-夹角）	y>z>x	2、3周期长，且2>3，1周期短*
R11（z^+、x^-夹角）	x<y<z	逐渐延长
R12（z^+、y^-夹角）	z>x>y	1、3周期长，且2<3，2周期短*

*注意 x、y、z 变化关系与RR间期特征。

关于自由旋转面（非标准观测面），下面通过一个室性早搏病例加以说明。

如图5-3-7所示，三维RR间期Lorenz-RR散点图在"$xy\phi$"投影面可诊断为频发室性早搏，部分呈二联律、三联律及插入性室性早搏。其散点图可分为6部分（A、B、C、D、E、F），分别为连续窦性心搏点（A）、室性早搏前点（B）、普通室性早搏点（C）、普通室性早搏后点（D）、插入性室性早搏点（E）、插入性室性早搏后点（F）。

将"$xy\phi$"投影面围绕等速线向左手侧旋转约45°，可见图5-3-8投影面呈现出较多分离团块。

旋转后早搏前点分离出B1、B2、B3 3个团块。B1团块最靠前，B2次之，B3靠后方。根据三维Lorenz-RR散点图作图原理，在

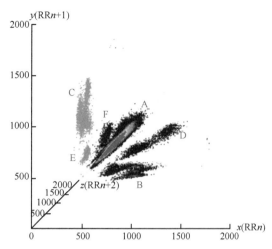

图5-3-7 三维Lorenz-RR散点图"$xy\phi$"投影面

动态心电图显示频发室性早搏，呈二联律、三联律及插入性室性早搏

"$xy\phi$"投影面决定点集前后变化的是z轴，说明B1、B2、B3 3个团块点集对应于x轴和y轴的间期相同，不同的是z轴。对应于z轴是越靠近"0"点，间期值就越小。因此可通过"$xy\phi$"投影面发现插入性室性早搏，结合图5-3-9可见插入性室性早搏前点为R6，则构成R6的坐标为R5、R6、R7、R8，其中R7、R8构成的y轴间期明显缩短，故插入性室性早搏前点更靠前。

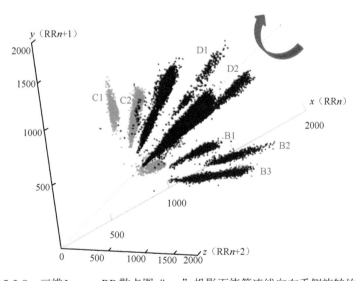

图5-3-8 三维Lorenz-RR散点图"$xy\phi$"投影面绕等速线向左手侧旋转约45°

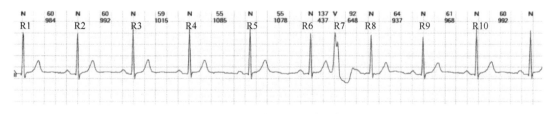

图5-3-9 插入性室性早搏

图5-3-8可见B2团块比B3团块靠前，其靠前的主要原因为室性早搏二联律，如图5-3-11为室性早搏二联律（R4、R5、R6、R7）4个心搏构成3个间期，其中R5为发生二联律时室性早搏前点，二联律即1次窦性心搏、1次室性早搏连续发生，其代偿间期与普通室性早搏代偿间期不同，故发生分离，且比普通室性早搏在"xyø"投影面靠前。若R4、R5为窦性周期，在发生室性早搏R6后，其代偿间期比二联律时长。因此B3团块为普通室性早搏前点（图5-3-10）。

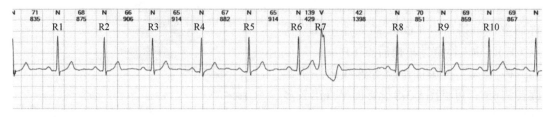

图5-3-10　室性早搏

三维Lorenz-RR散点图旋转后，C团块早搏点分离出C1、C2两个团块，其中C1团块较C2团块靠前，分离的原因也是室性早搏二联律。图5-3-11中，4个心搏（R3、R4、R5、R6）构成3个RR间期分别对应于x轴、y轴、z轴，R5、R6构成的间期为室性早搏的联律间期，故在z轴坐标上较短，说明室性早搏二联律靠前的点是室性早搏二联律。若为单次室性早搏，其后的代偿间期为窦性间期，比早搏联律间期长，因此C2团块为普通单发室性早搏。

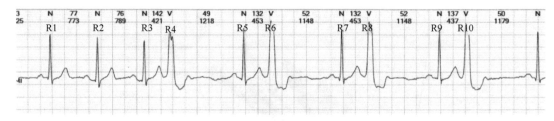

图5-3-11　室性早搏二联律

三维Lorenz-RR散点图旋转后，早搏后点分离出D1、D2两个团块，D1团块较D2团块靠前，这是由z轴坐标对应的RR间期决定的。如图5-3-12所示，当发生室性早搏三联律时（R7、R8、R9、R10），其R8为室性早搏后点集，其中R9、R10构成z轴上的早搏联律间期。所以室性早搏三联律时，由于早搏的联律间期较短，将室性早搏三联律的早搏后点集分离出来构成靠近前方的D1团块，普通单发室性早搏团块靠近后方形成D2团块。

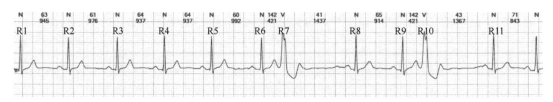

图5-3-12　室性早搏三联律

三、总　　结

三维 Lorenz-RR 散点图是利用 4 个心搏 3 个间期迭代作图建立的空间立体图,相对于二维 Lorenz-RR 散点图,可以更容易地判断心动周期的规律,将不同性质的心律失常的规律性、特征性更直观地表现出来。同时通过自由旋转,尽可能减少点集的重叠。三维 Lorenz-RR 散点图的 "$xy\emptyset$" 投影面等同于二维 Lorenz-RR 散点图;同时还提供了新的观测面,即 $xz\emptyset$ 面和 $yz\emptyset$ 面。

总之,三维 Lorenz-RR 散点图包含了二维 Lorenz-RR 散点图的优点,并进一步丰富了二维 Lorenz-RR 散点图的内容。其独有的自由旋转功能,可显露更多的问题。由于三维 Lorenz-RR 散点图真正应用于动态心电图时间较短,未来需要更多的探索。

(章富君　芦　幸)

第四节　反混淆分析技术

一、概　　述

动态心电图记录仪可连续记录 24h、72h 甚至 1 个月,记录心搏量可达数十万次甚至百万次,有效利用分析工具会显著提高工作效率及报告准确性。我们发现相同或不同形态的 P-QRS-T 波叠加后,可以快速辨识出不同形态的波形,称为心搏叠加图或反混淆图,心搏叠加图是根据原理进行命名的,而反混淆图是根据其应用进行命名的,在本节统一称为反混淆图。

二、原　　理

动态心电图记录仪采集心搏后,动态分析系统可进行预分析。识别 QRS 波群记为 "R波",可统计其数量,并标记出类型。操作者将一定数量的 "R波" 进行叠加后可显露不同形态的 P-QRS-T 波。图 5-4-1 为室性早搏二联律,将该片段中心搏逐个叠加即可形成图 5-4-2,中心心搏处可见形态不同的 QRS 波群和 T 波。

反混淆图是以软件自动识别的 R 波中心位置为基准点,向左侧截取 0.7s,向右侧截取 0.55s,显示时长 1.25s 的心电图片段,左侧较长是为了叠加时能够充分显露心房波。例如,图 5-4-1 中蓝色框时长 1.25s,以窦性下传 QRS 波群作垂直虚线为中心点,向左右两侧分别截取,室性早搏由于联律间期＜0.55s 会被截取进同一反混淆界面中,将该心电图片段所有心搏反混淆后就形成了图 5-4-2 中红色箭头所指的室性早搏。

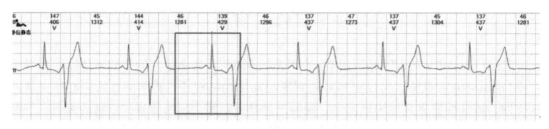

图 5-4-1　室性早搏二联律

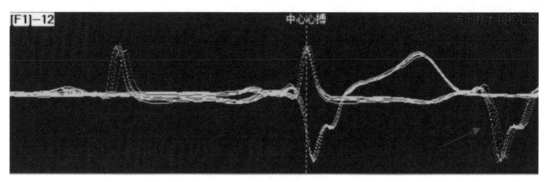

图 5-4-2　反混淆图中可见不同形态 QRS 波群、T 波

三、反混淆分析技术应用

早期反混淆分析称为 Demix 分析，主要应用于模板反混淆分析，如室性早搏在房性早搏模板中，将该模板进行反混淆分析，可发现不同形态的 QRS 波群。随着计算机软件技术的进步，反混淆的功能也越来越强大，不仅选取心搏的位置不再局限于模板，还能校准中心心搏 QRS 波群、修改错误识别的心搏、添加漏识别的心搏或增加房性早搏未下传、向左或向右增加 1.25s 叠加图等。在此以动态分析软件（迪姆公司）进行举例说明（图 5-4-3）。

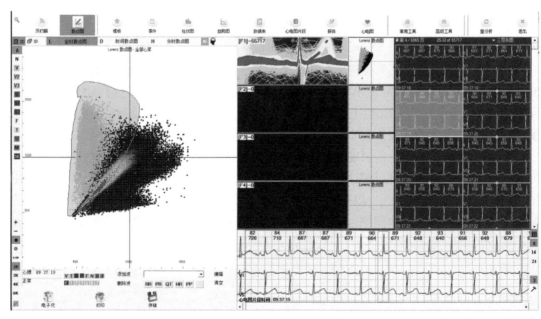

图 5-4-3　Lorenz 散点图下反混淆图

该动态分析软件支持在不同分类方式的界面中进行心搏叠加。

（1）页扫描时可选取一定时长的心电缩略图进行反混淆分析。

（2）模板或子模板混合叠加：将单个或多个子模板心搏直接叠加，分离出不同性质的心搏。

（3）事件模块叠加：若室性早搏高大的T波被误识别为室性早搏，则软件将其标记为成对室性早搏事件，可将事件模块叠加，通过修改错误识别的心搏快速编辑。

（4）散点图叠加：如图5-4-3所示，在Lorenz散点图中选取异常的吸引子，得到反混淆图，可将不同形态QRS波群切割到其他反混淆模板中进行编辑。

四、动态分析软件反混淆技术介绍及应用

（1）反混淆图选择框方式及显示方式：①选择框分为"矩形选择框"或"自由选择框"两种方式，从而框选反混淆的波形；②显示方式，采用反混淆和散点图1∶1匹配，即框选的散点图出现在反混淆图右侧。

（2）反混淆图波形显示操作：①导联，可任意选择12导联中的1个导联，通过形态差异分离波形。②增益和走速，即QRS波群振幅（纵向）增大和走速（横向）拉长，以便更好地区分波形。值得注意的是，当难以分离提取异常心搏时，可分离正常心搏。例如，窦性心律和加速交界性心律混合时，分离出窦性P波即可。③选择范围，反混淆图形时长为1.25s，当需要更多的心电信息时，可通过向左、向右移动显露中心心搏前、后一个心搏（图5-4-4）。例如，当插入性室性早搏引起下一次窦性心搏发生干扰性PR间期延长时，插入性室性早搏后的第2个窦性心搏由于提前出现，被软件识别为"房性早搏"，此时将反混淆的界面向左侧显露前一个心搏，即可发现为"伪提前"，修改心搏属性，如图5-4-5所示。

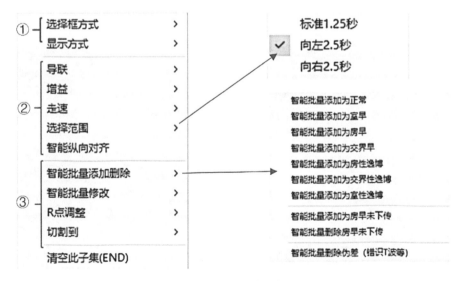

图5-4-4　反混淆部分功能项目

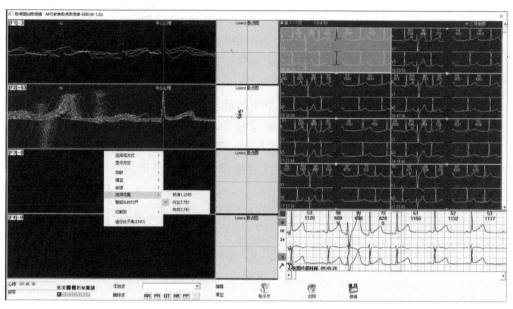

图5-4-5　伪房性早搏分离

（3）反混淆图操作：如波形属性修改或人为校准。①智能批量添加、删除：添加是指当软件漏识别心搏时可添加心搏并标记属性；删除是指将其他波误识别为QRS波群时需要删除，如软件将高大的T波误识别为室性早搏，则需删除"伪室早"。智能作用是指在增加心搏时，若距离前一心搏RR间期短于生理性不应期200ms，软件会提示"添加的心搏与附近心搏的距离太近，添加失败！"。然而添加房性早搏未下传时，P'波与其前一个R波之间并未设置生理性不应期，可按需添加未下传的房性早搏个数。②智能批量修改：可更改心搏属性。切勿将智能批量添加和智能批量修改混淆。③R点调整：可调整软件在预分析时出现波形识别错位，校准方法包括自动和手动。自动调整是以QRS波群的最高与最低点为基准，软件自动调整；手动调整是对人工框选波形进行左右移动。图5-4-6

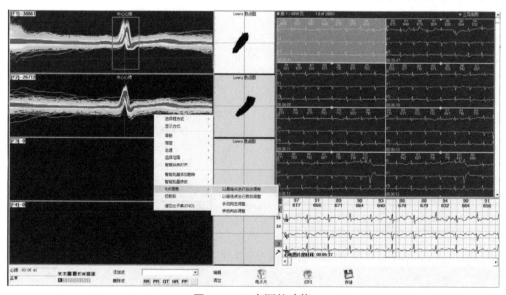

图5-4-6　R点调整功能

中，F1框可见QRS波群叠加后不整齐；F2框通过R波最高点进行校准，可见QRS波群叠加后位置精准。④"切割到"与"清空此子集"："切割到"是将选择的任意波形分离到其他子集中；"清空此子集"可将反混淆框内波形直接清除，目的是腾出空地进行其他心搏的操作。

在此值得一提的是变焦功能，大量心搏叠加时，可能出现波形形态模糊的问题，此时将鼠标滑轮上下滚动进行变焦，可使波形变得更加清晰，便于识别和提取。图5-4-7、图5-4-8分别为反混淆图变焦前、变焦后图形，变焦后图形识别度更高。

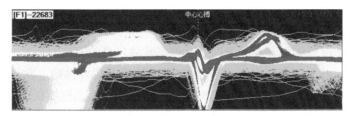

图5-4-7　变焦前

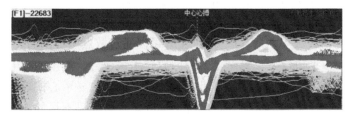

图5-4-8　变焦后

随着计算机技术的发展，动态心电图分析软件也在同步升级与更新。反混淆分析技术可批量识别异常波形，实现快速修改和编辑，极大地提高分析的速度与准确性，其具体应用有待读者进一步实践。

（章富君　芦　幸）

第五节　散点图加反混淆图联合分析技术

一、概　述

动态心电图是通过动态心电图记录仪记录患者日常生活状态下24h或更长时间的心电活动，并借助计算机进行分析处理。目前临床上已有单导联、3导联，并逐渐发展为12甚至18导联记录。随着记录数据方式日渐发达，记录的信息和数据也越来越多，在海量的心电信息中，心电工作者需要给出定性诊断（心律失常类型）和定量诊断（统计心律失常发生数量），还需描述心律失常发生时间、与主导节律之间关系等。动态心电图的分析工具经过数十年逐步优化，从最初的全览图分析进入模板分析，并逐渐增加了柱状图、散点图、反混淆图（叠加图）、色谱图分析技术等。

动态心电图分析软件的发展可明显提高心电图诊断效率及操作的便捷性。目前动态心电图分析软件在自动分析过程中无法准确识别"心房波"及"伪差"等形态的多样化，导致自动分析不够准确，那么分析者就需借助模板、散点图、反混淆等工具对图形进行编辑和修正。将几种分析工具结合起来，利用优势取长补短，就可以又快又准确地分析动态心电图。本节主要介绍心电散点图与反混淆技术（心搏叠加技术）的联合应用。

二、心电散点图

动态心电记录仪采集患者心电数据后会根据软件自身的算法对所有心搏自动分类，将其分为正常心搏、房性早搏、室性早搏、交界性早搏、房性逸搏、室性逸搏、交界性逸搏、伪差、起搏等。同时动态分析软件所具备的散点图功能会根据所识别的QRS波群的R点位置计算相邻的RR间期，绘制成二维或三维散点图。

1. 优点　散点图表达的是RR间期节律信息，那么根据RR间期的分布特点可提示其特异性，也间接给编辑动态心电图带来便利。例如，室性早搏、房性早搏甚至交界性早搏多数位于减速区的"短长周期区"，心电工作者可以通过散点图提供的RR间期信息进行审核和快速编辑，可以通过这些信息结合逆向回放技术快速分析海量的心电数据。

2. 缺点　心电散点图仅显示RR间期之间的变化，无法显示心搏形态学的信息。虽然RR间期的特征性改变为分析者提供了便利，但是某些情况仍不尽如人意。例如，房性早搏和室性早搏并存时，在散点图上心搏所产生的吸引子会产生重叠等（图5-5-1），此时分析者必须利用心电散点图结合逆向回放技术进行分析和识别，但是形态的区别还是需要在心搏属性模板逐个确认及更改心搏，耗费时间。

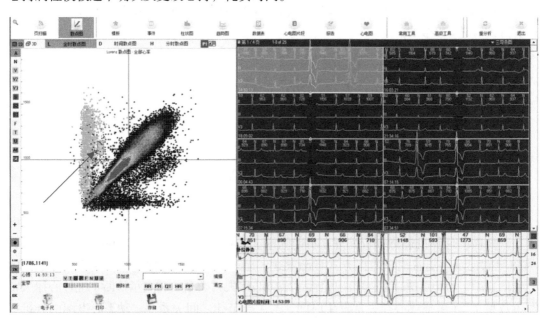

图5-5-1　散点图结合逆向回放：室性早搏和房性早搏

三、反混淆图（心搏叠加图）

反混淆图又称心搏叠加图，反混淆图是根据其作用进行命名的，而心搏叠加图是根据其制作原理进行命名的。利用动态心电图分析软件对采集到的心电图波形进行运算，识别QRS波群并计算各QRS波群的中心点（多数以波形最高点进行计算），自动将波形进行纵向重叠，并分类，从而发现不同形态的QRS波群甚至P波、ST段及T波。

1. 优点 将相当数量的心搏进行纵向重叠后，可以快速发现不同形态的P波、QRS波群、ST段甚至T波变化，如图5-5-2所示。

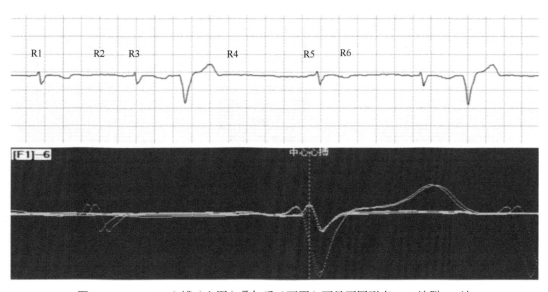

图5-5-2　R1～R6心搏（上图）叠加后（下图）可见不同形态QRS波群、T波

2. 缺点 心搏数量过多或图形干扰较大时，叠加后图形特征不明显，且早期版本的软件仅支持模板叠加心搏，较为局限，造成不必要的心搏叠加会影响分析者的观察并重复不必要的操作。

以上简单阐述了心电散点图、反混淆图（心搏叠加图）各自的优缺点，那么如果将两个工具结合起来，则可以弥补一定的缺点，提高分析效率及准确性。如果将散点图逆向回放呈现QRS波群或片段图，然后进行心搏叠加制作成反混淆图，那么既可以了解RR间期变化，又能观察到形态学的改变，同时匹配模板功能，必然提升工作效率。

本节以迪姆软件（北京）有限公司20191217版本动态分析软件为例，如图5-5-3所示，左侧大正方格图A为心电散点图，中间蓝色长方格图B为反混淆图，并且附带对应叠加心搏的散点图图C，右侧长方形黑底格图D为对应叠加图的心搏模板（这里的模板可以设置为单心搏或单导联条图），最下面所框选的图E是吸引子逆向回放心电图片段的放大图。通过散点图快速查找异常心搏子集分布区域，再利用散点图结合逆向回放技术区分形态学异常。图5-5-3为室性并行心律散点图。结合逆向回放（图5-5-4）发现规律的窦性心搏中可见提前出现的宽大畸形的QRS波群，且联律间期不固定，为舒张晚期室性早搏。室性并行心律多在等速线边缘左侧与窦性心搏的点集发生重叠。少数患者的窦性频率间期大于室性并行心律周期而表现出类似逸搏点集。笔者选择最可能出现室性早搏的区域，如图5-5-3中心律散点图图A红色箭头所示，图B为对应心搏点集的反混淆图，图C为反混淆图内模块心搏对应的二维Lorenz散点图。通过中间叠加图可发现不同形态的QRS波群、T波。分析者可利用反混淆图所具备的功能进行编辑。图F为叠加图功能对话框，可见导联选择、波形增益、选择范围、添加及修改心搏属性、切割板块、清空子集等功能。分析者可根据实际需求选择相应功能。图5-5-3患者为室性并行心律，叠加心搏的目的是找出不同形态QRS波群的室性早搏，所以在"导联"栏应选择形态与窦性搏动区别较大的导联，以便与室性早搏分离（切割到其他子集）。

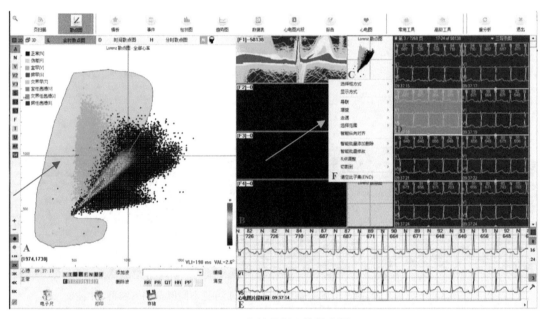

图 5-5-3　室性并行心律散点图

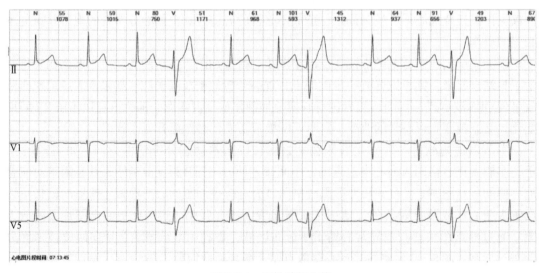

图 5-5-4　室性并行心律

笔者采用反混沌图根据间期（匹配散点图）及形态（反混沌图）进行"切割"分离出子集，如图5-5-5所示，共分离出4个模块。模块2为分析者从散点图上直接进行"切割"而来。该处吸引子明显分散，通过右侧对应的三导联条形图证实为伪差。模块3为室性并行节律心搏，其反混沌图呈明显宽大畸形QRS波群，图5-5-4逆向回放为室性异位搏动，其对应于模块3的Lorenz散点图绿色部分；黑色点集为机器自动预分析时漏识别的室性并行节律异位心搏。模块4反混沌图的QRS波群介于正常心搏与室性异位心搏形态之间，且反混沌图中可见其前有心房波，其心搏点集基本贴近于等速线。通过逆向回放证实为室性并行节律的室性融合波。

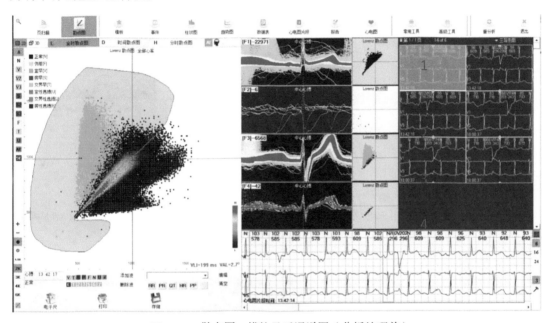

图5-5-5 散点图、模块及反混沌图（分析处理前）

对各模块异常心搏进行处理，如第2个模块为误识别伪差，直接删除即可。模块3、模块4为室性早搏，对所有心搏属性进行批量修改即可快速编辑（图5-5-6）。

本例患者室性异位搏动通过散点图联合反混沌图可以快速编辑，但是还存在少量分析软件自动计算的房性早搏。如图5-5-7所示，对该房性早搏点集进行叠加，出现反混沌图及对应回放片段。通过逆向回放片段发现房性早搏均为插入性室性早搏引起了干扰性PR间期延长（图5-5-7绿色箭头所示），导致二次窦性心搏伪提前，从而引起分析软件误判。这样的误判在动态分析过程中其实并不少见，那么如何将误判的"伪房性早搏"和"真房性早搏"进行分离呢？先来看看造成误判的原因，其主要是插入性室性早搏引起的，分析者可选择反混沌图"向左2.5s"，也就是将当前叠加的房性早搏点向左侧显露2.5s间期，这样操作可将引起"伪房性早搏"的插入性室性早搏显露出来（图5-5-7红色箭头所示），分析者只需将该室性早搏分离至"子模板"进行审核，缩小查找范围。分离后剩余心搏多为真正的房性早搏。图5-5-8为分析者处理后模块，可见该例患者既有"伪房性早搏"，也有"真房性早搏"，图5-5-8箭头所指为单发房性早搏。运用该方法可缩短分析时间，提高编辑数据的准确性。

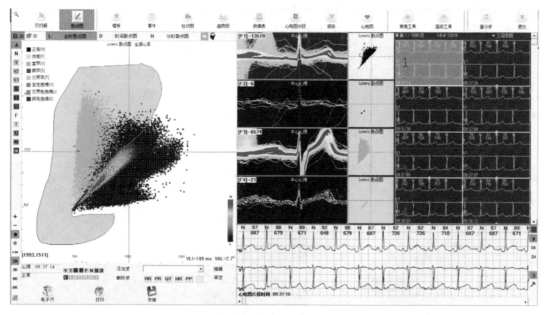

图 5-5-6　处理室性异位心搏后所呈现的模块

删剔伪差模块2，散点图中吸引子回归等速线。模块3、模块4点集批量修改为室性早搏，"绿色点集"表示室性早搏

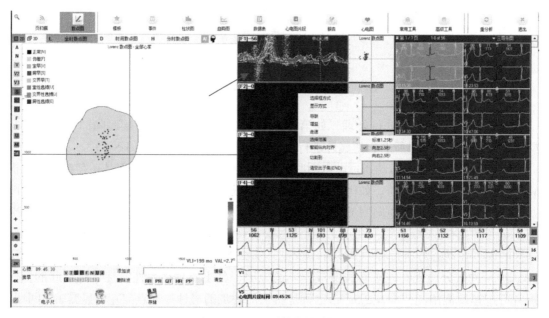

图 5-5-7　显露伪房性早搏

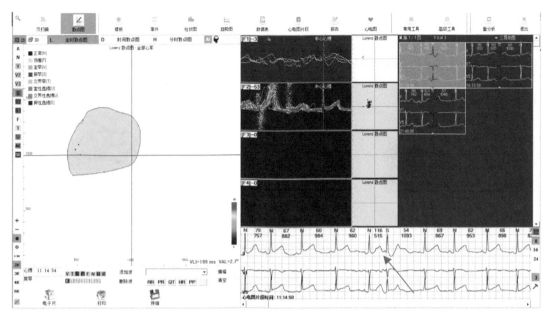

图 5-5-8 真正的房性早搏

四、三维Lorenz散点图联合反混淆

三维Lorenz散点图（2019年迪姆公司）与二维散点图联合反混淆编辑非常类似。在某些特殊情况下，三维较二维优势更加明显。例如，图5-5-9为频发室性早搏，部分室性早搏呈插入性。在二维散点图中其窦性搏动及室性早搏吸引子重叠，无法区分，切换至三维Lorenz散点图后，通过旋转可将与窦性搏动重叠的部分室性早搏吸引子分离出来，显著缩短分类不同心搏的时间，提高分析与编辑效率。如图5-5-10所示，几乎完全分离出了重叠于窦性搏动吸引子中的插入性室性早搏。

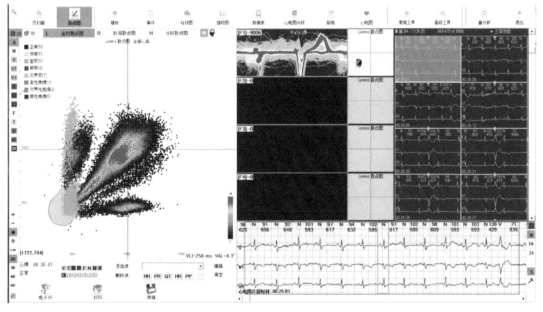

图 5-5-9 室性早搏二维散点图

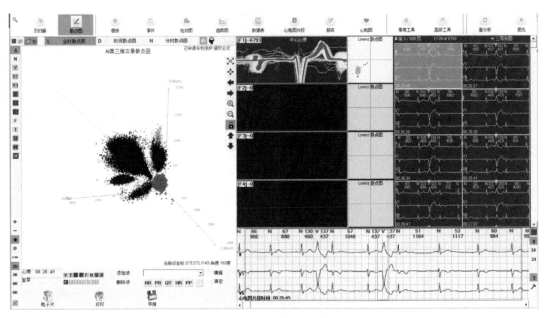

图 5-5-10　室性早搏三维散点图

随着动态心电图普及范围越来越大、记录的时间越来越长，心电医师面对的数据也越来越多，动态心电分析软件必须同步更新，满足分析者的需求，如增加智能算法等使分析更加方便快捷，同时提高准确性。由于技术限制，目前尚无法实现每个心搏的精准识别，故衍生了很多辅助分析方法，从多个方面弥补不足。由最初的全览图发展至模板、直方图、散点图、逆向回放等，现在又加入反混淆图，同时将散点图升级至三维，分析者可以通过不同的分析方式得到不同的心电信息，更快、更准确地分析动态心电图，更好地为患者服务。

（章富君　芦　幸）

第六节　柱状图分析技术

柱状图由一系列高度不等的纵向条纹或线段表示心搏分布的情况。

一、原　　理

动态分析软件对心电数据进行预分析后，以RR间期（ms）或对应心率（次/分，bmp）为横坐标，心搏数量为纵坐标，统计不同RR间期、NN间期、房性早搏提早率、室性早搏提早率等的心搏数。

图5-6-1为NN间期柱状图，仅统计标记为窦性心律的NN间期。上方显示对应的NN间期柱状图，下方为对应的心电图片段。

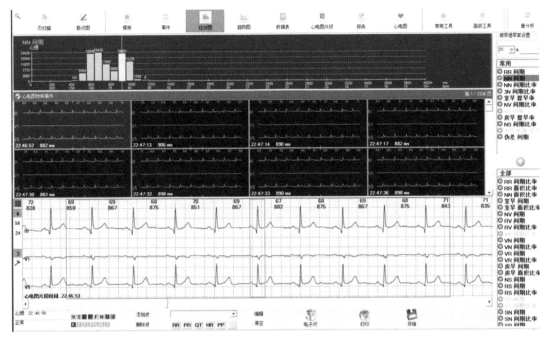

图 5-6-1 NN 间期柱状图

图 5-6-2 中上方为"房早提早率"对应的柱状图,横坐标为房性早搏提早率比例,纵坐标为房性早搏心搏数量;下方为对应房性早搏心电图片段。

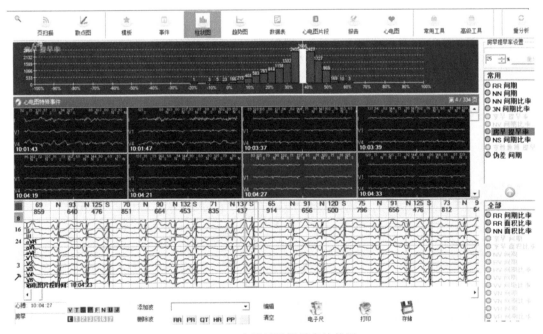

图 5-6-2 房性早搏提早率柱状图

二、应　　用

例如，1例频发室性早搏患者，动态心电图查看柱状图NV间期，如图5-6-3所示，NV间期为正常心搏与室性早搏联律间期的柱状图，横坐标是室性早搏的NV间期，纵坐标是不同NV间期室性早搏的心搏数。可见NV间期400ms附近室性早搏数量最多（黄色柱状图）。其他NV间期仅少量散在分布，结合图5-6-4可见NV间期为800ms时，心电图片段证实为伪差。

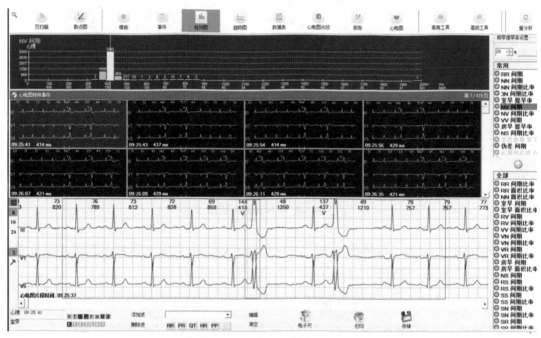

图5-6-3　NV间期为正常心搏与室性早搏联律间期的柱状图

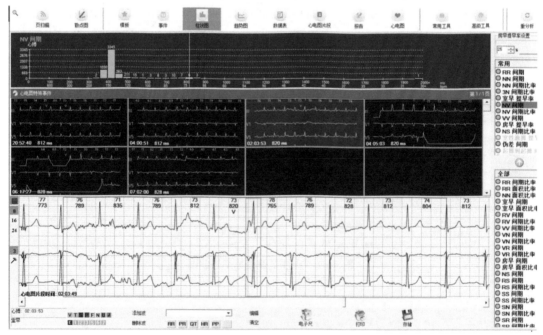

图5-6-4　NV间期中伪差

柱状图还可以用来鉴别心律失常的机制，如图5-6-3中室性早搏NV间期较短，且恒定，故考虑室性早搏为折返机制；图5-6-5中室性早搏NV间期变化大，结合心电图片段考虑为室性并行节律。

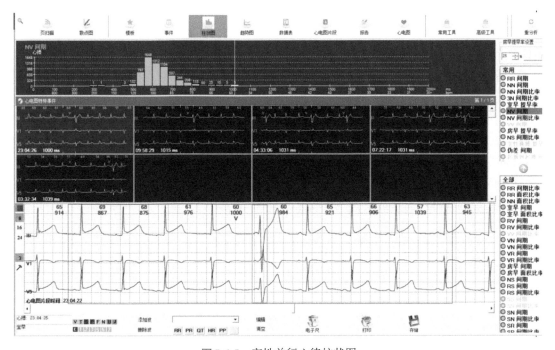

图5-6-5 室性并行心律柱状图

可以选取柱状图不同分类方式，如间期、间期比率、面积等。柱状图结合心电图片段，可以快速查找"异常或者需要处理心搏"的分布区域，并修改心搏属性。柱状图界面结合反混淆功能，可直接进入反混淆页面。

三、总 结

柱状图作为最早使用的传统分析工具，在统计数量、查看心搏分布方面有着不可替代的地位，通过柱状图联合反混淆分析技术，可以实现批量编辑和修改心搏属性，简化编辑流程，显著提高分析动态心电图的效率与准确性。

（芦 幸）

第七节 QT间期分析

一、QT间期

QT间期是指QRS波群起点至T波终点的时间间期，包括QRS波群时限、ST段长度、

T波宽度，代表心室除极和复极全过程所需的时间。由于QRS波群起始在V_2导联和V_3导联比肢体导联早20ms，故多个导联测量的QT间期互差＜65ms仍属正常范围。

心电图软件通常可以自动分析QT间期值，但一般大于手工测量值，因此需要人工校正。手工测量时需选取3～5个心动周期，计算平均值，从最早出现的QRS波群起点开始测量至T波终点。通常选择Ⅱ导联和V_5导联或V_6导联，将最长的QT间期作为测定值。当T-U融合难以辨认时，可选择aVR导联和aVL导联（U波不明显的导联），或沿T波降支最陡峭的部分做切线，将其与TP段的交点作为T波终点，但这样测得的QT间期值可能低于实际值。

心率波动于60～100次/分时，QT间期正常范围为0.32～0.44s。QT间期在心率增快时缩短，心率减慢时延长，故QT间期需校正心率的影响，校正公式$QTc=QT/\sqrt{RR}$。老年人QT间期变化范围为6～10ms，年轻人为12～15ms。

QT间期可存在延长与缩短。QT间期延长的诊断标准：女性≥460ms，男性≥450ms；QT间期缩短的标准：男性或女性≤330ms。

（一）长QT间期综合征

长QT间期综合征指心电图QT间期延长并伴有室性心律失常、晕厥和猝死的一组综合征。

1. 心电图表现　①QT间期延长；②T波宽大，有切迹、双相或倒置（图5-7-1）。

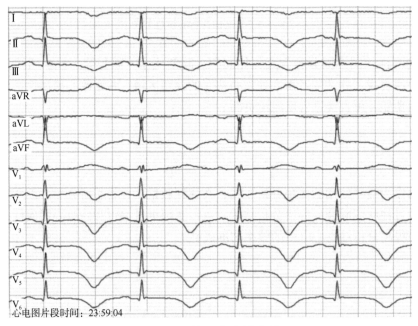

图5-7-1　长QT间期综合征

2. 分类

（1）按病因分类：长QT间期综合征可分为先天性和获得性。获得性长QT间期综合征的原因：①电解质缺乏，如钾、钙缺乏；②应用抗心律失常药物，如奎尼丁、胺碘酮；

③冠心病，如急性心肌梗死；④急性心肌炎，如病毒性心肌炎、风湿热引起的心肌炎；⑤颅内疾病，如头部外伤；⑥缓慢性心律失常，如房室传导阻滞、窦性心动过缓；⑦精神科药物，如三环类抗抑郁药；⑧其他药物，如特非那定、西沙必利、大环内酯类抗生素、喹诺酮类抗生素等。

（2）按临床分类：长 QT 间期综合征可分为肾上腺素能依赖型长 QT 间期综合征、间歇依赖型长 QT 间期综合征与中间型长 QT 间期综合征。

3. 电生理机制 参与心室复极的钠电流、钙电流、钾电流（I_{to}、I_{Kr}、I_{Ks}、I_{K1}、I_{Kur}）在先天性或后天性因素影响下发生功能减弱或消失时，细胞内阳离子外流减弱或不流动，细胞内膜电位增大，细胞复极速度减慢，导致 QT 间期延长。

4. 发病机制 长 QT 间期综合征是一组单基因遗传性疾病，80%的先天性长 QT 间期综合征患者为常染色体显性遗传（Romano-Ward 综合征），20%为常染色体隐性遗传（Jervell 综合征和 Lange-Nielsen 综合征）。

5. 治疗

（1）β 受体阻滞剂，对于有症状的或 QTc 间期＞470ms 的患者，其应作为首选。

（2）应用足剂量 β 受体阻滞剂治疗仍发生晕厥时，应考虑左心交感神经切除术。

（3）伴有心脏停搏（治疗中和未治疗）时，应立即安装植入型心律转复除颤器（implantable cardioverter defibrillator，ICD）。

（4）基因特异性疗法。

（二）短 QT 间期综合征

短 QT 间期综合征是一种与遗传相关的原发性心电疾病，与编码钾通道的基因突变有关。

1. 心电图表现 ①QT 间期显著缩短，QT（QTc）间期≤330ms；②ST 段缺失，胸导联 T 波高尖，双支对称或不对称、降支陡峭；③QT 间期的频率自适应性消失；④常伴有阵发性心房颤动，甚至伴发室性心动过速、心室颤动（图5-7-2）。

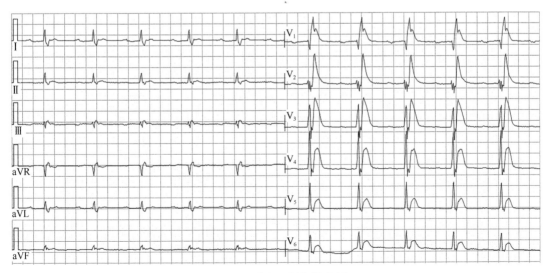

图5-7-2 短 QT 间期综合征

2. 分类 短QT间期综合征分为继发性与特发性。继发性短QT间期综合征有明确原因，如发热、低氧血症、高钾血症、高钙血症、交感神经兴奋、洋地黄类药物作用等。特发性短QT间期综合征是指通过现有检查手段未发现原因的患者。短QT间期可表现为一过性或持久性。前者指QT间期暂时短于正常范围，提示其原因常为一过性或可逆性；后者指QT间期持续性短于正常范围，提示其原因多为固定因素或由器质性病变所致。

3. 电生理机制 当参与心肌复极的离子通道功能异常增强时，细胞内的阳离子向细胞外流动也增强，使细胞内膜电位下降加快、复极速度加快，QT间期缩短。

4. 发病机制 特发性短QT间期综合征是一种常染色体显性遗传疾病，但也有散发病例报道。迄今已发现5个致病基因突变，按其被发现的顺序分别命名为1～5型短QT间期综合征（SQT1、SQT2、SQT3、SQT4、SQT5）。钾通道编码基因*KCNH2*突变导致钾离子通过快通道（I_{Kr}）外流增加，动作电位复极2相和3相缩短，为SQT1。钾通道编码基因*KCNQ1*突变导致功能获得性钾离子通过缓慢通道（I_{Ks}）外流增加，引起动作电位时程缩短，为SQT2。钾通道编码基因*KCNJ2*突变使钾离子通过内向整流通道（I_{K1}）外流增加，导致动作电位时程缩短，为SQT3。L型钙通道α和β亚单位相应编码基因*CACNA1C*和*CACNB2b*功能丧失突变，导致内向钙离子流I_{ca-L}减少，与钾离子外流之间失去平衡，动作电位时程缩短，为SQT4和SQT5。后两型短QT间期综合征的心电图还显示有类似Brugada综合征的表现。

5. 治疗 ①首选ICD植入，尤其适用于发生心脏性猝死后被救回或有晕厥病史的患者；②不适合安装ICD者可选择药物治疗，首选奎尼丁；③射频消融治疗。

6. 临床意义 QT间期延长和缩短都表明心室细胞存在着复极不均匀性改变，即心室肌复极离散度增加，最终导致恶性室性心律失常而引发猝死，临床医生需高度关注。

二、QT离散度

1985年Campbell等研究发现，心电图不同导联间QT间期的差异具有规律性。1990年Day等将心电图不同导联间QT间期的差别命名为QT离散度（QT dispersion，QTd），其为体表12 导联心电图上最大QT间期（QTmax）与最小QT间期（QTmin）的差值（QTd=QTmax−QTmin）。Day等认为QTd反映了心室肌复极化的不均一性，即电活动不稳定性，并提出可将其作为一项无创伤且简便的预测恶性心律失常、猝死的指标。1992年，通过单相动作电位（MAP）技术验证体表心电图QTd可反映心室肌复极不均一性的改变。

在临床研究中，QTd有3种表达方式：①心率校正的QTd，即QTc离散度（QTcd），QTcd= QTcmax−QTcmin；②导联校正QTd，即QTa离散度（QTad），QTad =（QTmax−QTmin）/测量导联数；③按周期长度评分的QTd（QTdR），QTdR =（QTd/RR间期）×100。QTd 反映了心室肌复极的不均一性，最大QT间期值在于病变区域，该区域的复极化不均匀极易产生多数折返激动，提示心室的电不稳定性，是预测室性心动过速、心室颤动等恶性心律失常的重要间接指标。

国内刘艳等使用12导联同步心电图机记录504例健康成人的心电图对QTd进行系统分析，得出QTd的正常参考值为（45±13)ms，范围为20～70ms，结论与国内外大多数文献结果相似。QTd＜50ms为正常参考值，50～70ms具有参考价值，QTd＞70ms具有诊断价值。

动态分析软件（迪姆公司）可测量QTd，通过手动调整波形测量定位线，准确测出最短QT间期和最长QT间期的时限，以便精准计算QTd。在图5-7-3中，需测量某心电图片段QTd时，在该界面右键点击"测量QTd"按键，界面中变为走纸速度50mm/ms，手动调整测量起点和终点，可见I导联QT间期最短，V₅导联QT间期最长，测得连续3个窦性心律下QTd平均值为129ms，QTd增大。

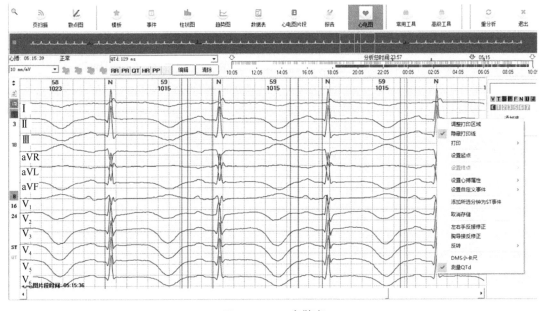

图5-7-3 QT离散度

自QTd的概念提出以来即成为一大研究热点，其作为反映心脏电生理状态的无创测量方法，对预测严重室性心律失常、评价抗心律失常药物的疗效、预测抗心律失常药物的致心律失常作用、评价心功能和溶栓效果等均有一定的临床价值，是冠心病患者缺血性心脏事件和猝死的独立危险因子；同时对高血压、肥厚型心肌病、扩张型心肌病、充血性心力衰竭等疾病的诊断、预后及药物疗效评价也有一定的意义，临床应用价值不容忽视，需开展大量更加深入及具有针对性的研究解决临床问题，慢慢揭开QTd的神秘面纱。

（芦 幸）

第八节 人工心脏起搏器分析技术

一、概 述

随着医疗技术的进步，人工心脏起搏器植入患者也越来越多。同时，人工心脏起搏器的类型和种类也越来越多，如单腔起搏器、双腔起搏器、三腔起搏器及无导线（胶囊）起搏器等。如今，人工心脏起搏器不仅用于治疗缓慢型心律失常，还可以应用于快速型心律失常和心力衰竭等疾病。现在人工心脏起搏器自动化功能也越来越多，如心房或心室阈值监测、房室传导搜索、心力衰竭预警等，这些特殊功能使起搏器更接近生理性心脏起搏，并自动检测仪器本身各项功能。然而特殊功能对心电图医生来说却是一个挑战，增加了分析难度，医生需要熟知特殊功能运行时心电图改变，才可以更好地评估其功能状态。本节介绍动态心电图软件对起搏器特殊功能的识别及自动分析功能。

二、动态心电图记录仪起搏器信号采集

分辨起搏器运行是否正常，首要问题是动态心电记录仪能否准确识别每一次起搏脉冲信号，而起搏脉冲信号是一个很短的脉冲，脉冲宽度通常为0.5ms左右，这就对动态心电图的采样频率有了更高的要求。如图5-8-1所示，因为动态心电图记录仪起搏脉冲信号的采样频率不足或起搏信号采集导联单一，导致采样后起搏脉冲信号较小或消失，出现心房起搏脉冲在起搏器通道无法显示。

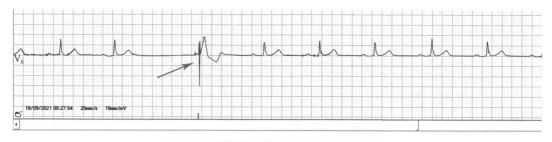

图5-8-1 起搏器通道未记录到心房脉冲发生

此外，不同型号的起搏器特别是双极起搏器、新型胶囊起搏器等，由于在人体中放置的位置不同且放电距离小，起搏器脉冲信号的强度在体表不同方向有很大的差别，某些方向上甚至无法采集到起搏脉冲信号，将会出现漏搏现象，因此传统单方向或双方向起搏脉冲信号提取方法已不能满足临床需求。

目前新型的起搏器脉冲检测装置已经发展到多方向及全方向检测，可以更好地检测起搏器脉冲的发生及发生数量（图5-8-2）。

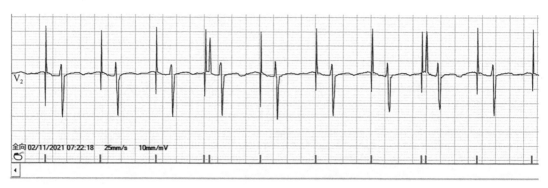

图5-8-2 全向起搏器脉冲检测

　　一旦动态心电图记录仪可以准确采集起搏器脉冲信号，动态心电图分析软件可以通过心电图脉冲的数量及波形变化实现起搏器的功能判断，从而辅助心电图医生更加准确快捷分析人工起搏器动态心电图数据。

三、起搏器动态心电图分析软件使用

　　1. 分析软件设置起搏器参数　设置起搏器参数是为了更符合心脏生理性传导，让患者最大程度获益。心电图医生在回放人工心脏起搏器心电图数据时，需要获取患者起搏方式（AAI、VVI、DDD、CRT，是否具备治疗快速型心律失常功能"D"等），以及起搏器类型，如单腔起搏器、双腔起搏器、无导线起搏器等。起搏钉到心搏间期（起搏房室间期）。这些可以从患者起搏器植入信息卡、病历资料、随访记录等了解相关信息。多数情况下简单浏览心电图回放数据即可快速了解起搏器的信息。当知道以上简单信息后即可在分析软件设置参数，如图5-8-3所示。分析软件可根据参数进行后台分析。同时，分析软件根据所设置的起搏器类型对起搏器通道脉冲进行特殊标记（图5-8-4，图5-8-5）。

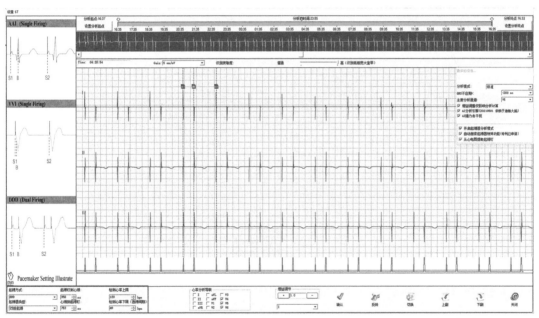

图5-8-3　左下红框内为需设置的起搏器参数（起搏方式、起搏器类型、间期、频率）

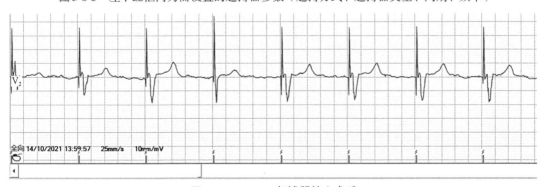

图5-8-4　VVI-D起搏器植入术后

起搏钉上方出现红色"⚡"标识，表示起搏器具备抗快速型心律失常功能

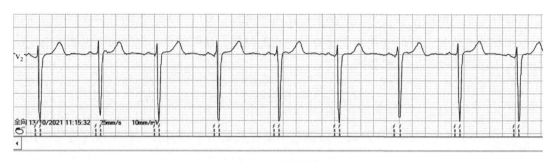

图5-8-5　CRT-D起搏器植入术后

起搏钉呈虚线断开表示双侧心室均具备心室起搏，且起搏钉上方出现红色"⚡"标识，表示起搏器具备抗快速型心律失常功能

　　2. 起搏器功能异常及特殊功能的分析查阅　动态心电图分析软件根据设置参数进行后台分析后，会将收集到的起搏器的房室间期变化、脉冲数量及频率变化等进行起搏器功能异常和特殊功能运作的分类标记。对于无法分类的心电图变化，以特殊功能运作（PMF）进行统一标记。这些特殊功能分类可在散点图板块（图5-8-6）及事件板块（图5-8-7）显示，方便心电图医生浏览审核。

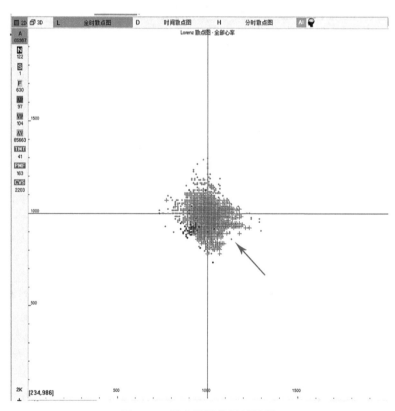

图5-8-6　散点图板块显示结果

图中左侧红色框内可见标记的特殊功能发生数量，"TMT"为阈值范围测试，显示发生41个心搏，"PMF"为特殊功能运作，"CVS"为AV间期搜索。红色箭头指示散点图出现双重颜色标记的为人工心脏起搏器特殊功能运作时心搏点

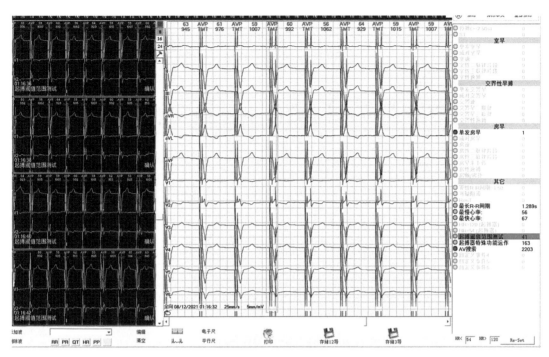

图5-8-7　事件板块显示结果

右侧红框内为事件板块所显示的起搏器特殊功能运作事件，左侧黑底为缩略心电图及中间12导联心电图片段

四、总　　结

　　人工心脏起搏器植入患者越来越多，起搏器类型及自动化功能越来越丰富。这些医疗技术的进步给患者和临床医生带来了益处，同时也给心电图分析带来困扰，人工心脏起搏器的自动分析会给心电图医生带来极大的便利。目前来说也存在一定的局限性，如伪差会影响起搏钉的采集和特殊功能的运算等，所以起搏器自动分析的结论仍需要心电图医生审核确认。该功能需要不断更新起搏器特殊功能识别算法，具有很大的发展空间。总之，该功能不断优化可以极大程度协助医生分析起搏器动态心电图。

（章富君　芦　幸）

第六章

动态心电图检查技术检测自主神经功能

第一节　心率变异性

心率变异性（heart rate variability，HRV）是一种检测心脏自主神经功能活性的非侵入性指标，临床上可用于评估交感神经活性与迷走神经活性及其平衡协调状况，对预测心脏性猝死和恶性心律失常事件有着广泛的临床应用价值。

一、心率变异性的概述与发生机制

1. 概述　HRV是一种在窦房结水平评估交感神经活性和迷走神经活性的非侵入性指标，它通过长时程连续记录一段心电图、分析并提取其连续窦性心搏RR间期逐搏周期性变异的特性，展示瞬时心率和RR间期的总体变化。

正常情况下，人的心率呈不规则变化，而HRV就是指窦性心律不规则波动变化的程度。心率的这种不规则变化可以看作由多种不同频率的规则性波动重叠而成。确切地说，HRV分析实质上就是借助于心率波动这一简单现象从一大堆无序的参数中提取其有序的规律，用以说明人体的生理或病理变化，这也是HRV有别于其他心电检测技术的关键。

2. 发生机制　HRV的产生主要受心脏自主神经交感神经和迷走神经的双重调节。正常情况下，人体的窦性心律主要受具有起搏功能的窦房结调控，窦房结的自律性又主要受自主神经系统（autonomic nervous system，ANS）调节，而ANS的调节主要通过交感神经和迷走神经的相互影响发挥作用。多数生理条件下，交感神经和迷走神经传出的作用是相对的，交感神经增强自律性，而迷走神经抑制自律性，两者通过影响与心脏起搏细胞去极化相关的离子通道而发挥作用。交感神经通过增加起搏点去极化程度产生变时性作用，而迷走神经则通过引起心脏起搏细胞的超极化而降低去极化程度。

大量研究表明，心脏自主神经功能紊乱在冠心病与危及生命的恶性室性心律失常事件中起着重要作用。心肌缺血和（或）坏死引起细胞学和组织学形态发生改变的同时，引发

心脏自主神经传入纤维与传出纤维的机械性损害并发生电重构，继而引起交感神经活性增强、迷走神经活性降低，对心脏的保护性作用减弱，最终导致冠心病患者发生恶性心律失常与心脏性猝死。因而HRV降低反映自主神经功能紊乱或窦房结反应性下降，预示患者发生恶性心律失常或心脏性猝死的风险增加。

二、心率变异性分析方法

HRV分析方法有时域分析法（time domain analysis）、频域分析法（frequency domain analysis）及非线性（混沌）分析法。HRV分析采用的心电信号长短不一：长时程可分析24h甚至几天；短时程可分析5min或1h。

1. 时域分析法　HRV时域分析法一般采用动态心电图长时程记录（普遍采用24h），是将连续记录的正常窦性心搏的RR间期按时间或心搏顺序排列并进行数理统计分析的方法。时域分析法主要用于定量描述心动周期的变化特征，可测量并计算某段时间内的平均RR间期、最长RR间期与最短RR间期的差值或比值及所有RR间期的标准差，可用标准差、方差、极差、变异系数等来表达。常用指标如下。

（1）正常窦性心搏间期的标准差（SDNN）：反映了24h长时程HRV的总体变化；SDNN正常参考值为（141±39）ms，大于100ms为正常，小于50ms为异常。

（2）24h每5min正常RR间期平均值的标准差（SDANN）：反映了HRV中的慢变化成分；SDANN正常参考值为（127±35）ms，异常分界点为40ms。

（3）标准差的均值（SDNNindex）：每5min窦性RR间期标准差的均值；SDNNindex正常参考值为（81±24）ms，异常分界点为20ms。

（4）差值均方根（rMSSD）：相邻RR间期差值的均方根，反映了HRV中的快变化成分；rMSSD正常参考值为（27±12）ms。

（5）相邻RR间期相差≥50ms占总窦性心搏的百分数（pNN50）：在一定时间内相邻2个正常心搏间差值>50ms的个数占该时间总窦性心搏数的百分比；pNN50正常参考值为（16.7±12.3）%。

2. 频域分析法　HRV频域分析法指将心率变化信号通过特殊计算（快速傅里叶变换）分解为不同频率、不同振幅的正弦曲线之和，即得到HRV的频谱。频域分析法主要是对心脏活动的周期性进行数量化分析，其相对强度定量为功率，其功率谱密度单位一般采用"ms^2/Hz"。人类HRV频域分析法的功率频谱常分为4个区域：高频带、低频带、极低频带、超低频带。常用指标如下。

（1）高频带（HF，0.15～0.40Hz）：由迷走神经介导，主要代表呼吸变异。

（2）低频带（LF，0.04～0.15Hz）：受交感神经和迷走神经共同影响。

（3）极低频带（VLF，0.01～0.04Hz）：可看作交感神经活性的指标。

（4）超低频带（ULF，$1.15×10^{-5}$～$3.3×10^{-3}$Hz）：生理意义不明。

（5）总频谱（TF）：代表HF、LF、VLF、ULF的总和，反映信号总的变异性。

（6）LF/HF：代表交感神经-迷走神经张力的平衡状态。

注意：LFnorm为低频带功率标化值，HFnorm为高频带功率标化值，两者单位均为"nU"，其计算方法是用所测得的LF或HF功率的绝对值除以总功率与VLF（极低频带）的差，再乘以100[LFnorm或HFnorm = LF或HF的功率的绝对值×100 /（总功率−VLF）]。标化的LFnorm及HFnorm能更直接地反映交感神经-迷走神经调节的变化。

HRV的时域指标与频域指标有一定的相关性：时域指标中的SDNN三角指数TINN与频域中的总功率相当；SDANN与ULF相当；SDNNindex与LF、VLF相关；rMSSD及pNN50与HF相关。因此，采用24h时域分析就不必再进行频域分析，除非有特殊目的。

时域分析法与频域分析法各具优缺点：时域分析法计算简单，意义直观，易于为临床医生所接受，但其灵敏度与特异度低，不能进一步区分心脏交感神经-迷走神经的张力及其均衡性变化，因此在实际应用中还需要结合频域分析法。频域分析法对各种生理因素进行适当分离后再进行分析，可以定量描述HRV信号的能量分布情况，可从同一时段短时程稳定记录的心电信号中更多或更准确地得到有关自主神经活性的信息，因此有较大的临床应用价值。

3. 非线性（混沌）分析法　心率变异的产生肯定存在非线性现象，这取决于血流动力学、电生理、体液及自主神经调节之间复杂关系的相互影响。应用非线性的动态方法分析HRV可提取更有价值的信息这一设想是对的。目前非线性分析方法很多，但均涉及十分复杂的数学问题。近几年非线性系统理论及分析方法（如Lorenz散点图）取得了较大进展，展现了这一领域HRV分析的潜在价值，但由于缺乏临床对照比较标准，其结果意义尚不明确，有待进一步研究。

三、心率变异性计算注意事项

1. 对心电数据长度的要求　时域分析普遍采用长时程，以24h为宜，数据长度过短会造成时域参数结果误差增大、准确性降低。频域分析采用短长不同时程，其结果和意义有很大差别。5min短时程的频域分析应取平卧位休息，所得各频段结果反映了被检查者固有的自主神经活动情况；而24h长时程的频域分析只能反映自主神经活性的总体情况，对于24h长时程分析，不宜采用LFnorm、HFnorm及LF/HF等指标。

2. 对采样频率的要求　采样频率太低容易导致所需频段（0.0033～0.4Hz）的数据没有被采集到，影响最终分析结果。

3. 不同时程HRV指标的临床意义　长时程与短时程HRV指标不能相互取代，不同时程的HRV指标不能进行比较，不同的HRV参数也不能直接比较。短时程HRV分析过程中应在分析软件中设置人工编辑功能，以确认窦性心搏，剔除伪差和早搏，避免漏搏等情况；若检测到伪差和漏搏，可选择性剔除伪差，并插入漏掉的QRS波群。

四、心率变异性的临床应用

HRV分析目前已被广泛应用于各种临床环境，在临床实践中有肯定价值的主要包括以下几个方面。

1. 预测急性心肌梗死后心脏性猝死风险　急性心肌梗死后若患者SDNN＜50ms，则提示患者为心脏性猝死的高危人群。急性心肌梗死早期2～3天，患者HRV降低，但此后数周内逐渐恢复，6～12个月后绝大多数完全恢复。目前建议患者在急性心肌梗死后1～3周进行HRV分析，其可作为筛选心肌梗死高危人群的指标；急性心肌梗死后1年复查HRV可进一步预测死亡风险。

2. 预测冠心病患者发生心脏性猝死风险　临床研究表明，迷走神经张力降低的冠心病患者心室颤动阈值降低，容易发生心脏性猝死，而且心肌梗死后的死亡率也增高。

3. 监测和评价糖尿病患者的自主神经功能　糖尿病患者不论病情轻重，均存在不同程度的自主神经功能紊乱。通过HRV分析，可以了解患者自主神经功能的受损程度。

4. 评估患者自主神经功能　血管迷走性晕厥患者在倾斜试验过程中行HRV频域分析发现：患者晕厥前LF明显增高，晕厥时LF明显降低、HF升高。HRV分析提示交感神经活性先亢进继而撤退，同时迷走神经活性增强是引发患者血管迷走性晕厥的主要原因。HRV频域分析发现，充血性心力衰竭患者心脏自主神经功能普遍受损而降低，其迷走神经受损更显著。

此外研究发现，严重高血压、扩张型心肌病、脑血管疾病、长期吸烟、心脏移植术后等患者HRV也明显异常，提示上述患者自主神经功能普遍受损。

（杨晓云）

第二节　窦性心率震荡

窦性心率震荡（heart rate turbulence，HRT）是指一次室性早搏（ventricular premature beat，VPB）后窦性心率先加速、后减速的双相式涨落现象。1999年，德国Schmidt教授首次在《柳叶刀》期刊上发表HRT现象的概述和检测方法，HRT产生的机制尚未完全明了，目前认为主要与压力反射有关。一般情况下，室性早搏后动脉血压下降可刺激颈动脉窦、主动脉弓等压力感受器，并反射性地引起交感神经活性增强、迷走神经活性减弱，使窦性心率暂时加快；室性早搏后代偿间期引起的血压升高又通过上述压力反射机制使心率减慢。在正常人和低危患者中存在着典型的HRT现象（图6-2-1A）；而在心肌梗死后的高危患者中，HRT现象减弱或消失（图6-2-1B）。HRT最初应用于急性心肌梗死预后的危险分层，现在作为动态心电图的一项检测技术广泛应用于心脏病患者的危险分层和预后判断，成为心血管疾病患者预测猝死非常重要的无创性检测方法之一。

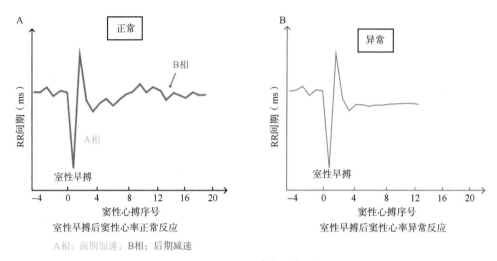

图6-2-1 HRT正常与异常对比

A. HRT正常，室性早搏后心率先加速、后减速；B. HRT异常，室性早搏后无心率先加速、后减速

一、窦性心率震荡主要检测指标

HRT受心率、年龄、性别和窦房结双向变时功能等因素的影响，目前临床上主要采用震荡初始（turbulence onset，TO）与震荡斜率（turbulence slope，TS）两个指标。

1. 震荡初始（TO） 代表室性早搏后窦性心率是否先加速，其检测方法如下：将室性早搏QRS波群标记为0，之前的窦性心搏分别标记为–1，–2，–3，…，室性早搏之后的窦性心搏分别标记为1，2，3，…，20（图6-2-2A）。用室性早搏代偿间期后的前2个窦性心搏RR间期的均值减去室性早搏偶联间期前2个窦性心搏RR间期的均值，两者之差再除以后者，即TO=[（RR_1RR_2）–（$RR_{-1}RR_{-2}$）]/（$RR_{-1}RR_{-2}$），所得结果有如下三种。①TO=0，表明室性早搏后窦性心率无变化；②TO＜0，表明室性早搏后窦性心率加速；③TO＞0，表明室性早搏后窦性心率减速。一次室性早搏可有相应的TO值，多次室性早搏可有相应的TO均值（图6-2-2B）。

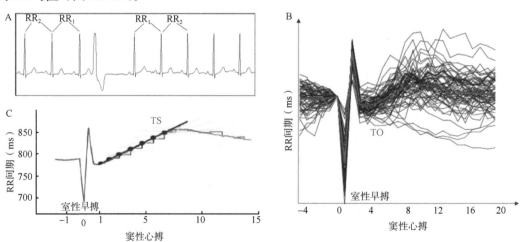

图6-2-2 窦性心率震荡主要检测指标TO与TS

A. 室性早搏与窦性心搏序号；B. 多次室性早搏后有相应的TO均值；C. 一次室性早搏后的TS值与窦性搏动序号

2. 震荡斜率（TS）　代表室性早搏后窦性心率出现减速。其检测方法如下：以RR间期值为纵坐标，以窦性心搏序号为横坐标，绘制室性早搏后的连续20个窦性心搏RR间期值分布图（图6-2-2C），再用任意连续5个窦性心搏的RR间期计算其线性回归方程，在多个线性回归方程中选择正向最大斜率为TS。TS＞2.5ms/RR间期时，表示窦性心率减速现象存在，TS＜2.5ms/RR间期时表示窦性心率减速现象消失。

测定HRT时须注意：①动态心电图记录中必须有室性早搏（除外插入性室性早搏）且室性早搏≥5次/全程（室性早搏≤5次/全程时，应在报告中提示）；②室性早搏前后必须是窦性心搏，室性早搏前至少有3次窦性心搏，室性早搏后至少有7次窦性心搏；③主导心律应是窦性心律，而不是房性、结性心律或其他类型的心律失常（如持续性心房颤动、心房扑动、房室传导阻滞、起搏心律、干扰等）；④窦性心搏RR间期＜300ms或＞2000ms及相邻两个窦性心搏RR间期之差＞200ms或RR间期改变＞20%者不建议计算HRT值；⑤体表心电图、心腔内起搏、经食管心房调搏及ICD记录均可测定各时段内室性早搏相应的HRT值；⑥HRT正常参考值，TO＜0，TS＞2.5ms/RR间期。

二、发 生 机 制

HRT的发生机制目前尚未完全明了。大多数学者认为压力反射是发生HRT的重要基础。室性早搏后心室舒张期充盈不完全，造成心室容积/初长度拉伸降低，继而引起心肌收缩性降低（Frank Starling机制），导致左心室射血量减少、血压短暂下降，此时颈动脉窦、主动脉弓及其他大血管外膜下的压力感受器受到机械牵拉而发放冲动传入延髓心血管中心，反射性引起交感神经兴奋性增高、迷走神经兴奋性降低，继而引起心率增快；随后室性早搏搏动的长代偿间期使得心室舒张期充盈完全、左心室射血量增加而引起血压升高，此时颈动脉窦等压力感受器发放冲动受抑制，造成交感神经兴奋性降低，迷走神经兴奋性升高，继而引起心率减慢。总之，室性早搏→低血压→心率增快，室性早搏后代偿间歇补偿→高血压→心率减慢。这就是正常人室性早搏后心率先加速、后减速的形成机制。研究表明，HRT具有高度迷走神经依赖性，HRT异常提示迷走神经对心脏的保护性作用减弱或消失，自主神经系统平衡被破坏，患者发生恶性心律失常及心脏性猝死风险增大。

三、临 床 应 用

1. 急性心肌梗死危险分层与风险预测　根据HRT值可对急性心肌梗死患者进行如下危险分层：①0级，TO和TS均正常；②1级，TO或TS异常；③2级，TO和TS均异常；④3级，未记录到室性早搏。应用HRT指标进行危险分层可检出心肌梗死后高危患者并有效预测死亡风险。研究表明，HRT危险分层2级是预测急性心肌梗死死亡风险最强有力的证据，其预测价值优于左室射血分数（LVEF）＜30%、年龄≥65岁、伴有糖尿病[优势比（OR）=2.5]、HRT危险分层1级、平均心率等指标，与HRV等指标联合应用可以增加阳性预测值。

2. 对冠心病心肌梗死相关血管经皮冠脉介入术（PCI）后再灌注的评价　急性心肌梗死罪犯血管是否再通及再通的程度与其预后直接相关，HRT能有效地预测急性心肌梗死患者PCI后梗死罪犯血管再通的程度。PCI术后梗死罪犯血管血流达到TIMI 3级患者的预后显著高于TIMI 0～2级的患者。研究表明，急性心肌梗死发病过程中患者的HRT指标呈动态变化，而HRT指标动态变化又与TIMI血流等级密切相关。PCI后2h的HRT指标对再灌注治疗血流恢复有预测价值。若HRT危险分层0级，则梗死相关血管再灌注可达到TIMI 3级；若HRT危险分层为1级或2级，则提示心肌缺血再灌注治疗后压力反射和自主神经功能未能快速恢复，患者可能会发生心血管事件或发生严重的心功能不全。

3. 扩张型心肌病患者HRT分析　研究发现，扩张型心肌病患者的HRT现象减弱或消失；HRT危险分层2级的扩张型心肌病患者，随访期内心脏性猝死的发生率明显高于其他分级。

4. 评估慢性心力衰竭患者猝死风险　HRT可用于判断慢性心力衰竭患者的预后。由于TS相对稳定且不受药物如β受体阻滞剂、胺碘酮等的影响，临床上可采取HRT与LVEF（LVEF≤30%）等指标联合应用方法评估心力衰竭患者的预后和死亡风险。

5. 评价自主神经功能　HRT可以反映自主神经的功能状态，确切地说主要反映迷走神经的功能状态。迷走神经是心脏的保护神经，具有抗心律失常作用。当HRT正常时，迷走神经的抗心律失常作用完整；当HRT减弱或消失时，迷走神经的抗心律失常作用机制被破坏，预示发生心脏性猝死的风险增加。HRV是临床上较早用于评价自主神经功能的指标，但由于受很多外界因素的影响，因而临床应用受到一定的限制。HRT是内源性因素室性早搏所触发的压力反射性调节结果，因而不易受外界环境因素的影响。临床研究表明，HRT与HRV、压力反射敏感性（BRS）、LVEF等指标具有良好的相关性，HRT与上述指标联合应用可以明显提高预测心脏性猝死的敏感度与特异度。

（杨晓云）

第三节　心率减速力

2006年，德国慕尼黑心脏病中心的Georg Schmidt教授在《柳叶刀》期刊上发表了关于心率减速力（deceleration capacity of rate，DC）预测心肌梗死后猝死高危患者的文章；2012年，Georg Schmidt教授在DC研究基础上，又推出了名为"连续心率减速力"的另一项新技术，该技术同样用于心肌梗死后猝死高危患者的预警与危险分层。这两项检测技术均可通过动态心电检测技术完成，方法简单、结果可靠，具有较高的临床应用价值。

一、概　　述

1. 心率减速力（DC）　是通过24h心率的整体趋向性分析和减速能力的测定，定量评估受检者迷走神经张力高低，进而筛选和预警猝死高危患者的一项新的无创心电技术。DC降低提示迷走神经兴奋性降低，相应之下，其对人体的保护性作用下降，患者猝死的危险性增加；反之，DC正常提示迷走神经对人体的保护性作用较强，受检者属于猝死低危人群。

2. 连续心率减速力　在动态心电图监测中，连续在2～10个心动周期中出现RR间期逐搏延长的现象时，即心率减速现象连续发生时，称为连续心率减速力（heart rate deceleration runs，DRs）。DRs反映了迷走神经在短时间内对窦性心律频率的负向调节作用，是DC的有力补充。

二、发 生 机 制

传统观念认为运动时心率加快是交感神经兴奋性增强的结果。实际上，人体在正常生理条件下迷走神经的调节作用占优势，运动时心率加快主要是迷走神经兴奋性减弱引起的，并非交感神经兴奋增强。交感神经与迷走神经分别从相反的两个方向调节并共同支配心脏，以满足和适应机体的需要，但两者调节与支配心脏自主神经的双重作用强度并不对等。冠心病患者发生心肌梗死时，其心肌组织相继发生变性、坏死、重构及严重纤维化，并直接累及梗死区周围的化学感受器和机械感受器及自主神经系统，导致心脏自主神经功能受损，迷走神经受损尤为严重，造成DC降低、DRs异常，对心脏的保护性作用减弱，心肌梗死患者交感神经处于兴奋状态继而加重缺血心肌的电不稳定性，使恶性心律失常及心脏性猝死的发生率明显升高。因此，DC主要反映自主神经对心脏的调节作用，通过测定DC与DRs定量分析迷走神经活性并早期筛选冠心病高危人群，对于防止心脏性猝死发生具有重要的临床意义。

三、检 测 方 法

1. DC的检测（图6-3-1）

（1）动态心电图记录：记录受检者全天24h动态心电图。

（2）确定并标记减速周期及加速周期：将24h动态心电图经120Hz数字化自动处理系统转化为以心动周期RR间期值为纵坐标的序列图。随后，将每一个心动周期的RR间期值与前一心动周期进行比较，以确定该周期是心率减速周期还是加速周期，再用不同的符号做出标记。减速周期可标记为黑点，加速周期可标记为白点。

（3）确定心率段长短：位相整序的心率段是指以每一个减速点或加速点为心率段中心时，位于其两侧的心动周期依次各取多少。当心率段数值确定为30个间期时，则意味着以选定的减速点为中心时，其左右依次各取15个心动周期组成一个心率段。

（4）各心率段位相整序：以入选的减速点为中心，进行不同心率段的有序排列。

（5）对应序号的周期进行信号平均：经位相整序后，分别计算对应周期的平均值，包括：①$X(0)$，系所有中心点RR间期的平均值；②$X(1)$，中心点右侧紧邻的第1个心动周期的平均值；③$X(-1)$，中心点左侧紧邻的第1个心动周期的平均值；④$X(-2)$，中心点左侧相邻的第2个所有心电周期的平均值。

（6）计算：将计算结果代入公式进行计算（图6-3-1）。

DC的计算公式：DC=$[X(0)+X(1)-X(-1)-X(-2)]×1/4$。

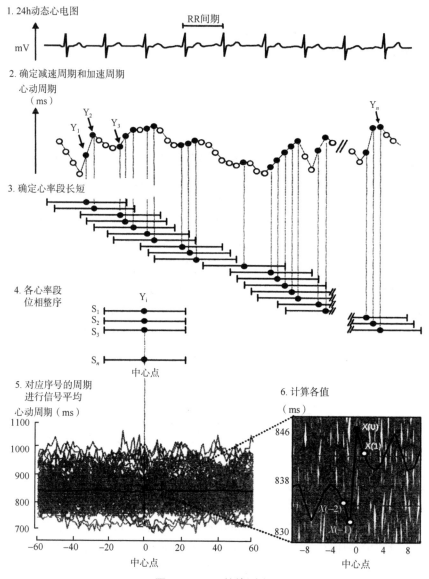

图6-3-1 DC的检测流程

2. DRs的检测

（1）测量逐搏的RR间期：记录动态心电图并标测逐搏的RR间期值（图6-3-2A）。

（2）确定DC持续的周期值：以RR间期为纵坐标，以心动周期序号为横坐标，制成不同DRs周期值的顺序图（图6-3-2B）。DR1是指两个相邻的心动周期中，后一个心动周期发生心率减速现象；DR2是指连续3个心动周期中后2个心动周期连续发生心率减速现象；以此类推，进而计算出持续周期不同的DRs的各自数值。

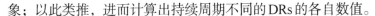

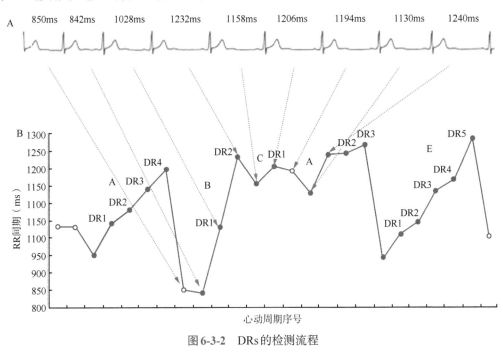

图 6-3-2　DRs 的检测流程

（3）计算持续周期不同（DR1～DR10）的DC各绝对值，再除以整个记录时段内窦性心律RR间期的总数值，则得到持续不同的DC周期的相对值。

四、结 果 判 断

1. DC检测结果临床意义的判断　DC的单位为"ms"，如DC计算结果为5.4ms，表示该患者24h的心率调节中，迷走神经对较快的心动周期的调节减速力为5.4ms。DC检测结果临床意义如下。

（1）低危：DC＞4.5ms为低危，提示患者迷走神经对心率减速的能力强。

（2）中危：2.6ms≤DC≤4.5ms为中危，提示患者迷走神经对心率减速的调节能力下降，患者属于猝死中危人群。

（3）高危：DC≤2.5ms为高危，提示患者迷走神经张力过低，对心率减速的调节能力显著下降，对心脏的保护作用显著下降，患者属于猝死高危人群。

2. DRs检测结果临床意义的判断　DRs与DC的生理机制相似，均为迷走神经负性调节所致，但DRs是多个心动周期的连续减速，表现了窦性心律在短时间内受迷走神经调节的现象。DRs与DC功能互补，可以从多方面共同评价迷走神经功能。德国慕尼黑心脏病中心检测1452例患者心肌梗死后7～14天动态心电图并分析其不同的DRs相对值计数结果发现：从DR1至DR10计数的相对数值几乎成倍降低；不同DRs的相对数值与患者的总死亡率呈明显相关性，最高值出现在DR4；单变量分析提示不同DRs（DR1～DR10）的边界值均与死亡风险相关；多变量分析提示仅DR2、DR4与DR8的边界值可以独立预测死亡。DRs预警死亡率的分类标准如下。

（1）低风险组：DR2、DR4及DR8的相对值均在边界值以上，DR2、DR4与DR8的边界值分别为0.05%、5.4%及0.005%。

（2）中风险组：DR4正常，而DR2或DR8的相对值低于边界值。

（3）高风险组：表现为DR4相对值低于边界值。

DRs预警死亡率的流程图及结果如下：该流程图的第一个分割点为DR4值，其次分别为DR2和DR8值，将受检者得到的各DRs值代入流程图（图6-3-3）后，则从流程图能推导出该受检者死亡风险（低风险、中风险、高风险）。

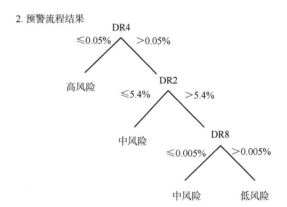

1. 检测结果

DRs	DR计数相对值
DR1	22.2%
DR2	3.5%
DR3	0.37%
DR4	0.03%
DR5	0.0010%
DR6	0.0000%
DR7	0.0000%
DR8	0.0000%
DR9	0.0000%
DR10	0.0000%

3. 结果判定：高风险

2. 预警流程结果

DRs风险判定

高风险
中风险
低风险

图6-3-3　DRs预警死亡率的流程图

五、临床应用

DC检测技术问世十余年，DRs检测技术问世近十年，两者互为补充，临床应用范围不断扩大，主要用于以下几个方面。

1. 心肌梗死

（1）DC与DRs值是预测心肌梗死患者发生猝死与死亡风险的可靠指标：心肌梗死患者DC＞4.5ms时，其发生全因死亡的危险性低；相反，DC≤2.5ms时，即使LVEF＞30%，患者死亡风险也会增加2倍；经DRs检测结果预警猝死与死亡风险不同的3个亚组，其预警结果与随访期真正的死亡率结果一致。

（2）DC值降低对心肌梗死患者发生猝死及全因死亡的预测价值优于其他指标：比较DC与其他常用无创检测技术，包括LVEF及HRV指标。结果表明，对心肌梗死患者随访期死亡风险的预测，DC的价值高于LVEF、HRV及两者的联合应用。

（3）测定DC值有助于双向判定患者属猝死低危抑或高危人群：DC检测技术敏感度较

高，特异度稳定，优于LVEF和SDNN。因此，DC值属低危范围时能准确从猝死高危人群中筛选出低危患者，不需要对这些低危人群再进一步做其他检查，极大地节省了医疗资源。另外，无论心肌梗死患者的LVEF值≤30%还是＞30%，DC值≤2.5ms时，均提示患者属心肌梗死后死亡高危人群（图6-3-4）。

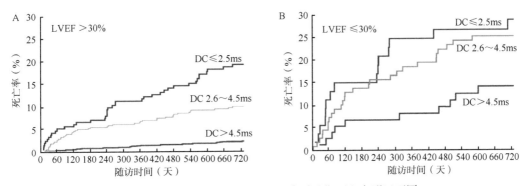

图6-3-4　不同DC值的心肌梗死患者随访期死亡率明显不同

A. LVEF＞30%，DC≤2.5ms预测心肌梗死后死亡高危人群；B. LVEF≤30%，DC≤2.5ms预测心肌梗死后死亡高危人群

2. 扩张型心肌病（dilated cardiomyopathy，DCM）　属严重的器质性心脏病，患者心肌细胞肥大、变性，出现不同程度的纤维化；随着病变进一步发展，患者心脏逐渐扩大、空间构型发生异常改变。病变累及心脏感受器时可使患者交感神经和迷走神经的传入冲动发生异常，心肌电不稳定性增加，使得恶性心律失常及心脏性猝死的发生率明显增高。有研究表明，DCM患者的DC值明显低于正常对照组，其异常DC的发生率高达89.7%；DCM患者的DC值与LVEF及HRV参数均具有良好的相关性，提示DCM患者心脏性猝死发生率增高与其DC降低、迷走神经活性减弱有关。

3. 其他　有研究表明，心力衰竭、肥厚型心肌病、心肌炎、糖尿病、服用抗精神分裂症药物患者及宫内窘迫综合征婴儿的DC值也明显低于正常对照组；不同年龄、性别正常人的DC值也不相同，DC值还存在昼夜变化节律。

DC与DRs检测方法简单，结果可靠，特异性强，敏感性高，有着广泛的临床应用前景。

（杨晓云）

第四节　T波电交替

一、概　念

T波电交替（T-wave alternans，TWA）是指在规整的心律时，体表心电图上T波形态、极性和振幅在相邻心搏出现交替变化的现象。在常规心电图上观察到的TWA幅度为毫伏级，发生率低，不易被观察到。随着信号处理技术的发展，可以在运动负荷试验和动态心电图中检测出不为肉眼分辨的微伏级T波电交替（microvolt T-wave alternans，MTWA）。

二、发 生 机 制

TWA的发生机制目前尚未完全明确，大部分研究主要集中于以下三个方面。

1. 离子机制 在心室肌复极过程中涉及多种离子的跨膜转运和离子通道的关闭。钙离子浓度的变化对TWA的形成起决定性作用。当心率增快时，舒张期缩短，心肌细胞复极不完全，游离钙离子不能充分地完成循环，扰乱钙离子的正常分布，导致动作电位时程的长短交替，最终在心电图上表现为TWA。

2. 电生理机制 在心肌复极过程中，中层心肌M细胞与心内膜、心外膜心肌细胞之间存在复极时间差异，形成了跨室壁复极离散度（transmural dispersion of repolarization，TDR）。当刺激达到阈值或因病理改变使阈值降低时，心肌细胞复极差异增大，呈现明显的不均一性。心肌缺血缺氧可引起心肌复极不应期离散度增加进而形成TWA；心肌缺血再灌注时，心肌复极不一致性增强也是产生TWA的重要电生理机制。

3. 神经机制 交感神经活性增高引起心率加快，随之心动周期的舒张期会相应缩短。当心率超过一定范围时，动作电位与舒张期时限不呈线性关系而导致心肌细胞动作电位呈现非协调性交替变化，引起心肌复极不均一性增加，进而形成TWA。心肌复极不一致同时还可引起折返及单向阻滞，出现室性早搏并极易引起R-on-T现象，以致发生室性心动过速及猝死。

三、微伏级T波电交替检测方法

MTWA最常见的检测方法有频域法和时域法。1994年应用频域法在运动负荷试验中检测MTWA的分析系统问世。2002年Verrier和Nearing首次在动态心电图分析系统中应用时域法检测MTWA。

1. 频域法 连续记录128个窦性心律，标出奇数和偶数心搏，在T波上进行多点同步采样，算出每个点的电压值后求出平均值，以平均值为纵坐标，心搏序号为横坐标，做出T波电压的趋势图，进行快速傅里叶变换（fast Fourier transform，FFT），即将每个点的平均电压值变成连续的频谱，所有奇数和偶数心搏平均振幅之差就是MTWA（图6-4-1）。另一个参数就是交替率，即振幅与背景噪声标准差的比值，反映信号与噪声的相对关系。检测过程中需要逐渐提高心率并维持在105～110次/分。TWA结果分为阳性、阴性及不确定。阳性判断标准：TWA值＞1.9μV，信噪比＞3，且持续2min以上。

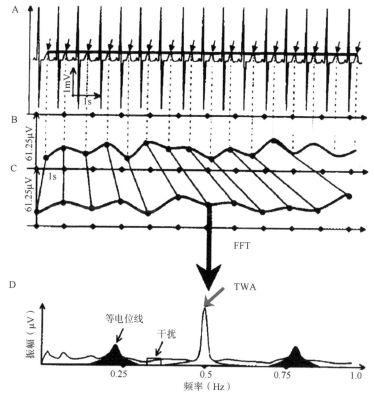

图6-4-1 频域法的快速傅里叶变换（FFT）过程

A. 表示连续测量128个心搏；B. 表示对128个心搏的T波进行同步采样，测量T波的振幅；C. 表示将128个T波的振幅连接起来画出一条曲线，并与每一次心搏相对应；D. 表示将T波的振幅曲线通过FFT方法转换成频谱图，规定在0.5Hz处测量T波电交替（TWA）值

2. 时域法 经去基线漂移和信号滤波算法处理后，自动检测并排除干扰的心搏，利用修正移动平均（modified moving average，MMA）技术将处理后的心电波形依次归入奇数组和偶数组，分别进行两组波形的渐量中值修正，计算出两组波形的中位数，然后对两组的中位数波形再一次修正，选择JT段作为电交替测量区，比较该段任意点上的奇数组与偶数组中位数波形的最大差值（图6-4-2）。计算机软件将每10～15s最大差值的平均值作为电交替值报告出来。此分析通过校正分割因子来控制每个纳入检测的心搏对中位数波形变化的影响程度。2012年国际指南和专家共识建议，分割因子设定为1/8时，TWA值≥60μV，提示心脏性猝死和（或）心血管死亡风险显著增加；对于早期心肌梗死后伴或不伴心力衰竭的患者，TWA值≥47μV可预测心脏性猝死。24h动态心电图检测MTWA的优点：被检查者可自由活动，受呼吸及肢体活动所致的肌电干扰小，无需固定心率和时间。

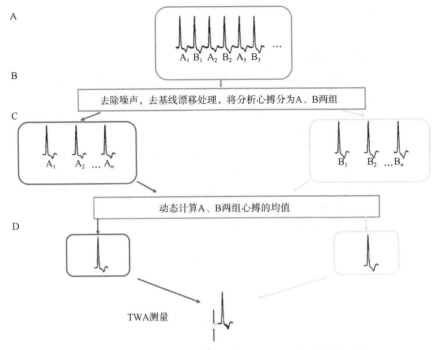

图6-4-2 时域法的修正移动平均（MMA）技术分析过程

A. 表示连续测量8、16、32或64个心搏，并标记为A_1，B_1，A_2，B_2，A_3，B_3，…，A_n，B_n；B.表示对分析的心搏应用特殊算法修正基线漂移，去除噪声和干扰心搏；C.表示对A_1，A_2，A_3，…，A_n和B_1，B_2，B_3，…，B_n的波形依次进行渐量中值修正，并计算出A_n和B_n波形的中位数；D.表示将A_n和B_n组的中位数波形叠加，两组T波振幅差值的平均值即为T波电交替值

四、动态心电图时域法检测微伏级T波电交替常用指标

（1）24h内MTWA总数值：24h动态心电图记录到MTWA发生的总次数。

（2）MTWA最大值、MTWA平均值。

（3）最快心率MTWA、平均心率MTWA、清晨8：00 MTWA、上午10：00 MTWA。

（4）最高ST段处MTWA。

五、临 床 应 用

1. 长QT间期综合征患者发生恶性心律失常的有效预测指标 研究表明，TWA在长QT间期综合征患者中发生率较高，TWA和T波切迹是诊断长QT间期综合征的特征性指标。TWA可以短暂出现在静息时，但更多见于运动或精神紧张时，且常出现于尖端扭转型室性心动过速（Tdp）发生前。TWA阳性患者更易发生快速性室性心律失常及心脏性猝死。因此，TWA目前已成为临床医师识别长QT间期综合征发生恶性心律失常高危患者的一个重要指征。

2. 冠心病患者的危险分层指标 目前认为TWA是人体心肌缺血的内在特征。临床上观察到变异型心绞痛与急性心肌梗死发作后可出现TWA，冠状动脉阻塞患者在经皮冠脉介入治疗术（percutaneous coronary intervention，PCI）后及再灌注时亦可出现TWA。TWA还可用于冠心病心肌梗死患者的危险分层，及时识别高危患者并及时给予适当的治疗。TWA还可作为冠状动脉旁路移植术患者术中及术后心律失常的监测指标。TWA是评估冠心病患者发生恶性室性心律失常及心脏性猝死危险性的独立预测指标，其预测价值等同于电生理检查。

3. 非缺血性心脏病患者发生恶性心律失常的有效预测指标 研究表明，肥厚型心肌病患者TWA阳性率是单纯左心室肥大患者的2倍，TWA还能反映肥厚心肌活检组织中的杂乱程度，TWA阳性患者更易发生快速性室性心律失常及心脏性猝死。有研究表明，无论是否伴有心功能不全，检测TWA对预测扩张型心肌病患者发生恶性室性心律失常均有较大的临床意义。

4. 植入ICD的评估指标 目前，越来越多临床试验结果推荐将TWA作为评估ICD安装必要性的指标，并建议TWA与LVEF联合应用。TWA是唯一评估患者发生恶性心律失常危险性的独立预测指标，TWA阳性患者需要植入ICD治疗，而阴性患者则不需要。

5. 评定抗心律失常药物疗效 TWA已被美国食品药品监督管理局（FDA）作为评价抗心律失常药物疗效的必测指标，只有显著降低TWA水平的药物，才能有效抑制恶性心律失常发生。

此外，多发性脑梗死、低钙血症、低钾血症、低镁血症、酒精性心肌病、室性心动过速等患者也可发生TWA。早搏后若干心搏有时也呈现TWA与QT间期延长，或早搏后交替变化更为明显。

六、总 结

TWA作为一种无创心电检测手段，已成为预测发生恶性室性心律失常及心脏性猝死强而有力的独立指标，有着广阔的临床应用前景。但TWA产生的机制尚未完全明确，与疾病对应关系的确切机制、药物干预TWA的靶点、建立更为统一的检测标准及如何提高TWA的预警准确率等方面均需要更深入的研究和探讨。

七、病 例 分 析

病例1：急性心肌梗死伴T波电交替

1. 临床背景

（1）患者，男性，62岁，间断胸闷2年，加重伴胸背痛4个月。

（2）实验室检查：高敏心肌肌钙蛋白I（hs-cTnI）＞50000.0pg/ml，氨基末端脑钠肽前体（NT-pro BNP）3510pg/ml。

（3）超声心动图：提示节段性室壁运动异常，左心室肥厚，LVEF 52%。

（4）冠状动脉造影：左主干（LM）开口狭窄95%，左前降支（LAD）近段至中段动脉粥样硬化，近中段局限性病变，最重处狭窄约85%，D1近段狭窄85%，左回旋支（LCX）开口狭窄99%，右冠状动脉（RCA）近段至中段动脉粥样硬化，最重处狭窄约80%。

2. 动态心电图检查

（1）如图6-4-3所示，Ⅰ、aVL、V_5、V_6导联可见病理性Q波，ST段抬高，结合病史考虑急性侧壁心肌梗死。

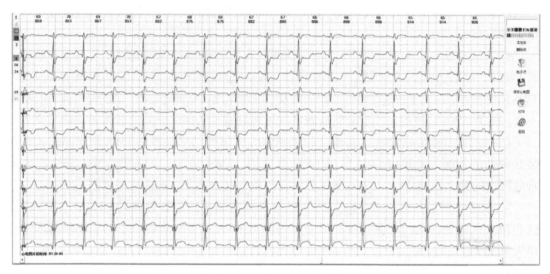

图6-4-3　Ⅰ、aVL、V_5、V_6导联可见病理性Q波，ST段抬高，提示急性侧壁心肌梗死

（2）如图6-4-4所示，T波电交替分析，顶端是24h心率趋势，检测出的T波电交替用黄色箭头标注。浅蓝色区域表示当前选择上午10：00～11：00时间段。六行绿色垂直线段趋势表示该时间段每10min每次心搏T波振幅的显示。红色垂直线段区域提示T波振幅不断交替，将鼠标指向红色区域会出现右侧对话框。对话框中显示了V_3导联T波振幅数值，右上角经时域法分析得到TWA值。

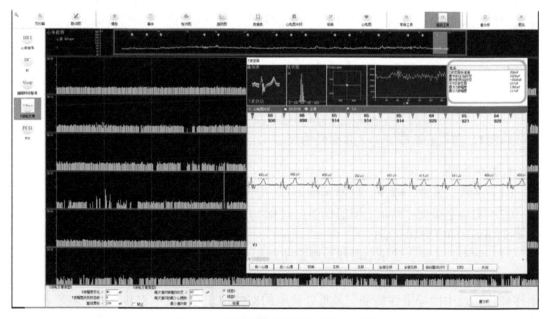

图6-4-4　红色垂直线段显示T波电交替

（3）如图6-4-5所示，TWA值为237μV。

T波变异标准差	258μV
最大的正向改变	1528μV
最大的负向改变	−1508μV
平均T波变异	237μV
最大T波幅度	1352μV
最小T波幅度	117μV

图6-4-5 TWA值

3. 专家解析与点评 该患者急性心肌梗死发作，TWA值为237μV，该患者的危险分层提示高危型，应及时开通罪犯血管及密切监护，避免发生心脏性猝死。

病例2：心肌炎伴T波电交替

1. 临床背景

（1）患者，男性，19岁，咳嗽2周，伴胸闷3天。

（2）实验室检查：高敏心肌肌钙蛋白I为447.2pg/ml，氨基末端脑钠肽前体＞70000pg/ml。尿素58.03mmol/L，肌酐2182μmol/L，估算肾小球滤过率（eGFR）2.3ml/（min·1.73m^2）。

（3）超声心动图：提示左心扩大并收缩功能减低，少量心包积液，LVEF 37%。

（4）肾脏穿刺活检：提示非典型溶血性尿毒症。

2. 动态心电图检查

（1）如图6-4-6所示，可见T波振幅逐搏交替变化。

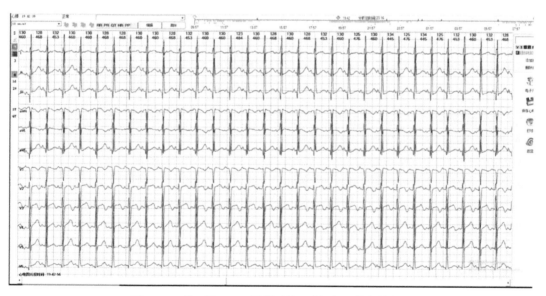

图6-4-6 Ⅱ、Ⅲ、aVF导联可见T波振幅逐搏交替变化

（2）如图6-4-7所示，选择19：00～20：00时间段，对话框中显示了Ⅱ导联T波振幅数值。

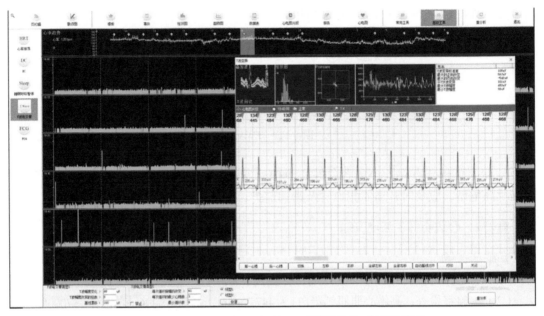

图6-4-7　19：00～20：00，对话框显示了Ⅱ导联T波振幅数值

（3）如图6-4-8所示，TWA值为101μV。

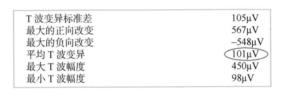

T波变异标准差	105μV
最大的正向改变	567μV
最大的负向改变	−548μV
平均T波变异	101μV
最大T波幅度	450μV
最小T波幅度	98μV

图6-4-8　TWA值

3. 专家解析与点评　根据患者病史、临床表现、生化检查及心电图诊断心肌炎伴心功能不全，TWA值为101μV，提示发生快速性室性心律失常及心脏性猝死危险性高。应密切监测，积极治疗原发病以改善心功能不全。

（陈旭凤）

第二篇

动态心电图检查技术临床应用

第七章

窦性心律及窦性心律失常

　　窦房结位于右心房与上腔静脉外侧界沟的心外膜下层，是心脏冲动形成的部位，也是心脏自律性最高的起搏点。正常时窦房结每分钟可发出60～100次的冲动，然后沿传导系统传至全心各处，支配心肌的收缩与扩张。窦房结及其周围组织发生病变可引起窦性心律失常及窦房传导功能异常。

一、窦性心律

　　凡冲动起源于窦房结的心律，称为窦性心律。窦性心律心电图表现（图7-0-1）：P波规律出现，P波在Ⅰ、Ⅱ、aVF、V₄～V₆导联直立，在aVR导联倒置，其他导联可直立、低平或双向。正常窦性心律的频率一般为60～100次/分。

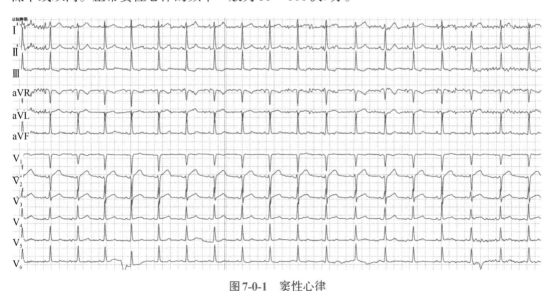

图7-0-1　窦性心律

二、窦性心律失常

　　由窦房结冲动形成异常或窦房结冲动传导障碍所致的心律失常称为窦性心律失常，主要包括窦性心动过速、窦性心动过缓、窦性心律不齐、窦性停搏及病态窦房结综合征。

1. 窦性心动过速 成人窦性心律的频率＞100次/分时称为窦性心动过速。窦性心动过速时，PR间期和QT间期都相应缩短，有时可伴有继发性ST段轻度压低和T波振幅偏低（图7-0-2）。其常见于精神紧张、运动、发热、甲状腺功能亢进、失血、贫血、心肌炎等情况。

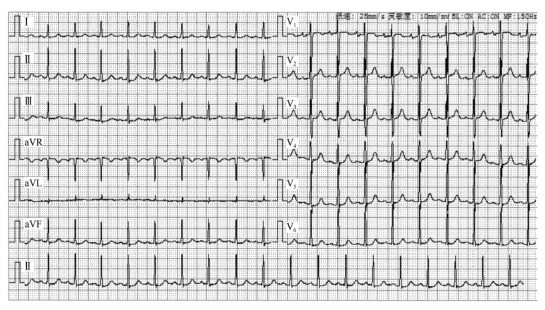

图 7-0-2 窦性心动过速

2. 窦性心动过缓 窦性心律的频率＜60次/分时称为窦性心动过缓（图7-0-3）。老年人和运动员心率相对较慢，颅内压升高、甲状腺功能低下或使用β受体阻滞剂等患者都可出现窦性心动过缓。

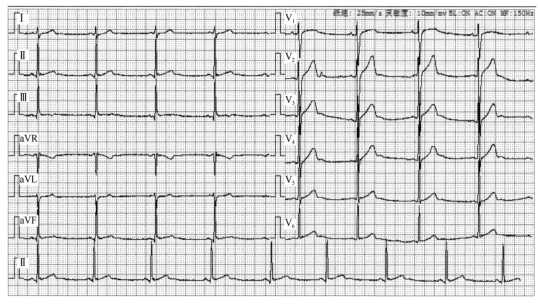

图 7-0-3 窦性心动过缓

3. **窦性心律不齐**　窦性心律的起源未变，但节律不规则，在同一导联中PP间期相差>0.12s时，称为窦性心律不齐（图7-0-4）。窦性心律不齐常与窦性心动过缓同时存在。窦性心律不齐常与呼吸周期有关，称为呼吸性窦性心律不齐，多见于青少年或自主神经功能不稳定者，一般无临床意义。另一些少见的窦性心律不齐与呼吸无关，如室相性窦性心律不齐及窦房结内游走性心律不齐等。

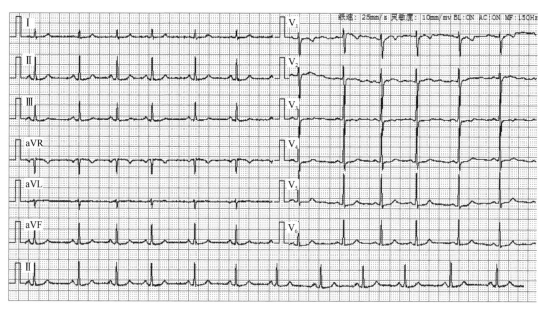

图7-0-4　窦性心律不齐

4. **窦性停搏**　又称窦性静止。在规则的窦性心律中，一段时间内窦房结停止发放冲动，心电图表现为规则的PP间距中突然脱落一个P-QRS波，形成长PP间距，且长PP间距不是正常PP间距的整数倍（图7-0-5）。窦性停搏后常出现逸搏或逸搏心律。窦性停搏多见于迷走神经张力增高或窦房结病变等情况。

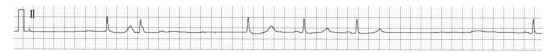

图7-0-5　窦性停搏

5. **病态窦房结综合征**　心脏病变累及窦房结及其周围组织时可产生一系列缓慢性心律失常，心电图可表现为：①药物难以纠正的持续性窦性心动过缓，心率<50次/分（图7-0-6）；②窦房传导阻滞或窦性停搏；③在显著窦性心动过缓的基础上，常出现快速性室上性心律失常（房性心动过速、心房扑动、心房颤动等），两者常交替出现，而心动过缓是产生本症的基础，故称为慢快综合征；④若病变同时累及房室交界区，可伴有房室传导阻滞，或发生窦性停搏时，交界性逸搏间期>2s，提示窦房结与房室结结构均有病变，此称为双结病变。

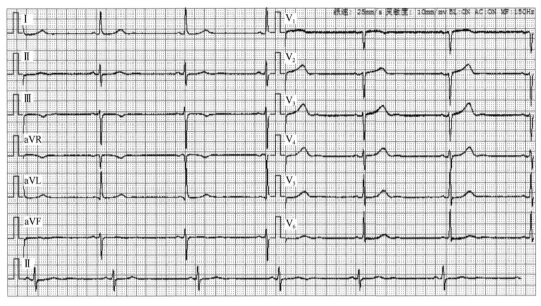

图7-0-6　显著窦性心动过缓，心率约为35次/分

三、窦房传导阻滞

　　窦房传导阻滞指窦房结冲动传至心房时发生延缓或阻滞。由于体表心电图不能直接显示窦房结电活动，故一度窦房传导阻滞不能观察到，三度窦房传导阻滞与窦性停搏难以鉴别，只有二度窦房传导阻滞出现心房和心室漏搏时才能诊断。二度窦房传导阻滞分为二度Ⅰ型与二度Ⅱ型。

　　1. 二度Ⅰ型窦房传导阻滞　称为莫氏Ⅰ型，即文氏阻滞。心电图（图7-0-7）表现：PP间距逐渐缩短，直至脱漏而出现长PP间距，长PP间距短于基本PP间距的2倍，此型应与窦性心律不齐鉴别。

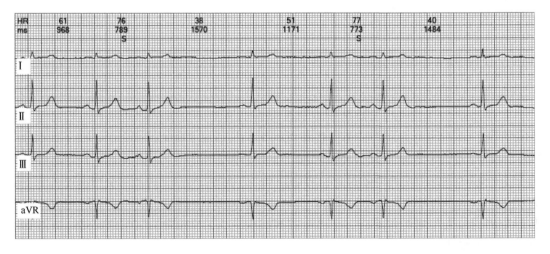

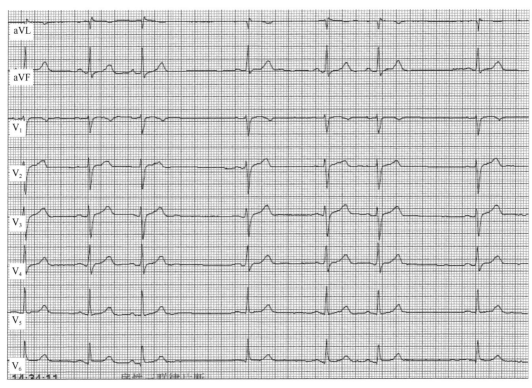

图 7-0-7　二度 Ⅰ 型窦房传导阻滞

2. 二度 Ⅱ 型窦房传导阻滞　称为莫氏 Ⅱ 型，心电图（图 7-0-8）表现为规律的窦性 PP 间距中突然出现一个长间歇，此长间歇等于正常窦性 PP 间距的整数倍。

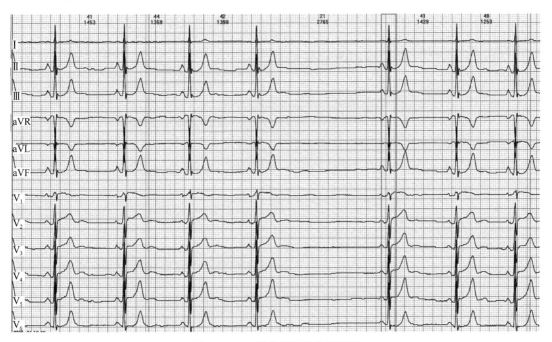

图 7-0-8　二度 Ⅱ 型窦房传导阻滞

四、房内传导阻滞

心电图表现为P′波增宽≥0.12s，出现双峰或呈切迹，峰间距≥0.04s。需结合临床排除左心房异常。

五、病例分析

病例1：病态窦房结综合征

1. 临床背景

（1）患者，女性，72岁，胸闷、心悸30年，加重1个月。

（2）既往史：高血压病史10余年。

（3）辅助检查：心肌肌钙蛋白87.0pg/ml（升高）。

（4）超声心动图：左心室肥大。

2. 动态心电图报告

（1）窦性心律，最小心率39次/分，发生于23：12。最大心率79次/分，发生于01：46。平均心率57次/分。

（2）偶发房性早搏152次/全程，成对房性早搏4次，部分伴室内差异性传导，短阵房性心动过速2阵次（连3搏，频率121～167次/分）。

（3）偶发室性早搏1次/全程。

（4）全程大于2.00s的长RR间期共674个，最长2.375s，见于19：42：27。

（5）部分时间可见二度Ⅱ型窦房传导阻滞。

（6）监测中可见下壁、前壁导联T波倒置，心肌缺血请结合临床。

（7）患者未记录不适症状。

（8）心率变异性分析：SDNN 69ms（正常范围为102～180ms），SDANN 45ms（正常范围为92～162ms）。

3. 图形特征及诊断依据

（1）如图7-0-9所示，PP间距逐渐缩短，直至脱漏而出现长PP间距，长PP间距短于基本PP间距的2倍，提示为二度Ⅰ型窦房传导阻滞，应注意与窦性心律不齐鉴别。同时，Ⅱ、Ⅲ、aVF、V_2～V_5导联T波倒置，提示心肌缺血。

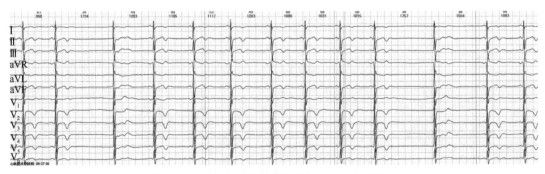

图7-0-9 二度Ⅰ型窦房传导阻滞，前壁心肌缺血

（2）如图7-0-10所示，规律的窦性PP间距中突然出现一个长间距，此长PP间距为正常窦性PP间距的整数倍，提示二度Ⅱ型窦房传导阻滞，注意与窦性停搏鉴别。

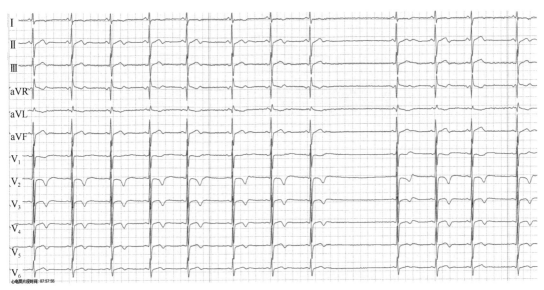

图7-0-10　二度Ⅱ型窦房传导阻滞，前壁心肌缺血

（3）如图7-0-11所示，在24h Lorenz散点图中，位于45°线中段的倒三角形为窦性心律吸引子A（图7-0-11A），其远端三角形底部较宽，提示明显窦性心律不齐（图7-0-11B）。

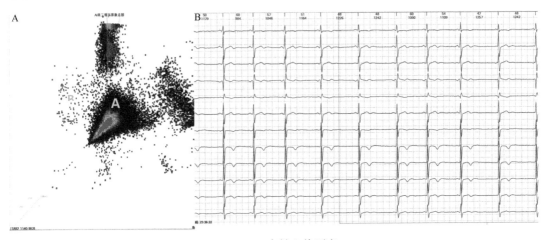

图7-0-11　窦性心律不齐

A. 窦性心律吸引子A；B. 窦性心动过缓伴心律不齐

（4）如图7-0-12所示，在Lorenz散点图分时图中（图7-0-12A），在慢减速区与慢加速区远端，部分时间可见对称分布着两个非稳态吸引子B与C，其中B为反复发生的一过性二度Ⅱ型窦房传导阻滞前点，C为反复发生的一过性二度Ⅱ型窦房传导阻滞后点。

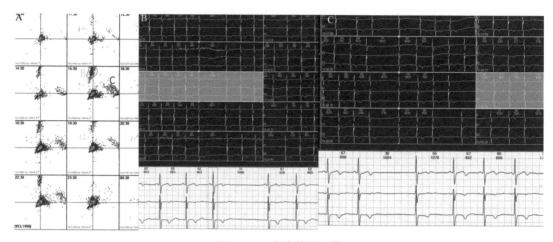

图 7-0-12 窦房传导阻滞

A. 分时散点图；B. 二度窦房传导阻滞前点；C. 二度窦房传导阻滞后点

4. 专家解析与点评 该患者临床诊断为冠心病心肌缺血，心电图表现为Ⅱ、Ⅲ、aVF、$V_2 \sim V_5$导联T波倒置；动态心电图提示病态窦房结综合征，患者出现多种类型窦性心律失常，如显著窦性心动过缓、窦房传导阻滞，并出现快速房性心律失常，散点图有助于准确诊断。

病例2：睡眠呼吸暂停综合征引起窦性停搏

1. 临床背景

（1）患者，男性，44岁，活动后胸闷5年，加重伴头晕20天。

（2）既往史：有高血压病史2年。

（3）体格检查：体温36.5℃，脉搏77次/分，血压123/90mmHg，呼吸20次/分。

（4）辅助检查：电解质、NT-pro BNP、cTnI及D-二聚体均未见明显异常。

（5）超声心动图：左心房增大（前后径3.7cm），左心室舒张功能降低（射血分数57%）。

2. 动态心电图报告 危急值报告：可见窦性停搏，最长RR间期 5.19s，见于03：55：01。

（1）窦性心律，最小心率29次/分，发生于01：37。最大心率103次/分，发生于17：15。平均心率63次/分。

（2）全程大于2.00s的窦性停搏共22次，最长RR间期5.195s，见于03：55。

（3）偶发房性早搏12次/全程，成对房性早搏2次。

（4）全程可见下壁、前侧壁T波改变。

（5）患者全天未记录不适症状。

（6）心率变异性分析：SDNN 162ms（正常范围为102～180ms），SDANN 145ms（正常范围为92～162ms）。

3. 图形特征及诊断依据

（1）如图7-0-13所示，基本心律为窦性心律，心室率缓慢，凌晨03：54：57可见最长

PP（RR）间距达5.195s，长PP间距与短PP间距不呈整数倍关系，提示长PP间距为窦性停搏所致，应注意与窦房传导阻滞鉴别。同时，Ⅱ、Ⅲ、aVF、V_3～V_6导联T波倒置，提示心肌复极异常。

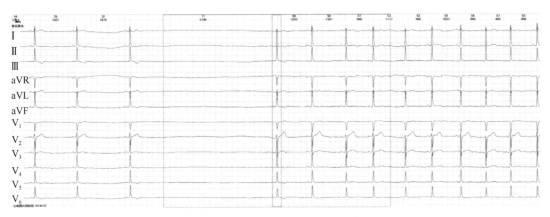

图7-0-13　窦性停搏，最长PP（RR）间期达5.195s

（2）如图7-0-14所示，动态心电图分析睡眠呼吸波，可见连续3次以上等间距呼吸暂停，心率趋势图显示连续3次以上等间距波峰波谷形态。从夜间23：20患者睡眠至清晨06：00显示呼吸暂停占睡眠监测时间的百分比达80%，提示患者为严重的睡眠呼吸暂停综合征。相应时间段可见多次心室停搏长于3s，凌晨03：54：57可见最长PP（RR）间距达5.195s，提示患者心室停搏与睡眠呼吸暂停综合征有关。

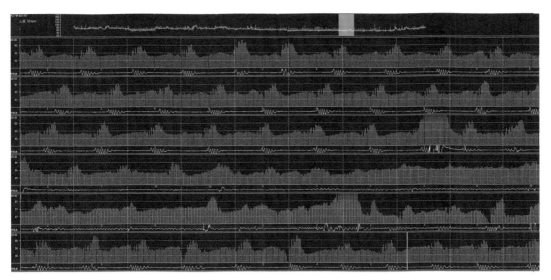

图7-0-14　睡眠呼吸暂停综合征

（3）如图7-0-15所示，图7-0-15A为Lorenz散点图分时图，显示在慢反应区出现的心室停搏主要发生于午间13：50～14：50及夜间23：50以后；图7-0-15B为长RR间期片段图，其大多发生于夜间患者睡眠时，RR间期长达4.6s发生于凌晨01：39：31；图7-0-15C为心律失常数据表，显示心室停搏共22次，其中一次在午间患者睡眠时，21次发生于夜间00：00～03：00患者睡眠时，提示心室停搏可能与患者睡眠中发生呼吸暂停有关。

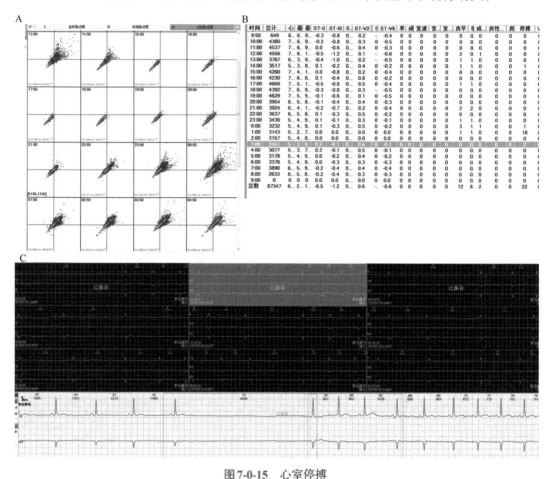

图7-0-15　心室停搏

A. 最大窦性心率约为86次/分；B. 心室停搏出现于午间及夜间患者睡眠时；C. 心室停搏出现于夜间患者睡眠时，下图显示长RR间期为4.2s

4. 专家解析与点评　该患者动态心电图记录中共出现22次心室停搏，最长停搏时间达5.195s，已达危急值标准。但结合呼吸波分析，心室停搏均发生于患者睡眠时，提示其可能与睡眠呼吸功能障碍有关。建议患者进一步进行多导睡眠监测（polysomnography，PSG）。患者行多导睡眠监测明确诊断为阻塞性睡眠呼吸暂停，佩戴呼吸器治疗后，复查动态心电图未再记录到长于2s的心室停搏，测窦房结恢复时间正常，避免了行心脏起搏器植入术。

（杨晓云）

第八章

房性心律失常

房性心律失常主要包括房性逸搏心律、房性早搏、房性心动过速、心房扑动及心房颤动，它们各自的心电图特点如下。

一、房性逸搏与逸搏心律

房性逸搏与逸搏心律是一种较基本心律延迟出现的被动性异位心搏。当其上位节律点窦房结发生病变或受到抑制而出现停搏或心率明显减慢时（如病态窦房结综合征），或者因传导障碍（如窦房传导阻滞）而不能下传时，心房就会发出一个或一连串的冲动，激动心室。若偶尔只出现1或2次延迟的房性异位搏动，称为逸搏；若连续出现3次或3次以上，则形成房性逸搏心律。房性逸搏心律是一种少见的被动性异位心律，可见于健康人，也可见于重度窦性心动过缓、窦性停搏、房室传导阻滞及房性早搏等患者。

1. 心电图表现 房性逸搏与房性逸搏心律特点如下：①在一个长间歇之后，出现一个与窦性P波形态不同的P′波，P′波可直立、双向或倒置；②P′R间期>0.12s；③QRS波群形态与窦性下传者相同；④逸搏的P′波可与基本窦性心律的P波形成房性融合波。若连续出现3次或3次以上的房性逸搏，则形成房性逸搏心律，其频率多为50~60次/分。

2. 分类 房性逸搏心律根据来源部位不同可分为以下几类。

（1）右心房上部逸搏心律：产生的P′波与窦性P波相似。起搏点位于右心房后下部冠状窦附近者，P′波在Ⅰ导联及aVR导联直立，aVF导联倒置，P′R间期>0.12s，有学者称为冠状窦性心律（图8-0-1）。

（2）左心房逸搏心律：节律点在左心房。来自左心房后壁者，Ⅰ、V_6导联P′波倒置，V_1导联P′波直立；来自左心房前壁者，V_3~V_6导联P′波倒置，V_1导联P′波浅倒或双向。

（3）游走心律：若P′波形态、P′R间期甚至心动周期呈周期性变异，则称为游走心律（图8-0-2）。房性逸搏心律游走范围可达房室交界区而出现倒置的逆行P′波。

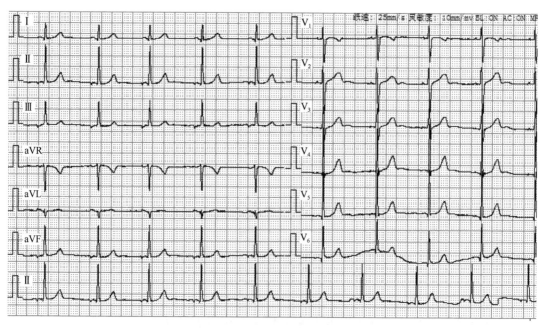

图8-0-1 房性逸搏心律（冠状窦性心律）

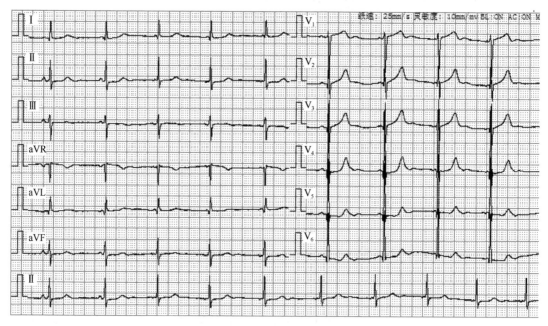

图8-0-2 窦房结-心房内游走心律

二、非阵发性房性心动过速

非阵发性房性心动过速又称加速性房性自主心律，其频率比房性逸搏心律快，比房性心动过速慢，发作时多有渐起渐止的特点，多见于器质性心脏病，为房性异位起搏点自律性增高引起。

心电图表现（图8-0-3）：①连续出现3次或3次以上的P'-QRS-T波，P'波形态与窦性P波不同；②P'R间期＞0.12s；③P'波频率为70～140次/分，节律齐；④QRS波群呈室上性；⑤有时与窦性心律并存，此时房性心律与窦性心律间歇出现（可见房性融合波）而形成窦-房竞争现象。

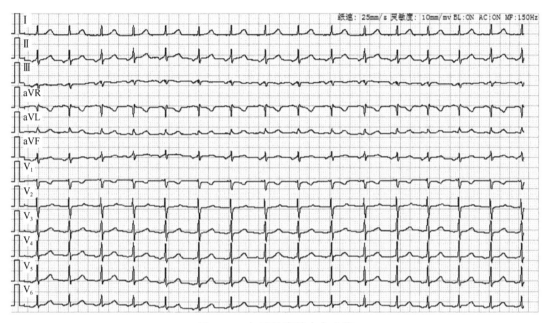

图8-0-3 加速性房性自主心律

三、房性期前收缩

房性期前收缩又称房性早搏，指起源于心房的异位起搏点提前发出的冲动，临床较常见。

1. 专用名词及概述

（1）房性早搏联律间期：指房性早搏与其前窦性搏动间的时距。

（2）房性早搏代偿间期：指房性早搏后通常出现一个较正常心动周期为长的窦性搏动。由于房性早搏常逆传侵入窦房结，使其提前释放冲动，因而房性早搏代偿间期大多为不完全性。

（3）单源房性早搏：房性异位起搏点来自心房同一部位，其形态、联律间期相等。

（4）多源房性早搏：在同一导联中出现2种或2种以上形态与窦性P波互不相同的房性早搏P'波。

（5）频发房性早搏：房性早搏可偶发或频发，若＞5次/分则称为频发房性早搏。常见的二联律与三联律就是一种有规律的频发房性早搏，前者指房性早搏与窦性搏动交替出现；后者指每2个窦性心搏后出现1次房性早搏。

2. 心电图表现

（1）提前出现的异常P′波，其形态与窦性P波不同。

（2）P′R间期＞0.12s。

（3）大多呈不完全性代偿间期。

（4）房性早搏若来源于心房上部，P′波在Ⅱ、Ⅲ、aVF导联直立；若来源于心房下部，P′波在Ⅱ、Ⅲ、aVF导联倒置；房性早搏若来源于右心房，P′波在Ⅰ、aVL导联直立；若来源于左心房，P′波在Ⅰ、aVL导联倒置。

部分房性早搏的P′R间期可延长，若异位P′波后无QRS波群，称房性早搏未下传；有时异位P′波下传心室引起QRS波群增宽变形，多呈右束支传导阻滞图形，称房性早搏伴室内差异性传导（图8-0-4），此时应注意与室性早搏鉴别。

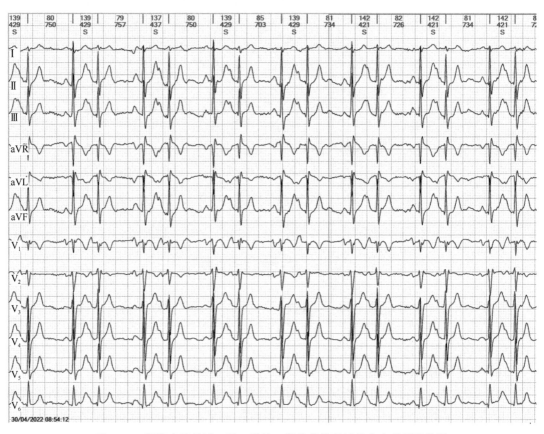

图8-0-4　频发房性早搏，呈二联律，部分房性早搏伴室内差异性传导

3. 动态心电图

（1）动态心电图表现：动态心电图中间断出现的房性早搏与静态心电图特征是一致的，其表现如下。

1）房性早搏的P′波提前发生，与窦性P波形态各异。若发生在舒张早期，适逢房室结尚未脱离前一次搏动的不应期，可产生传导中断（房性早搏未下传）或缓慢传导（下传的P′R间期延长）现象。

2）提前很早的房性早搏P′波可重叠于前面的T波之上，且不能下传心室，故无QRS波群发生，易被误认为窦性停搏或窦房传导阻滞，这也是动态心电图诊断此类房性早搏的优势。

3）房性早搏使窦房结提前除极，因而房性早搏前后两个窦性P波的间期短于窦性PP间期的2倍，为不完全性代偿间歇。

4）若房性早搏发生较晚，或窦房结周围组织的不应期长，窦房结的节律未被扰乱，房性早搏前后PP间期恰为窦性PP间期的2倍，称为完全性代偿间歇。

5）房性早搏伴室内差异性传导。房性早搏下传的QRS波群形态通常正常，有时也可出现宽大畸形的QRS波群，称为室内差异性传导。

6）房性早搏靠近房室结（"低房性"异位）出现逆行激活心房时，可产生相对较短的P′R间期，但仍然≥120ms（P′R间期＜120ms归为交界性早搏），P′波倒置。

（2）Lorenz散点图：在动态心电图Lorenz散点图中，房性早搏在联律间期、提前率、房性早搏未下传等方面呈现出特有的图形，表现出较常规心电图更为丰富的特征。在Lorenz散点图中，主导心律窦性搏动是分布在45°线上的稳态吸引子，房性早搏偏离45°线，位于45°线上方，房性早搏后代偿间期多位于45°线下方。在散点图中能够获取房性早搏的联律间期，发作与基础心率的关系等（图8-0-5，图8-0-6）。

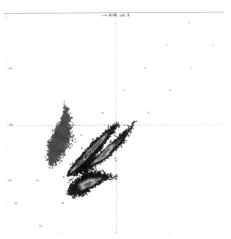

图8-0-5　房性早搏的Lorenz散点图

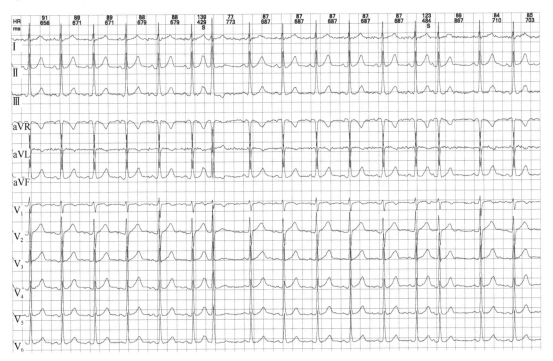

图8-0-6　房性早搏

四、房性心动过速

房性心动过速（atrial tachycardia，AT），简称房速，是指起源于心房任一部位或与心房相连的解剖结构（如肺静脉、冠状静脉窦等），并在心房内维持节律相对规则的异位快速性心律失常。房速的发生机制主要包括自律性增高、折返及触发活动。

（一）分类

房速根据发生机制与心电图表现不同可分为自律性、折返性与紊乱性3种。根据发作时间，房速可分为非持续性（即3个或3个以上快速房性异位搏动连续发生，持续时间 <30s）、阵发性（持续时间 >30s，持续数分钟、数小时甚至数天）、无休止性或永久性房速；根据起源部位，房速可分为单源性和多源性房速，自律性房速与房内折返性房速从心电图上很难截然区分其发生机制，现统称为局灶性房速。局灶性房速可根据起源于左右心房的部位不同而分为左心房房速和右心房房速。

1. 自律性增高性房速 指心房内异位起搏点自律性增高、冲动发放的频率加快而引起的房速。其特点如下：①P′波形态与窦性P波不同；②QRS波群形态正常，节律匀齐，发作时频率大多为120～240次/分；③心动过速开始可见速率逐渐加快的现象，即异位灶的"温醒"现象；④常自动发生，可历时数秒、数分钟、数小时、数天乃至十余天，反复发作，可自行终止；⑤由于病灶在心房内，心房以下的组织并未参与，所以发生房内传导阻滞时，不影响心动过速的频率，即使发生束支传导阻滞，也并不改变P′R间期或RP′间期，除非伴有HV间期延长；⑥电复律及电生理超速抑制通常无效，超速抑制或可出现单个至多个窦性P波，转瞬房速继续发作甚至出现加速现象；⑦发作期刺激迷走神经无效；⑧抗心律失常药物可使心动过速频率减慢，但不易终止；⑨电复律及超速抑制无效；⑩导管射频消融治疗可根治。

2. 房内折返性心动过速 指由折返机制引起的一类房速，患者多伴有器质性心脏病。其发生机制如下：房内病变部位存在传导阻滞，与心房、窦房结及周围组织存在传导不均一和不应期不同，引起折返而诱发心动过速，一般发生于右心房或间隔。房速发作时患者有心悸、胸闷等症状。其特点如下：①心率多为120～240次/分；②具有突发突止的特点，个别可呈慢性持续过程；③心动过速发作间隔时间不定；④多数通过刺激迷走神经难以终止（可产生房室传导阻滞）；⑤抗心律失常药物可终止；⑥导管射频消融治疗可根治。

3. 紊乱性房速 又称多源性房速，心房内存在3个或3个以上引起心动过速的局部病灶，常由多源性房性早搏发展而来，是发生心房颤动的前兆。紊乱性房速的心电图特征如下：①同一导联上可见3种或3种以上形态、振幅各不相同的P′波，不同形态的P′波可能来自不同局灶，或是相同局灶伴不同心房传导通路；②心房率 >100次/分，频率可快达250次/分，P′P′间期明显不等，P′波与P′波之间存在等电位线，P′波清晰可辨；③过快的心房率通常伴随不同程度的房室传导阻滞，心室率一般为100～170次/分，多数情况下心室率绝对不齐；④可合并阵发性心房扑动和心房颤动。紊乱性房速易与心房颤动混淆，心电图鉴别重点是紊乱性房速的P′波之间存在等电位线，通常在P′R段、ST段和TP′段可观察到等电位线存在；而心房颤动无明确可辨识的P′波且无等电位线。

（二）常规心电图

1. 心电图特点 房速的心电图特点如下（图8-0-7）：①提早出现的P′波，连续出现3次或3次以上，心房率通常为130～250次/分；②P′波形态与窦性P波不同，高位房速P′波通常在Ⅱ、Ⅲ、aVF导联直立；③QRS波群规律出现，常出现二度Ⅰ型或Ⅱ型房室下传，呈现2：1房室传导者亦属常见，亦可伴室内差异性传导，但心动过速不受影响；④P′波之间的等电位线仍然存在（与心房扑动时等电位线消失不同）；⑤刺激迷走神经不能终止心动过速，仅加重房室传导阻滞；⑥发作开始时心率逐渐加速。

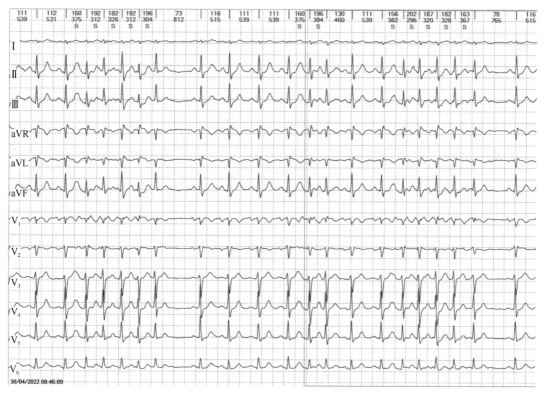

图8-0-7 非持续性房速

2. 定位诊断 心电图P波形态或向量分析可大致判断房速的起源部位，这对标测房速的消融靶点具有一定的指导作用。起源于右心房的房速1/2～2/3分布于界嵴，其次为右心耳、三尖瓣环、冠状静脉窦等处；起源于左心房的房速最常见于肺静脉口，其次为左心耳、二尖瓣环、左心房下部等；起源于房室结以外房间隔的心动过速称为间隔性房速。局灶性房速的确切定位依靠电生理检查、心内膜标测等。不同起源部位的房速体表心电图有一定特点，但不完全可靠，诊断正确率为70%～80%。

（1）左、右心房起源的房速定位：V_1导联和aVL导联P′波极性对鉴别左右心房起源的房速最有价值。V_1导联P′波正向诊断左心房异位灶的敏感度为93%，特异度为88%，阳性预测值为87%，阴性预测值为94%。V_1导联P′波负向提示右心房异位灶。aVL导联P′波正向诊断右心房异位灶敏感度为88%，特异度为79%，阳性预测值为83%，阴性预测值为85%。

（2）界嵴起源的房速：起源于界嵴的房速由于分布部位不同，P′波形态也不相同。起源于中、上界嵴的绝大多数房速P′波形态与窦性P波一致，V_1导联P′波起始正向而终末负向，下界嵴房速的V_1导联P′波常呈负向。起源于界嵴的绝大多数房速 I 导联P′波呈正向，aVR导联P′波倒置。起源于上界嵴的房速P′波在下壁导联呈正向，起源于中界嵴的房速P′波呈等电位线或双向，而起源于下界嵴的房速P′波则呈负向。

（3）冠状静脉窦起源的房速：起源于冠状静脉窦的房速P′波形态具有一定的特点，具体如下。V_1导联P′波起始部呈等电位线或轻度倒置，终末部直立；V_1～V_6导联P′波起始部倒置越来越深，终末部正向波逐渐变浅而呈等电位线，aVL导联P′波直立，下壁导联P′波深倒。局限于冠状静脉窦体部的房速V_1导联P′波起始及终末部均直立，整个胸导联的P′波均直立。

（三）动态心电图

1. 房内折返性心动过速　在Lorenz散点图中，窦性心律是分布于45°线上的稳态吸引子，房内折返性心动过速是在45°线上近端的心动过速吸引子（图8-0-8）。房内折返性心动过速吸引子所对应的横坐标、纵坐标的位置通常在300～500ms，RR间期相对整齐，所对应的吸引子呈紧致的圆形或椭圆形。

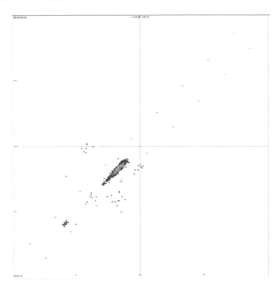

图8-0-8　Lorenz散点图中房内折返性心动过速是在45°线近端的心动过速吸引子

在时间RR间期（t-RR）散点图中，窦性心律呈连续分布的RR间期曲线（心率75次/分，RR间期800ms）；房内折返性心动过速由于呈突发突止的特征，可见窦性RR间期曲线的连续性突然中断而跃迁至频率更快的房内折返性心动过速RR间期曲线（图8-0-9），因其发作频率相对固定而呈现出整齐的RR间期（心率150次/分，RR间期400ms），接近直线。房速终止瞬间又恢复至窦性RR间期（RR间期800ms）。

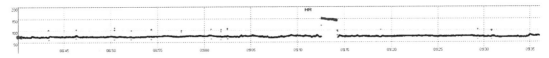

图8-0-9　t-RR散点图中窦性RR间期曲线突然中断而跃迁至频率较快的房速RR间期曲线

利用反混沌技术找到房内折返性心动过速发作及终止瞬间所对应的动态心电图片段，其心电图特点如下（图8-0-10）：①突然发作，突然终止；②P′波形态及极性与窦性P波不同；③QRS波群形态正常，发作时频率大多为120～240次/分，节律规则。由于部分窦房折返性心动过速频率与窦性心律较为接近，且发作时长较短，需与窦性心动过速相鉴别。

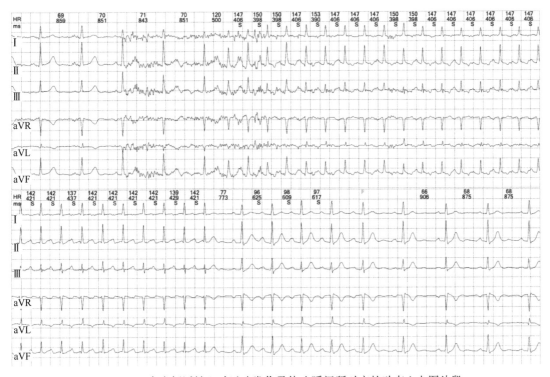

图8-0-10　房内折返性心动过速发作及终止瞬间所对应的动态心电图片段

2. 自律性增高性房速　在Lorenz散点图中，窦性心律是分布于45°线上的稳态吸引子，自律性增高性房速是在45°线近端形成的心动过速吸引子（图8-0-11中A1），其频率可有明显变化，同时可见同部位来源的房性早搏，RR间期变动范围较大，所对应的房性早搏吸引子（图8-0-11中A2）呈棒状分布。

在t-RR散点图中，房速反复发作；部分时间可见窦性心律，t-RR散点图中可见RR间期曲线的连续性中断（图8-0-12），心动过速开始可见速率逐渐加快的现象，终止后容易反复发作，可历时数秒、数分钟、数小时、数天乃至十余天。

利用反混沌技术可找到自律性增高性房速发作及终止瞬间所对应的动态心电图片段（图8-0-13），其特点如下：①突然发作，突然终止，节律匀齐的窄QRS波群心动过速；②P波形态及极性与窦性心律不同；③QRS波群形态正常，发作时心率大多为120～240次/分，节律规则，自行终止，容易反复发作。

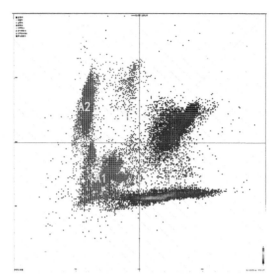

图8-0-11　自律性增高性房速在45°线近端形成的心动过速吸引子A1

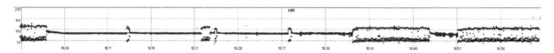

图8-0-12　房速反复发作，t-RR散点图中可见窦性心律RR间期曲线的连续性中断

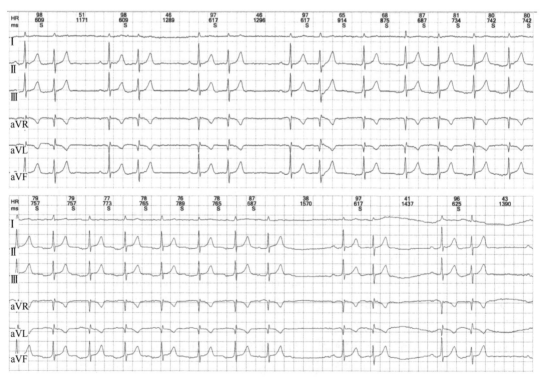

图8-0-13　自律性增高性房速发作及终止瞬间所对应的动态心电图片段

3. 紊乱性房速 紊乱性房速反复发作时多表现为正常的窦性RR间期序列中突然出现短阵或持续一段时间的一串短RR间期。由于房性异位起源点≥3个，其兴奋在传入心室途中需穿越房室结，受房室结不应期的限制，可出现不同程度的传出阻滞和隐匿传导的长RR间期，使整个RR间期序列变得似乎毫无规律，貌似心房颤动。如果紊乱性房速的P′波识别不清，在常规心电图与动态心电图上易与心房颤动相混淆。Lorenz散点图呈多分布图形（图8-0-14），既有位于45°线中段的窦性心律稳态吸引子，也有脱离45°线，位于加速区与减速区的非稳态吸引子图形。当紊乱性房速的RR间期小于任何窦性

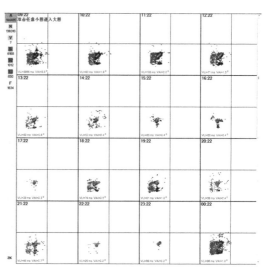

图8-0-14 分时散点图

RR间期时，在45°线近端也可见到一个以上房速的稳态吸引子图形；心动过速的RR间期与窦性RR间期重叠时，可被窦性心律图形包埋而无法区分，结合散点图逆向技术找到其对应的动态心电图片段可进行区分（图8-0-15）。紊乱性房速在3个以上起源点之间交替时，偶联点形成的非稳态吸引子图形脱离45°线，交替的次数越多，吸引子越致密饱满，反之则疏淡。

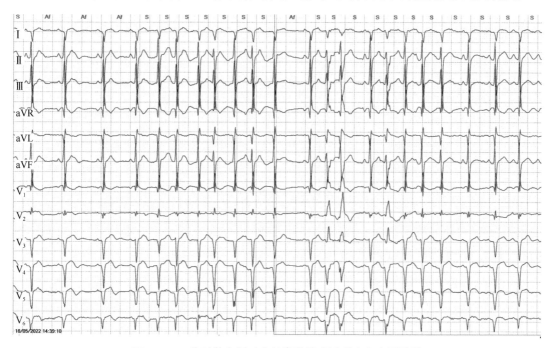

图8-0-15 分时散点图对应的紊乱性房速动态心电图片段

（四）鉴别诊断

动态心电图可记录到心动过速发作、终止的情况，对房速的诊断及鉴别诊断价值较

大。房速根据心电图特点需与以下心动过速鉴别。

1. 窦房结折返性心动过速（sinus nodis reentrant tachycardia，SNRT） 既往认为其是由窦房结内折返激动形成。房速可起源于整个界嵴，而起源于上界嵴的房速与窦性P波无法区分，因此，SNRT归类为起源于界嵴的房速更为恰当。程序电刺激可诱发或终止SNRT，其P波形态与窦性P波一致。

2. 窦性心动过速 如果房速起源于上界嵴，呈持续性发作，则很难与窦性心动过速区分。心电图记录到心动过速发作与终止的情况则有助于两者鉴别。房速不同于窦性心动过速之处在于其骤发骤停，"温醒阶段"（逐渐加速）或"冷却阶段"（逐渐减速）发生较快，通过3～4个心搏即可达到稳定的频率；而窦性心动过速的加速或减速发生比较缓慢，需30s至数分钟才能到达稳定的频率。

3. 不适当窦性心动过速（nonparoxysmal sinus tachycardia，NPST） 房速与NPST的鉴别主要依据以下特点：①房速骤发骤停，发作间期心率可位于正常范围，而NPST在白天心率持续＞100次/分，轻微活动可明显增速，夜间心率可降至正常；②房速静脉滴注异丙肾上腺素时心率可加快，但P'波形态无改变，而NPST静脉滴注异丙肾上腺素后激动起源点可沿界嵴发生移动，P波形态也可发生变化。

4. 心房扑动 多数心房扑动具有以下特点：①心房率＞250次/分；②F波呈锯齿状（下壁导联明显），两个F波之间无等电位线。根据以上特点可与局灶性房速相鉴别。心房扑动常呈2:1房室传导，有时两个F波中有一个F波与QRS-T波群相重叠，只可见到一个清楚F波，极易与房速相混淆。按压颈动脉窦或静注腺苷抑制房室结传导可显示被掩盖的F波，从而做出正确的诊断。

5. 房室结折返性心动过速（AVNRT）和房室折返性心动过速（AVRT） 房速与以上两者的不同点主要如下：①当房速起源于高位心房时，P波电轴向下，借此可排除AVNRT和AVRT，后两种室上速P波电轴均向上。②房速的RP间期不固定，可长可短，主要取决于房速的频率及房室结传导时间，AVNRT和AVRT的RP间期均固定不变。③发生房室传导阻滞时（自发性或药物所致），房速可继续进行而不受影响，AVRT发作立即终止，少数AVNRT心动过速也可继续进行。④心动过速发作终止若以P波结束，房速可能性不大，因心房异位灶终止活动与房室传导阻滞同时发生概率较小，AVNRT和AVRT均有可能；若以QRS波群结束，则无鉴别诊断价值。⑤心动过速发作开始出现"温醒阶段"，停止前出现"冷却阶段"，均提示房速，AVNRT和AVRT开始发作时心率恒定不变。对于疑难病例，尚需进行电生理检查才能做出鉴别诊断。

五、心房扑动

心房扑动（简称房扑）临床并非少见，在室上性心动过速患者中约占10%。多数房扑为阵发性，持续几分钟至几个月甚至更长时间。房扑发生的男女比例为（2～5）:1，这与男性房扑患者伴发基础心脏病（冠心病、心肌病、肺源性心脏病等）的患病率明显高于女性有关。2.5%～10%的房扑患者不伴器质性心脏病，称为特发性或孤立性房扑。房扑发病率随着年龄增长而显著增加，80岁以上人群房扑的发生率是50岁以下人群的100倍。

典型的房扑属于房内大折返环路激动，且大多短阵出现。心电图表现：①P波消失，代以大小、形态、间距一致的大锯齿状F波，F波间无等电位线；②F波多在Ⅱ、Ⅲ、aVF和V₁导联清晰可见；③F波频率一般为240～350次/分，大多以固定的房室比例下传（2∶1或4∶1），因而心室率规则。当房扑呈2∶1下传时，整齐的心室率常为150次/分，此时应注意与阵发性室上性心动过速相鉴别。如果房室传导比例不规则或伴有文氏传导现象，心室率可不规则（图8-0-16）。房扑时，QRS波群形态多与窦性心律相同，也可呈室内差异性传导。若F波的大小和间距有差异，且频率>350次/分，则称为不纯性房扑。

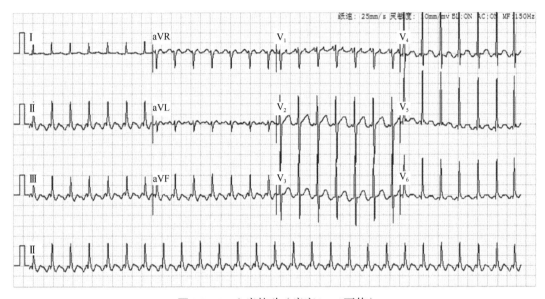

图8-0-16　心房扑动（房室2∶1下传）

六、心　房　颤　动

心房颤动（简称房颤）是临床上最常见的心律失常之一，多发生于有器质性心脏病的患者，其发生与心房扩大和心肌受损有关，但也有少数患者无明显的器质性心脏病。房颤的发生机制较复杂，多数为多个小折返激动所致。房颤时整个心房失去协调一致的收缩与舒张，心室率极不规则，心排血量下降，久之易形成附壁血栓，导致心功能不全及血栓栓塞性疾病，因此应重视房颤的筛查。常规12导联心电图虽可监测和评估房颤的发生，但动态心电图诊断房颤的可信度更高，通常被视为筛查诊断房颤的金标准。临床上对于年龄≥65岁、有短暂脑缺血发作或不明原因卒中的患者，应常规行动态心电图（72h）检查以筛查房颤。

1. 分型　根据发作特点房颤可分为初发房颤、阵发性房颤、持续性房颤、长期持续性房颤及永久性房颤5种类型。

（1）初发房颤：初次诊断的房颤，可反复或不反复发作。

（2）阵发性房颤：指持续时间<7天的房颤，一般<24h，多为自限性；7天内被复律者也称为阵发性房颤。

（3）持续性房颤：指持续时间≥7天不能自行复律而需用药物或电复律才能终止的房颤，药物复律成功率较低，常需电复律。

（4）长期持续性房颤：指房颤持续时间≥1年，拟行节律控制治疗，药物、电复律、射频消融术或外科手术可将其转复为窦性心律。

（5）永久性房颤：指持续时间≥1年、不能转复或复律失败不能维持窦性心律或没有复律适应证的房颤，患者及医生接受长期房颤而不行节律治疗的事实。

2. 心电图特点 典型房颤的心电图表现如下：①P波消失，代之以大小、形态、间距不等的颤动波（f波）；②f波的频率为350～600次/分；③RR间期绝对不齐；④QRS波群多呈室上性，伴室内差异性传导时可增宽变形。房颤伴室内差异性传导（图8-0-17）与房颤合并室性早搏（图8-0-18）均可出现宽大畸形的QRS波群，易混淆。表8-0-1列举了两者的鉴别要点。

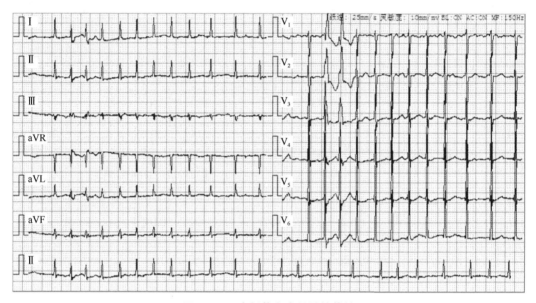

图8-0-17 房颤伴室内差异性传导

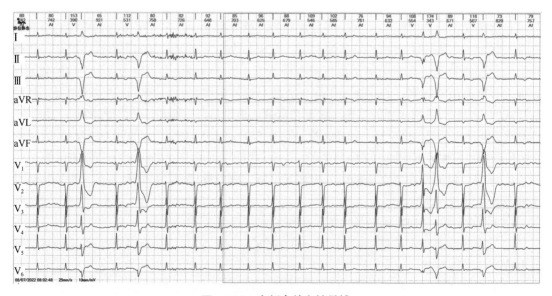

图8-0-18 房颤合并室性早搏

表 8-0-1　房颤伴室内差异性传导与房颤合并室性早搏的鉴别要点

对比项	房颤伴室内差异性传导	房颤合并室性早搏
宽QRS波群前RR间期	大多较长	不一定长
宽QRS波群前联律间期	通常不固定	多固定
宽QRS波群后类代偿间期	多无	多有代偿间期
QRS波群形态	形态易变	形态少变（除外多源室性早搏）
	V_1导联多呈三相波	V_1导联多呈单相或双相波
	右束支传导阻滞图形多见	左束支传导阻滞图形多见
心室率	多较快	多较慢
洋地黄制剂	多未使用洋地黄或使用不足	可见于洋地黄过量

3. 房颤合并房室传导阻滞

（1）房颤合并二度房室传导阻滞：诊断存在较大争议，目前尚无明确的诊断标准。动态心电图记录时间长、可信度更高，常被视为诊断持续性房颤合并二度房室传导阻滞的有效工具。其主要通过长RR间期、平均心室率、逸搏心律次数进行判断。研究报道，若将房颤伴长RR间期≥1.5s视为诊断房颤合并二度房室传导阻滞的指标，其阳性率可达86.67%，但准确性较低；若将房颤伴长RR间期≥3.0s视为诊断指标，其阳性率仅为5.56%，但较符合临床实际情况。常规心电图常以平均心室率≤50次/分作为判断房颤合并二度房室传导阻滞的标准。而动态心电图为活动状态下的心电图，因而诊断房颤合并二度房室传导阻滞时平均心室率应高于50次/分。逸搏占总心搏比主要反映长间期的发生频次，常规心电图以逸搏占总心搏比≥50%作为诊断房颤合并二度房室传导阻滞的标准，而动态心电图处于活动状态，临床诊断标准应有所不同。动态心电图记录中若出现以下几种情况，可考虑诊断房颤合并二度房室传导阻滞：①房颤发作前后的窦性心律有持久的二度房室传导阻滞；②房颤自动转复为窦性心律或电复律后有二度房室传导阻滞存在；③复律后电生理检测发现存在二度房室传导阻滞。若无上述情况，在心电图诊断中只应描述RR间期的长度，并提醒医生结合临床做出判断。

（2）房颤合并三度房室传导阻滞：持续性房颤患者，若心室率变得缓慢而规则，心电图表现为缓慢的逸搏心律，提示房颤合并三度房室传导阻滞（图8-0-19）。

房颤患者在治疗过程中出现缓慢而匀齐的RR间期，除了合并三度房室传导阻滞，还应该考虑以下几种情况：洋地黄过量致高度房室传导阻滞，高钾致弥漫性完全性心房肌传导阻滞转为窦性心律。三者鉴别诊断见表8-0-2。

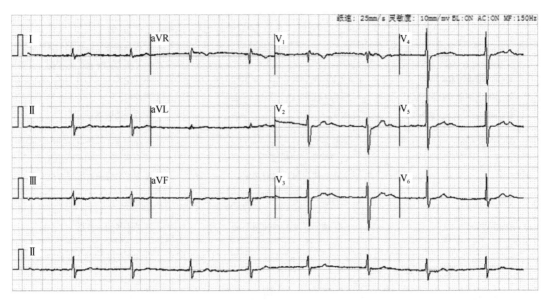

图8-0-19　房颤伴交界性逸搏心律，合并三度房室传导阻滞

表8-0-2　房颤合并三度房室传导阻滞的鉴别诊断

波段/类别	合并三度房室传导阻滞	高钾致心房肌传导阻滞	高钾转复窦性心律
f波	存在	消失	消失，出现窦性P波
QRS波群	多正常（交界区逸搏）	非特异性增宽（R波降低、S波加深）	同房颤时
ST-T	可伴ST降低、T波低平双向、U波增高	T波对称尖耸	同房颤时
血钾	多低	明显增高	中度增高
临床情况	常见于洋地黄中毒伴低钾	肾功能不全、补钾或应用保钾药物等	应用卡托普利等药物

七、病例分析

病例1：阵发性房扑-房颤

1. 临床背景

（1）患者，男性，61岁。阵发性心悸1年，加重1个月。

（2）既往史：高血压病史3年余。

（3）超声心动图：左心房扩大，二尖瓣脱垂伴关闭不全。

（4）常规心电图：窦性心律，大致正常心电图。

2. 动态心电图报告

（1）窦性心律+阵发性房扑-房颤，最小心室率为40次/分，发生于20：04。最大心室率为164次/分，发生于05：54。平均心室率为80次/分。

（2）偶发房性早搏138次/全程，成对房性早搏9次，短阵房速2阵次（连4搏，频率96～111次/分）。部分房性早搏伴室内差异性传导。

（3）偶发室性早搏1次/全程。

（4）全程大于2.00s的停搏共4个，最长RR间期2.09s，见于04:46:51。

（5）共有房扑-房颤974min 24s。第一段发生时间为22:29:36。

（6）监测中未见ST-T异常改变。

3. 图形特征及诊断依据

（1）如图8-0-20所示，第1～4次心搏为窦性心律，心室率为50～59次/分；第5～10次心搏为房性异位搏动连续出现，形成短阵加速性房性自主心律，频率为68～102次/分；第11～13次心搏形成窦性心律，心室率缓慢，为44～47次/分。

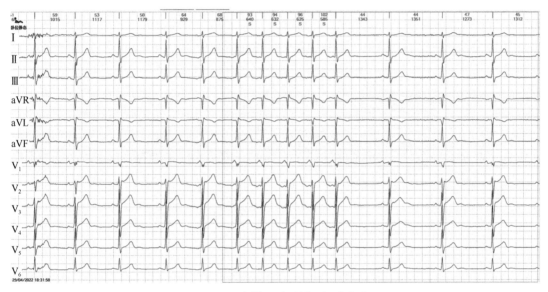

图8-0-20　窦性心动过缓，短阵房速

（2）如图8-0-21所示，图8-0-21A为24h Lorenz散点图，呈二分布，其近端是一个以45°线为中心的扇形图形，其底边分别平行于x轴与y轴，提示为房颤吸引子（A1）；45°线中远段是呈棒球拍形分布的窦性心律吸引子A2，部分与扇形吸引子重叠。图8-0-21B为分时（1h）Lorenz散点图。14:50～20:50散点图呈棒球拍形分布，提示此时段为窦性心律；21:50散点图呈二分布，其近端以45°线为中心呈扇形分布，45°线中远段以45°线为中心呈棒球拍形分布，提示此时段存在房颤与窦性心律两种心律；22:50以后分时散点图呈房颤的扇形图形，但扇形之中呈模糊的"格子形"，逆向回放心电图（图8-0-22）证实为房室传导比例不断变化的房扑。

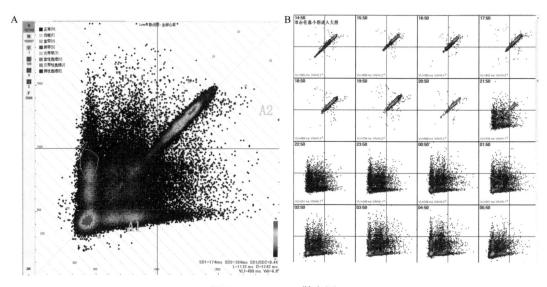

图8-0-21 Lorenz散点图

A. 24h Lorenz散点图；B. 分时（1h）Lorenz散点图

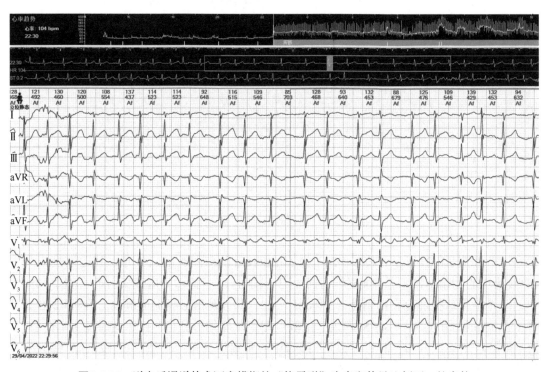

图8-0-22 逆向反混淆技术证实模糊的"格子形"为房室传导比例不一的房扑

（3）图8-0-23为房颤，其特点如下：①P波消失，代之以大小、形态、间距不等的颤动波（f波）；②f波的频率为375次/分；③RR间期绝对不齐；④QRS波群多呈室上性，部分伴室内差异性传导而呈不完全性右束支传导阻滞。

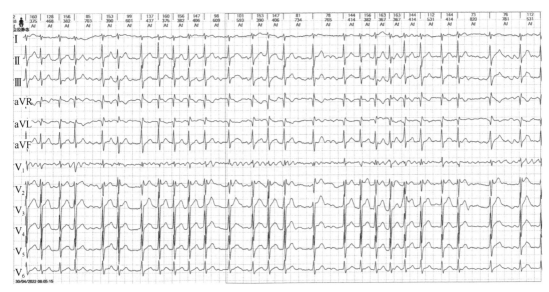

图 8-0-23　房颤

4. 专家解析与点评　由心房内大折返环所致的房扑与心房内的小折返、多折返、微折返、局灶驱动等所致的房颤可以相互转换，出现房扑-房颤心电图。有时，房扑的F波并非清晰可见，房颤的f波增大、增宽、间期相对匀齐，使得两者难以鉴别，可以采取分规试验进行鉴别，即分规的一脚对应一个明显的F波或f波，另外一脚对应另外一个明显的F波或f波，以此距离再去测量，如果此距离在其他F波或f波之间可以精确重复，则为房扑，反之则为房颤。该患者动态心电图Lorenz散点图在扇形之中呈模糊的"格子形"，提示房扑-房颤的存在，呈现的棒球拍形吸引子提示窦性心律的存在。

病例2：房颤伴长RR间期

1. 临床背景

（1）患者，男性，66岁，阵发性心悸3年。

（2）既往史：糖尿病病史3年余。

（3）超声心动图：左心房扩大。

（4）常规心电图：窦性心律，房性早搏。

2. 动态心电图报告

（1）窦性心律+阵发性房颤/房扑，最小心室率为39次/分（窦性心律），发生于22：25；最大心室率为204次/分（房颤），发生于07：56。平均心室率为76次/分。

（2）偶发-频发房性早搏4467次/全程，成对房性早搏223次，部分呈二联律、三联律，短阵房速162阵次（连发3～34搏，频率86～217次/分）。个别房性早搏伴室内差异性传导。

（3）偶发室性早搏200次/全程。

（4）全程大于2.00s的长RR间期共49个，最长RR间期3.94s，见于00：08：14。发生于房颤终止恢复窦性心律时。

（5）共有房颤（房扑）521min 31s。第一段发生时间为20：05：06。最长持续时间从装机次日00：32至07：29。

（6）监测中部分时间可见下壁、前侧壁J点上抬，请结合常规心电图及临床。

3. 图形特征及诊断依据

（1）如图8-0-24所示，图8-0-24A是由无序的RR间期形成的扇形图与有序的RR间期形成的三分布图组合而成的多分布图。以45°线为中心的扇形图靠近端，逆向反混淆技术回放图（图8-0-24B）与片段图（图8-0-24C）证实其为房颤。

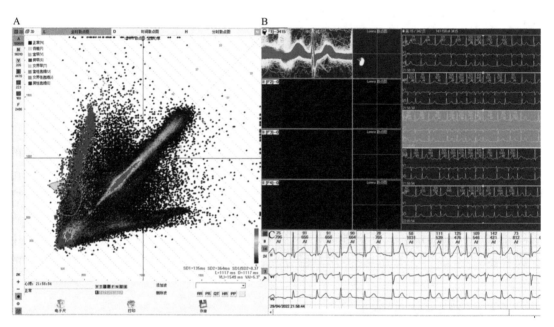

图8-0-24 扇形图与三分布图组合而成的多分布图

（2）如图8-0-25所示，图8-0-25（图A）为分时（1h）Lorenz散点图。17：35～22：35时段散点图呈三分布：图中紫色带状吸引子与y轴几乎平行为房性早搏前点；图中黑色带状吸引子与x轴几乎平行为房性早搏后点；45°线上呈棒球拍形分布的吸引子为窦性搏动，提示此时段为窦性心律。逆向技术回放分时散点图（图8-0-25A中17：35），动态心电图片段（图8-0-25B）证实为窦性心律伴频发房性早搏二联律。04：35以后至08：35时段散点图呈扇形分布，逆向技术回放分时散点图（图8-0-25A中07：35），动态心电图片段（图8-0-25C）证实为房颤。

（3）如图8-0-26所示，房颤突然终止时出现RR间期长达3484ms的窦性停搏，在快速长终止后恢复窦性心律之前出现了缓慢性心律失常——窦性停搏，提示快慢综合征。

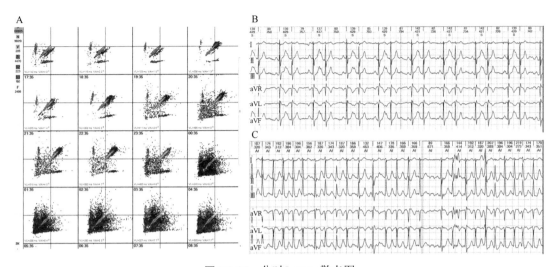

图8-0-25 分时Lorenz散点图

A. 分时散点图；B. 频发房性早搏心电图片段；C. 房颤心电图片段

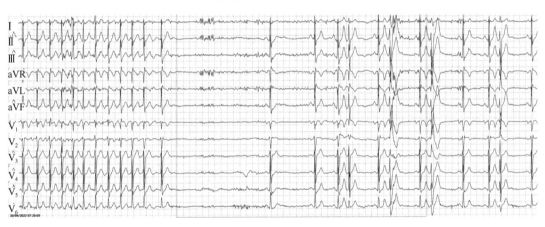

图8-0-26 房颤终止时出现长RR间期

4. 专家解析与点评 患者主导心律为窦性心律+房性异位心律，最小心室率为39次/分，发生于22:25；最大心室率为204次/分，发生于07:56。平均心室率为76次/分。全程可见多阵次快速房性心律失常：房速162阵次，房扑+房颤共521min 31s。大于2.00s的长RR间期共49个，最长RR间期3.94s，发生于房颤终止恢复窦性心律时，提示快慢综合征，应注意与慢快综合征进行鉴别。两者鉴别要点见表8-0-3。

表8-0-3 慢快综合征与快慢综合征

鉴别点/分类	慢快综合征	快慢综合征
年龄	多见于老年人	多见于青中年
器质性心脏病	常伴	不伴
窦房结功能障碍	不可逆	可逆
病态窦房结综合征	属其中一种亚型	与其关系不明
病理生理	窦房结起搏功能/窦房传导功能障碍，原发性病变	窦房结电重构、自律性下降，继发性病变

（杨晓云 林 凡）

第九章

房室交界区心律失常

房室交界区心律失常是指起源于交界区的异位激动（心律）及其在传导过程中所引起的心律失常，包括交界性逸搏及逸搏心律、交界性早搏及非阵发性交界性心动过速，房室交界区参与的房室结折返性心动过速与房室折返性心动过速，即狭义的阵发性室上性心动过速也纳入本章。

第一节　交界区心律失常

交界区心律失常主要包括交界性逸搏及逸搏心律、交界性早搏及非阵发性房室交界性心动过速。

一、交界性逸搏与逸搏心律

心电图表现：①在一个较窦性周期为长的心室间歇之后出现一个QRS波群，其形态与正常窦性QRS波群相同或有轻度差别，后者见于交界性逸搏伴室内差异性传导；②逸搏周期较恒定，多为1.2～1.5s；③逆行P′波可出现在QRS波群之前（P′R间期＜0.12s）、之中（P′波与QRS波群重叠）或之后（RP′间期＜0.20s）；④交界区的冲动逆传至心房，与窦性冲动相遇时，各自控制心房的一部分，可产生房性融合波，其形态介于P′波与窦性P波之间。如果连续出现3次或3次以上的交界性逸搏，则形成交界性逸搏心律，其频率多为40～60次/分（图9-1-1）。

二、交界性早搏

交界性早搏又称交界性期前收缩或结性期前收缩，在窦性冲动之前，由交界区提早发生一次冲动，称为交界性早搏。交界性早搏的心电图表现（图9-1-2）：①提早出现的QRS-T波群，QRS波群形态和时间与窦性者基本相同，或兼有时相性室内差异性传导而变形；②如有逆行P′波，可以出现在QRS波群之前，P′R间期＜0.12s，或出现在QRS波群之后，RP′间期＜0.20s，或与QRS波群重叠，无法分辨；③交界性早搏不常逆传心房，逆传至窦房结更少，所以交界性早搏一般代偿完全。交界性早搏可以是间位性的，也可以形成联律或短阵交界性心动过速。

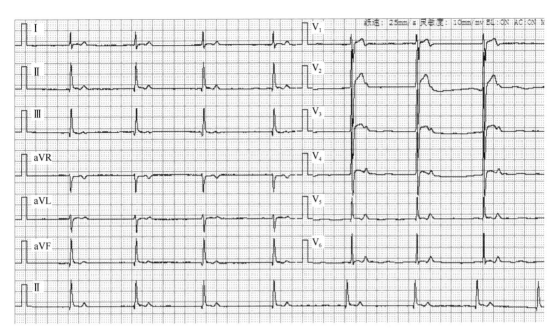

图 9-1-1　交界性逸搏心律

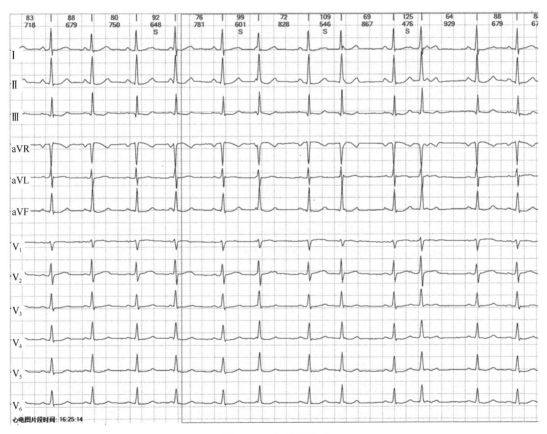

图 9-1-2　交界性早搏

三、非阵发性房室交界性心动过速

非阵发性房室交界性心动过速又称加速性交界性自主心律，与房室交界区组织自律性增高或触发活动有关，心率一般为70～150次/分或更快。心电图表现（图9-1-3）：①心率为70～130次/分；②P′波为逆行，可落在QRS波群之前（P′R间期＜0.12s）、之中（P′波与QRS波群重叠）或之后（RP′间期≤0.20s）；③有时出现窦性心律与加速性交界性自主心律交替现象，易形成干扰性房室脱节，交界性冲动可与窦性冲动或房性冲动在房内形成房性融合波；④QRS波群呈室上性，RR间期匀齐。

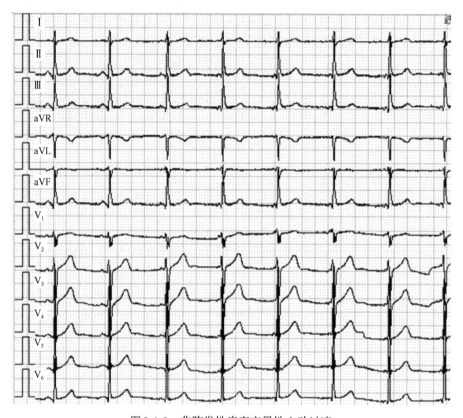

图9-1-3 非阵发性房室交界性心动过速

（杨晓云）

第二节 阵发性室上性心动过速

临床上房室交界区参与的最常见的折返性心动过速主要包括房室结折返性心动过速和房室折返性心动过速，此类心动过速有突发、突止的特点，常称为阵发性室上性心动过速（paroxysmal supraventricular tachycardia，PSVT）。在心动过速发作期间行常规12导联心电图检查并对比未发作时的心电图很容易得到PSVT的诊断。然而多数患者心动过速发作时无法及时行心电图检查或行心电图检查时心动过速已经终止，因而无法及时做出准确诊断。动态心电图长时间记录更容易捕捉到PSVT发作时的心电图，有利于PSVT的及时准确诊断。PSVT发作时心电图表现：节律快而规则，频率一般为150～250次/分（心室率为150次/分左右时应排除房扑2：1下传），其中P′波常不易辨识，QRS波群形态一般正常，伴有束支传导阻滞或室内差异性传导时QRS波群可增宽。这两类PSVT患者多无器质性心脏病，但常反复发作，可通过导管射频消融术根治。

一、房室结折返性心动过速

1. 电生理特征　部分人群的房室结表现出纵向的功能性分离，即房室结内存在着传导速度和不应期截然不同的双径路，由此引发的心动过速称为房室结折返性心动过速。房室结折返性心动过速的发生有3个条件：①房室结双径路；②适当的房性早搏；③存在折返环。房室结折返性心动过速可根据前向传导径路而分为慢快型、快慢型和慢慢型，其中慢快型的发生率约为90%。其形成折返的条件如下：快径路传导速度快而不应期长，慢径路传导速度慢而不应期短；适当的房性早搏下传时，因遇房室结快径路的不应期而不能下传，冲动只能沿慢径路下传并激动心室，同时又沿快径路逆传至慢径路处再次下传并逆向激动心房，反复折返，形成慢快型房室结折返性心动过速（slow-fast atrioventricular node reentrant tachycardia，S-F AVNRT）。

2. 心电图特点　S-F AVNRT发作时，心电图特征如下（图9-2-1）：①突发突止；②节律快而规则，频率一般为140～220次/分，QRS波群形态一般正常；③由于冲动从房室结同时向上传至左右心房，左右心房几乎同时激动，因而$RP_E=RP_{V_1}$；④P′波呈逆行性，在Ⅱ、Ⅲ、aVF导联倒置；⑤适时的房性早搏刺激可诱发及终止房室结折返性心动过速。

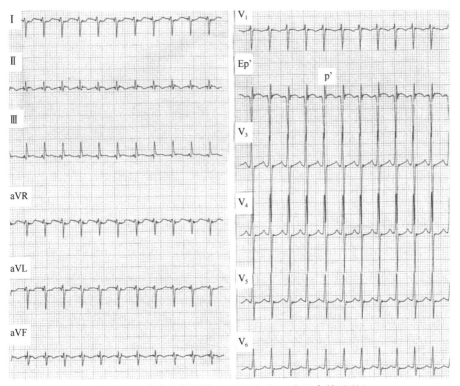

图9-2-1　房室结折返性心动过速（Ep′为经食管导联）

3. 动态心电图特点

（1）房室结双径路：房室结折返性心动过速存在快、慢双径路，动态心电图有一定概率能检测到房室结双径路现象（图9-2-2），动态心电图中部分时间能观察到两种相对固定的PR间期，即房室结双径路现象。通过P波色谱图可观察到截然不同的两种PR间期（图9-2-2）。

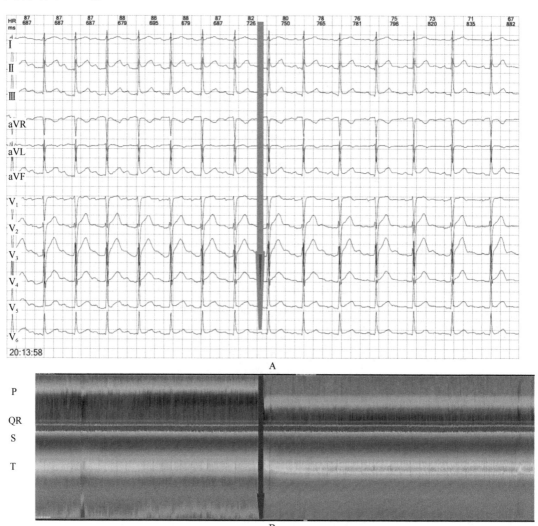

图9-2-2　房室结双径路现象

A. 心电图显示绿色箭头左侧PR间期=280ms，绿色箭头右侧PR间期=180ms；B. P波色谱图显示红色箭头左侧PR间期长于右侧PR间期

（2）Lorenz散点图特征：窦性心律时，Lorenz散点图是分布在45°线上的稳态吸引子；房室结折返性心动过速发作时，因心室率较快Lorenz散点图在45°线近端形成心动过速吸引子A（图9-2-3）。心动过速吸引子所对应的横坐标、纵坐标位置通常在300～500ms，RR间期相对整齐，所对应的吸引子呈紧致的圆形或椭圆形，与窦性心律吸引子分离。

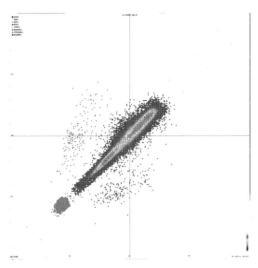

图9-2-3　房室结折返性心动过速在45°线近端形成心动过速吸引子

（3）时间散点图特征：在时间RR间期（t-RR）散点图中，窦性心律时呈连续分布的RR间期曲线。由于房室结折返性心动过速突发突止的特征，可见RR间期曲线的连续性中断，曲线瞬间跳跃至300～500ms分布，由于房室结折返性心动过速发作频率相对固定，呈现出的RR间期齐整，因此在t-RR散点图中曲线接近直线，终止瞬间RR间期又恢复至大于600ms（图9-2-4）。

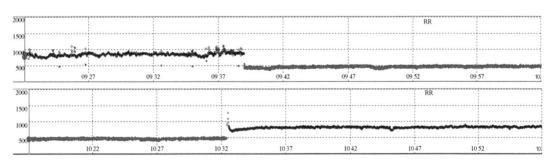

图9-2-4　t-RR散点图中，房室结折返性心动过速发作时RR间期曲线瞬间跳跃至300～500ms

根据t-RR散点图特征较易找到房室结折返性心动过速发作及终止瞬间所对应的心电图片段（图9-2-5），图9-2-5显示适时的房性早搏（红色箭头）刺激诱发房室结折返性心动过速，适时的房性早搏（绿色箭头）刺激终止房室结折返性心动过速。窦性早搏、交界性早搏、室性早搏也可诱发房室结折返性心动过速（少数情况下）。

4. 分类　房室结折返性心动过速根据折返径路及心电图特征不同一般分为慢快型及快慢型房室结折返性心动过速（F-S AVNRT）。

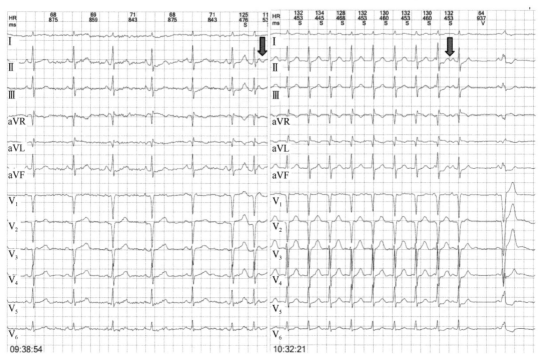

图9-2-5　房性早搏（箭头）经慢径路下传而诱发心动过速

（1）S-F AVNRT心电图特点：①较常见，其特点是激动经慢径路前传、快径路逆传。②P′波呈逆行性，心动过速时，心房与心室几乎同时激动。多数患者因P′波埋藏于QRS波群中而见不到，约30%的患者P′波紧随QRS波群之后（R后P′），RP′/P′R＜1，P′波在Ⅱ、Ⅲ、aVF导联倒置。部分病例V₁导联QRS波群终末部有小r波，实为P′波的一部分。③QRS波群形态正常，频率一般为140～220次/分，节律规则。④房性早搏可经慢径路下传而诱发心动过速，所以房室结折返性心动过速第1个心搏的PR间期延长，即显示有房室结双径路特征。⑤适时的房性早搏刺激可诱发及终止房室结折返性心动过速；窦性早搏、交界性早搏、室性早搏也可诱发房室结折返性心动过速（少数情况下）。

（2）F-S AVNRT心电图特点：F-S AVNRT又称非典型房室结折返性心动过速，较少见。其特点是激动经快径路前传、慢径路逆传，即慢径路不应期反而比快径路更长。心房逆传激动顺序与典型的房室结折返性心动过速不同，心房最早激动处常在冠状静脉窦口。①P′波：体表心电图中P′波在Ⅱ、Ⅲ、aVF导联倒置或呈双向，在aVR、V₁导联直立；②由于激动沿慢径路逆传，所以RP′间期长，P′R间期短而固定，RP′间期＞P′R间期，RP′/P′R＞1（图9-2-6）；③QRS波群多呈室上性；少数伴束支传导阻滞时，QRS波群也可增宽；④RR间期规则，心律绝对整齐，心率为100～150次/分；⑤F-S AVNRT可由房性早搏诱发，诱发F-S AVNRT的早搏无P′R间期延长，轻度增快的心率也可诱发。

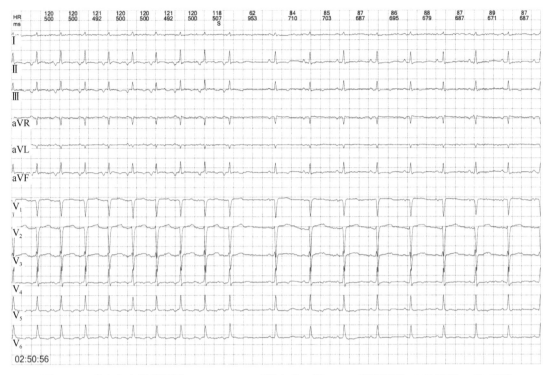

图9-2-6　动态心电图捕捉到F-S AVNRT，P′波在Ⅱ、Ⅲ、aVF导联倒置，RP′间期＞P′R间期

二、房室折返性心动过速

房室折返性心动过速（atrioventricular reentrant tachycardia，AVRT）是由心房、房室结-希氏束-浦肯野系统、心室及旁路共同参与的折返性心动过速，其心率为150～250次/分，有突发突止的特点。旁路可以前向传导，也可以逆向传导，若旁路存在前向传导，则形成显性旁路，若旁路不存在前向传导，但可逆向传导，则称为隐匿性旁路。

1. 电生理特征　房室折返性心动过速的发生机制为折返。顺向型房室折返性心动过速较常见，其形成条件如下：旁路传导速度快而不应期长，房室结传导速度慢而不应期短；适当的房性早搏下传时受阻于旁路，激动只能经房室结前向传导至心室，然后经旁路逆传至心房；适当的室性早搏逆传时受阻于房室结，激动只能经旁路逆传至心房，经房室结下传至心室；如此反复折返形成顺向型房室折返性心动过速。

2. 分类

（1）顺向型房室折返性心动过速（orthodromic atrioventricular reentrant tachycardia，O-AVRT）：是最常见的旁路相关心动过速，其发生时，室上性激动经过房室结-希氏束-浦肯野系统前传至心室，再通过旁路逆传至心房完成折返，形成O-AVRT。O-AVRT占房室折返性心动过速的90%～95%。因心房激动在心室之后，因而心电图上P′波在QRS波群之后，RP′间期＞70ms（图9-2-7）。

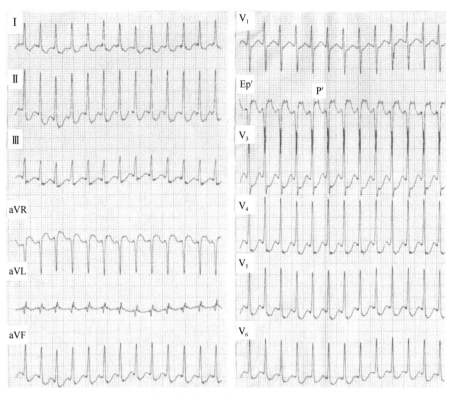

图9-2-7　房室折返性心动过速（Ep′为食道导联）

（2）逆向型房室折返性心动过速（antidromic atrioventricular reentrant tachycardia, A-AVRT）：在显性旁路患者中，约占房室折返性心动过速的5%。心房激动通过旁路传至心室，形成预激性QRS波群，再由房室结逆传至心房，形成A-AVRT。其心电图特点如下：①突然发作，突然终止，节律匀齐的宽QRS波心动过速；②P′波呈逆行性，总在心室波之后，由于P′波由房室结逆传，呈向心性激动，与ST段及T波融合而辨识较难，需要与房扑伴预激鉴别；③由于心房及心室均参与折返环，房室传导比例始终是1∶1；④QRS波群宽大畸形，频率为140～220次/分，节律规则；⑤适时的房性早搏或室性早搏电刺激可诱发及终止房室折返性心动过速发作。显性预激时发作O-AVRT，预激图形转变为窄QRS波心动过速。

（3）持续性交界区反复性心动过速（permanent junctional reciprocating tachycardia, PJRT）：是一种独特形式的隐匿性旁路参与的室上性心动过速，旁路通常定位于后间隔区域。室上性激动经过房室结-希氏束-浦肯野系统前传至心室，再通过后间隔区域的隐匿性旁路逆传至心房完成折返，因反复无休止发作而形成持续性变界区反复性心动过速。这种心动过速的逆传P′波在Ⅱ、Ⅲ、aVF导联深倒，由于旁路具有递减传导特征，因此RP′间期较长，逆传P′波常位于RR间期后1/2处（图9-2-8）。持续性交界区反复性心动过速反复无休止发作可导致心动过速心肌病，通常在成功治疗后能恢复。

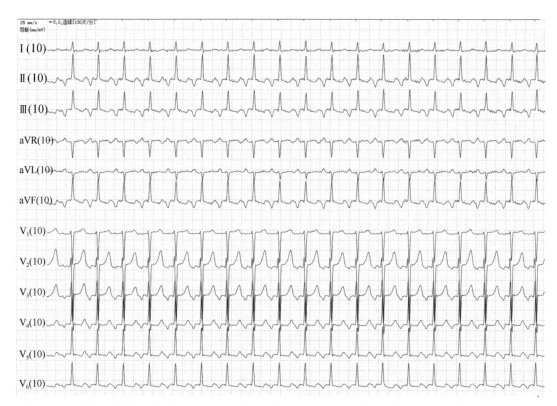

图 9-2-8 持续性交界区反复性心动过速发作时，Ⅱ、Ⅲ、aVF 导联 P′波深倒，RP′间期＞1/2 RR 间期

（4）Mahaim旁路：另一种不常见的旁路是房束纤维（Mahaim纤维），连接右心房到右束支远端（右心房-分支纤维）或右心房与近三尖瓣环处右心室（右心房-室纤维），具有前向递减性传导特性，但不能逆向传导。Mahaim旁路也可引起折返性心动过速，折返环经旁路前传，通过房室结-希氏束-浦肯野系统逆传（详见第十三章"预激综合征"）。

3. 动态心电图特征

（1）间歇性心室预激：部分预激综合征患者，心房激动有时不通过旁路下传心室而只通过房室结-希氏束-浦肯野系统下传，但有时又能沿旁路下传预先激动心室而形成部分或完全预激波。在动态心电图中利用反混淆波形叠加技术，可以观察到心室预激的各项特征：①PR间期＜0.12s；②QRS波群起始部有预激波；③QRS波群增宽，但PJ间期正常；④伴有继发性ST-T改变。动态心电图可以观察到至少2种及以上不同形态的QRS波群：一种为只通过房室结-希氏束-浦肯野系统下传激动心室的窄QRS波，另一种为只通过旁路下传并完全预先激动心室的宽QRS波，其他为部分通过房室结-希氏束-浦肯野系统下传、部分通过旁路下传激动心室而形成的不同形态的预激融合波，其QRS波群形态介于完全心室预激波与全部通过房室结下传激动心室的QRS波群之间。

（2）房室折返性心动过速发作时Lorenz散点图特征：在Lorenz散点图中，窦性心律是分布在45°线上的稳态吸引子，房室折返性心动过速是在45°线近端的心动过速吸引子。心动过速吸引子所对应的横坐标、纵坐标的位置通常在240～400ms，RR间期相对整齐，所对应的吸引子呈精致的圆形或椭圆形（图9-2-9）。

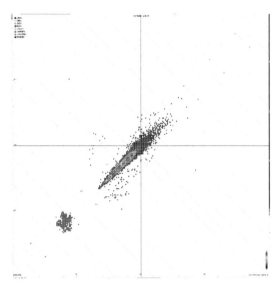

图9-2-9　房室折返性心动过速在45°线近端形成心动过速吸引子

（3）时间散点图特征：在时间RR间期（t-RR）散点图中（图9-2-10），窦性心律时呈连续分布的RR间期曲线，房室折返性心动过速由于突发突止的特点，可见RR间期曲线的连续性中断，曲线瞬间跳跃至240～400ms分布，由于房室折返性心动过速发作频率相对固定，RR间期齐整，因此在t-RR散点图中曲线接近直线，直到终止瞬间恢复至大于600ms。

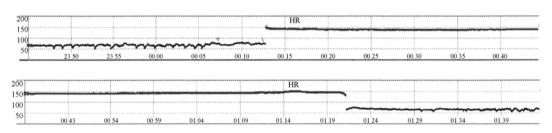

图9-2-10　时间RR间期散点图

根据时间散点图容易找到发作及终止瞬间所对应的心电图片段，O-AVRT的心电图特点（图9-2-11）：①突然发作，突然终止，节律匀齐，呈窄QRS波心动过速。②P'波呈逆行性，在心室波之后，RP'间期＞70ms，但RP'间期＜P'R间期。左侧旁路：逆传激动首先激动左心房，逆行P'波在Ⅰ、aVL导联倒置，在V₁导联直立。右侧旁路：逆传激动首先激动右心房，逆行P'波在Ⅰ、aVL导联直立，在V₁导联倒置。③由于心房及心室均参与折返环，房室传导比例始终是1：1。④可伴有相应导联ST段压低和QRS波群电交替。⑤QRS波群形态正常，频率为140～220次/分，节律规则。⑥适时的房性早搏或室性早搏电刺激可诱发及终止房室折返性心动过速发作，窦性早搏、交界性早搏也可诱发（少数情况下）。⑦显性预激发作O-AVRT时，预激图形转变为窄QRS波心动过速（图9-2-12）。

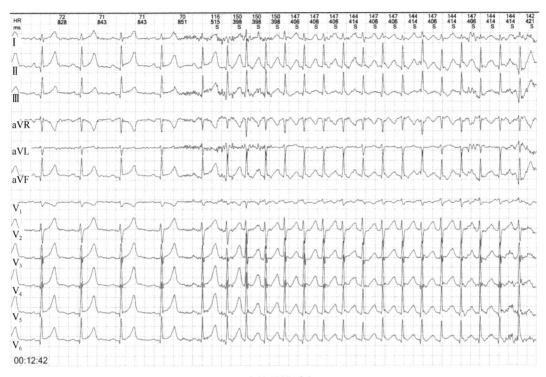

图9-2-11　房性早搏诱发O-AVRT

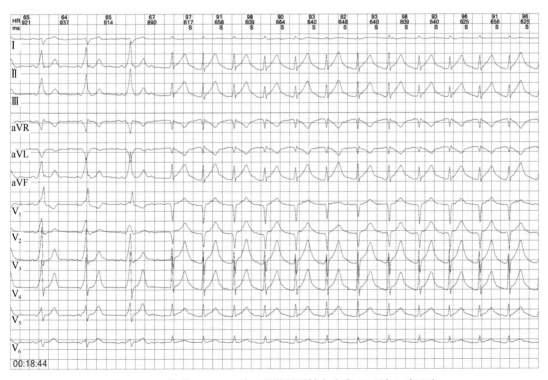

图9-2-12　发作O-AVRT时，预激图形转变为窄QRS波心动过速

三、病 例 分 析

病例1：房室折返性心动过速伴束支传导阻滞

1. 临床背景

（1）患者，男性，51岁，心悸2h，心电图显示宽QRS波心动过速（图9-2-13）。心悸终止后记录心电图正常。

（2）既往无心血管疾病史。

（3）血生化指标正常。

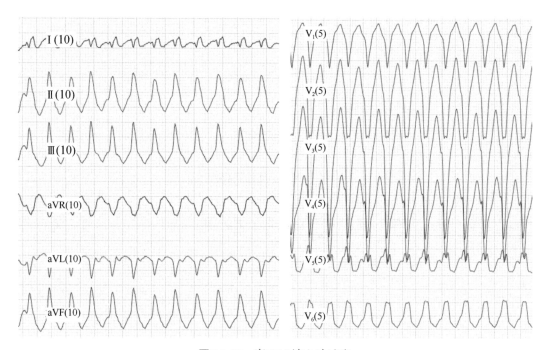

图9-2-13　宽QRS波心动过速

2. 动态心电图报告

（1）窦性心律，最小心室率为42次/分，发生于23：14。最大心室率为164次/分，发生于07：52。平均心室率为84次/分。

（2）偶发房性早搏18次/全程。

（3）偶发室性早搏2次/全程。

（4）于14：11：03，可见1阵次心动过速（图9-2-14），起初为宽QRS波心动过速，继而转换为窄QRS波室上性心动过速，数分钟后自行终止。

（5）监测中未见ST-T异常改变。

3. 经食管电生理检查　行经食管电生理检查诱发出宽QRS波心动过速，经食管心电图见图9-2-15。

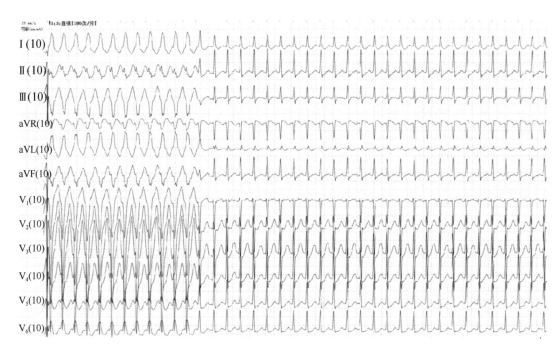

图 9-2-14 宽 QRS 波心动过速转换为窄 QRS 波室上性心动过速

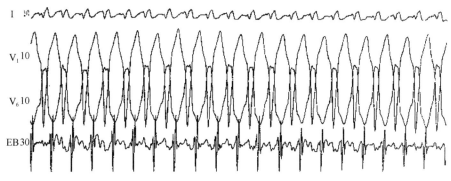

图 9-2-15 经食管心电图

4. 图形特征及诊断依据

（1）如图 9-2-13 所示，宽 QRS 波心动过速，心室率约为 200 次/分，节律匀齐。宽 QRS 波心动过速主要包括室性心动过速、室上性心动过速伴室内差异性传导或伴束支传导阻滞、室上性心动过速经房室旁路前传、窦室传导等。结合该患者临床情况，应鉴别诊断室性心动过速与室上性心动过速伴室内差异性传导或伴束支传导阻滞。

（2）如图 9-2-14 所示，动态心电图于 14：11：03 记录到 1 阵次心动过速。起初为宽 QRS 波心动过速，呈左束支传导阻滞图形，心室率匀齐，RR 间期约为 370ms；继而转换为窄 QRS 波心动过速，心室率绝对规则，RR 间期约为 320ms，持续数十搏后自行终止。提示该阵次心动过速为室上性心动过速可能性大。

（3）如图9-2-15所示，心动过速发作时，与图9-2-13相同均呈左束支传导阻滞图形。食道心电图（EB）RP'$_E$间期为190ms，V$_1$导联P'波辨识不清；RP'间期＜P'R间期，提示为房室折返性心动过速伴左束支传导阻滞。

5. 专家解析与点评　Coumel定律指出，预激综合征患者发生顺向型房室折返性心动过速，当合并旁路同侧功能性束支传导阻滞时，RR间期比不合并功能性束支传导阻滞时的RR间期延长；当合并旁路对侧功能性束支传导阻滞时，RR间期与不合并功能性束支传导阻滞时的RR间期相同。动态心电图记录如图9-2-14所示，该患者发生顺向型房室折返性心动过速合并左束支传导阻滞的RR间期（370ms）比不合并左束支传导阻滞的RR间期（320ms）延长50ms，提示图9-2-13～图9-2-15记录的心动过速为顺向型房室折返性心动过速（左侧隐匿性旁路）部分伴功能性左束支传导阻滞。

病例2：非阵发性交界性心动过速

1. 临床背景

（1）患者，女性，43岁，间断心悸7天。

（2）2周前有上呼吸道感染史。

（3）超声心动图提示室间隔肥厚。

（4）心肌肌钙蛋白轻度升高。

（5）常规心电图正常。

2. 动态心电图报告

（1）窦性心律，最小心率为43次/分，发生于03：54，最大心率为91次/分，发生于08：09。平均心率为56次/分。

（2）偶发房性早搏35次/全程，成对房性早搏1次，短阵房速1阵次（连4搏，频率108次/分）。

（3）非阵发性交界性心动过速（图9-2-16）12阵次。

（4）不完全性右束支传导阻滞。

（5）监测中未见ST-T异常改变。

（6）心率变异性分析：SDNN 126ms（正常参考范围为102～180ms），SDANN 106ms（正常参考范围为92～162ms）。

3. 图形特征及诊断依据

（1）图9-2-16：①左侧十余搏为非阵发性房室交界性心动过速，心率为80～90次/分，QRS波群呈室上性，RR间期匀齐，P'波落在QRS波群之中（P'波与QRS波群重叠）；②右侧数搏为窦性心律，心率为80～90次/分。

（2）图9-2-17：图9-2-17A为全时程Lorenz散点图，分布在45°线上，呈棒球拍形，近端似有分离。图9-2-17B为分时Lorenz散点图，均分布在45°线上。10：41散点图近端分离成两个吸引子，反混沌技术显示近端分离的吸引子为非阵发性交界性心动过速（图9-2-17C）。

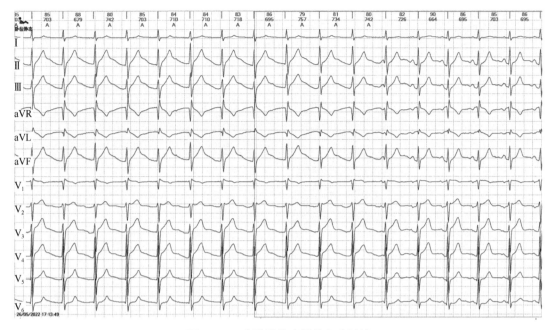

图9-2-16 非阵发性交界性心动过速

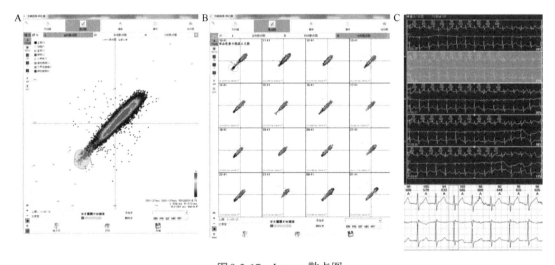

图9-2-17 Lorenz散点图

A. 全时程Lorenz散点图；B. 分时Lorenz散点图；C. 非阵发性交界性心动过速

（3）图9-2-18：第1行图为全时程t-RR散点图，第2行图为分时t-RR散点图，对应的时段为10：41～11：42，其中11：05～11：08时段蓝色条带t-RR散点图所对应的心电图为非阵发性交界性心动过速。与分时Lorenz散点图中分离近端的吸引子正好相对应。

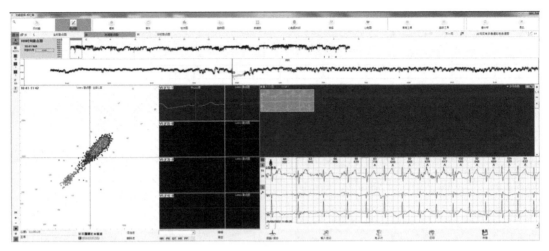

图 9-2-18　t-RR散点图

4. 专家解析与点评　非阵发性房室交界性心动过速可见于急性心肌梗死、心肌炎和洋地黄中毒，也可见于正常人。自主神经系统张力变化可影响其心率快慢。如心房活动由窦房结或异位心房起搏点控制，心室活动由房室交界区起搏点控制，可发生房室分离。患者2周前有上呼吸道感染史，心肌肌钙蛋白轻度升高，非阵发性房室交界性心动过速可能由心肌炎引起。常规心电图由于记录时间短，捕捉不到心律失常，动态心电图有利于捕捉到一过性心律失常。

（林　凡）

第三节　非折返性室上性心动过速

一、概　　述

1∶2房室传导是指1次心房激动同步不等速分别沿2条应激性和传导性不同的径路下传至心室，并引起2次心室激动的电生理现象，又称双重心室反应，是一种少见的心电现象。连续出现可使心室率加倍而形成房室结非折返性心动过速，长期发作可导致心律失常性心肌病。目前认为1∶2房室传导发生机制是房室间存在解剖性或功能性传导速度差别显著的2条传导径路，且2条径路存在逆向传导阻滞；希氏束-浦肯野系统及心室肌有效不应期短于2条径路的顺向传导时间差。

二、心电图特征

房室结非折返性心动过速的形成机制是房室结经2条径路下传，因慢径下传缓慢，到达心室时心室已经恢复了不应期，故再次激动了心室，造成RR间期显著不等。因此心电图常表现为"二联律"形式。当联律间期与其后面的一个RR间期相等时，散点图就分布于45°线上，这时将1h的分布于45°线左上和右下的两个分离团块连接起来，就形成24h Lorenz-RR散点图呈类"L"形的表现。房室结非折返性心动过速发作时的RR间期（一短一长）的变化，决定了其散点图的特有表现：t-RR散点图呈3层分布，最上层为主导窦性节律；1h Lorenz-RR散点图呈"二联律"样，在45°线两侧有对称分布的团块，而24h Lorenz-RR散点图呈"L"形。

三、病 例 分 析

1. 临床背景　患者，男性，56岁，因"间断心悸不适6年"入院。

2. 动态心电图报告

（1）窦性心律，最小心室率为55次/分，最大心室率为124次/分，平均心室率为92次/分。

（2）房室结双径路，快频率时经慢径下传（PR间期最长600ms），部分时间房室结双径路持续性1∶2房室传导，呈房室结非折返性心动过速，部分伴心室内差异性传导，部分伴下传阻滞，部分交替性经快径、慢径下传。

（3）监测中未见ST-T异常改变。

3. 图形特征及诊断依据　Lorenz-RR散点图呈多分布图形，主体呈三分布，其主导心律位于45°线上（图9-3-1）。24h及1h t-RR散点图可见3或4层分布现象，主导节律在最上层，下面2或3层为心动过速发作时的RR间期条带（图9-3-2）。沿45°线（等速线）靠近坐标原点吸引子A1心电图特征：①窦性心律（心率为98次/分）；②PR间期0.44s（图9-3-3）。沿45°线（等速线）靠远端的吸引子A2心电图特征：①窦性心律（心率为60次/分），②PR间期0.22s（图9-3-4）。以上两种PR间期相差在0.06s以上，提示房室结双径路传导可能。快减速区

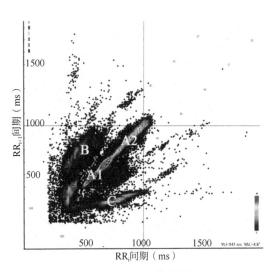

图9-3-1　24h散点图

吸引子C心电图特征：①1次P波后跟随2个QRS波群，有固定的PR₁间期和PR₂间期；②慢径路下传阻滞终止1∶2房室传导现象（图9-3-5）。散点集C逆向心电图显示心动过速发作时的特征：1个P波后连续出现2个QRS波群，PR间期分别为210ms和600ms，QRS波群形态略有差异（图9-3-6）。

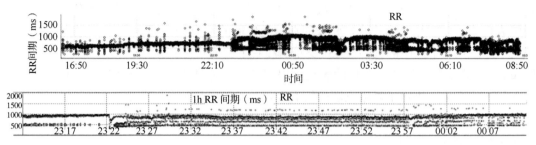

图 9-3-2　24h t-RR 散点图及典型的 1h 中 3 层分布的散点图

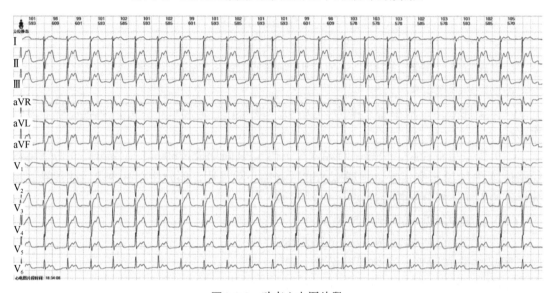

图 9-3-3　动态心电图片段

对应图 9-3-1 中吸引子 A1 的窦性心律：①心率 98 次／分；②PR 间期 0.44s

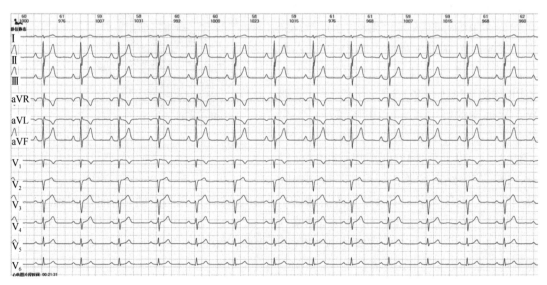

图 9-3-4　动态心电图片段

对应图 9-3-1 中吸引子 A2 的窦性心律：①心率 60 次／分；②PR 间期 0.22s

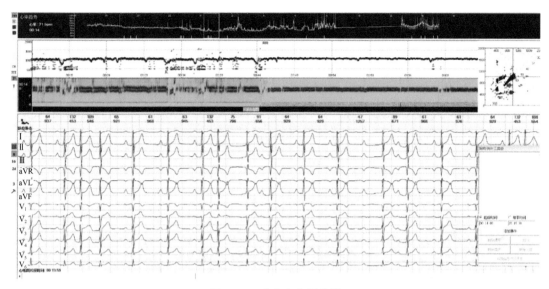

图9-3-5　动态心电图片段

对应图9-3-1中吸引子C的1∶2房室传导现象

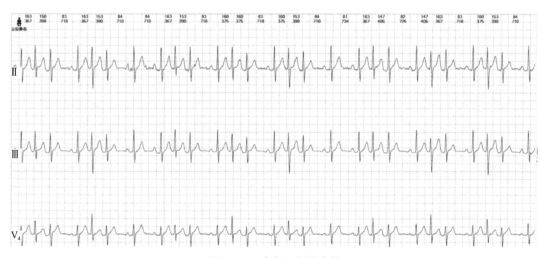

图9-3-6　动态心电图片段

对应图9-3-1中吸引子C：持续1∶2房室传导诱发非折返性室上性心动过速

4. 专家解析与点评　本例易诊断为交界性插入性早搏（P波落入QRS波群或T波中），若为交界性插入性早搏，在24h和1h t-RR散点图中会有非插入性的表现，即为两层（等周期代偿）或主导节律之上有一层水平分布的散点层。

（陈　静）

第十章

室性心律失常

室性心律失常是指起源于心室的心律失常，是常见的心律失常，包括室性早搏、室性逸搏及逸搏心律、加速性室性自主心律、室性心动过速、心室扑动、心室颤动等。室性心律失常可见于健康人，但更多见于冠心病、心肌病、心肌炎、二尖瓣脱垂及电解质紊乱等疾病患者。由于常规心电图记录时间过短，数据采集不完整，因而捕捉室性心律失常受到一定的限制；动态心电图记录时间较长，可以明显提高室性心律失常的检出率。

各类室性心律失常的概述、分类及心电图表现如下。

一、室 性 早 搏

1. 概述与分类　室性早搏又称室性期前收缩，指起源于心室的异位起搏点提前发放的冲动，是临床上最常见的心律失常。室性早搏联律间期是指室性早搏与其前一个窦性搏动之间的时距；室性早搏代偿间期是指室性早搏后通常出现一个较正常心动周期为长的窦性搏动。由于室性早搏不易侵入窦房结、不影响窦性激动周期，故表现为完全性代偿间期。

（1）单源室性早搏：来自心室同一异位起搏点，其QRS波群形态、联律间期相同。

（2）多源室性早搏：在同一导联中出现2种或以上QRS波群形态与联律间期互不相同的室性早搏。若联律间距固定而形态各异，则为多形性室性早搏，其临床意义与多源室性早搏相似。

（3）频发室性早搏：室性早搏可以偶发或频发，若>5次/分，则称为频发室性早搏。常见的二联律（图10-0-1）与三联律就是一种有规律的频发室性早搏，前者指室性早搏与窦性心律交替出现；后者指每两个窦性心搏后出现1次室性早搏。

（4）R-on-T型室性早搏：指室性早搏的QRS波群落入前一心搏的T波之上。易损期一般位于心电图T波升支到达顶峰前的20~30ms，持续时间为0~10ms。当室性早搏落入此生理期中，患者易发生尖端扭转型室性心动过速或心室颤动。

2. 心电图表现

（1）提前出现的宽大畸形的QRS-T波，QRS波群时限常>0.12s，T波多与QRS波群主波方向相反。

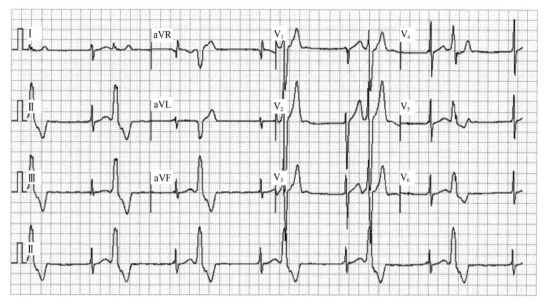

图 10-0-1 频发室性早搏呈二联律

（2）提前出现的 QRS 波群前无 P 波或无相关 P 波。

（3）大多呈完全性代偿间期。

（4）根据心电图可大致确定室性早搏的起源部位。若来源于右心室，则呈左束支传导阻滞图形（图 10-0-2）；若来源于左心室，则呈右束支传导阻滞图形（图 10-0-3）。若 Ⅱ、Ⅲ、aVF 导联 QRS 波群呈高大直立 R 波，则来源于流出道；若 Ⅱ、Ⅲ、aVF 导联 QRS 波群呈 QS 型，则来源于流入道。

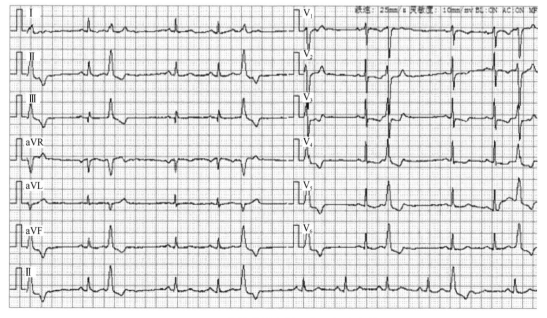

图 10-0-2 室性早搏来源于右心室流出道

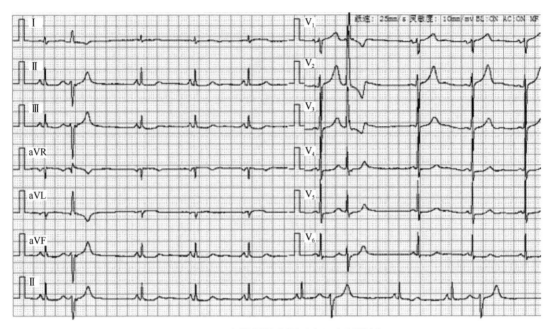

图 10-0-3 室性早搏来源于左心室间隔部

二、室性心动过速

1. 概述 室性心动过速（简称室速）指起源于希氏束分支以下的传导系统和（或）心室肌的心动过速，属于宽QRS波心动过速。

除室速外，宽QRS波心动过速还包括室上性心动过速合并束支传导阻滞或室内差异性传导、逆向型房室折返性心动过速、预激综合征合并房速、房扑或房颤、窦室传导等。临床上80%以上宽QRS波心动过速为室性心动过速，其次为室上性心动过速合并束支传导阻滞或室内差异性传导，应注意鉴别。

2. 心电图表现 室速的心电图表现如下。

（1）连续出现3个或3个以上的室性早搏，QRS波群宽大畸形，时限＞0.12s。

（2）频率一般为140～200次/分，节律可稍不均齐。

（3）室房分离，心室率快于心房率。

（4）偶有心室夺获和室性融合波出现。

心电图出现以下几种情况时高度提示室速：①室房分离、心室夺获和室性融合波，是支持室速强而有力的诊断依据；②QRS波群越宽，室速的可能性越大；③额面电轴极度右偏（-90°～+180°），也强烈支持室速；④胸导联QRS波群主波方向一致向下，可以肯定为室速（图10-0-4），若一致向上，须排除经旁路前传的心动过速才能诊断为室速。

心室律绝对不匀齐且频率＞200次/分应考虑预激综合征合并房颤。预激综合征合并房扑、窦室传导分别为几种常见的宽QRS波心动过速，应注意鉴别。

3. 分类 根据持续时间，室速可分为持续性室速（发作时间大于30s）及非持续性室速（发作时间小于30s）；根据有无结构性心脏病，室速可分为特发性室速与结构性心脏病性室速；根据QRS波群形态，室速可分为单形性、双向性及多形性室速；根据频率不同，室速可分为阵发性室速与非阵发性室速（加速性室性自主心律）；按发生机制不同，室速可分为局灶性（自律性或后除极引起）与折返性室速；此外，还可根据室速的起源部位、临床表现及预后等进行分类。现简要介绍以下几种室速。

（1）特发性室速：指经过各种检查均未发现室速患者有心脏结构或功能的异常改变，也无电解质紊乱及QT间期延长等致心律失常因素存在。右心室流出道室速和左心室间隔部室速是临床上最常见的两种特发性室速。右心室流出道室速心电图呈左束支传导阻滞图形，Ⅱ、Ⅲ、aVF导联呈巨大R波（图10-0-5）；左心室间隔部（左后分支型）室速心电图表现为右束支传导阻滞图形伴电轴左偏或极度右偏（图10-0-6）。两者可通过射频消融治疗根治。

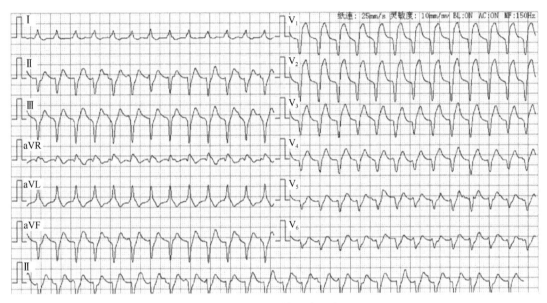

图 10-0-4　室性心动过速

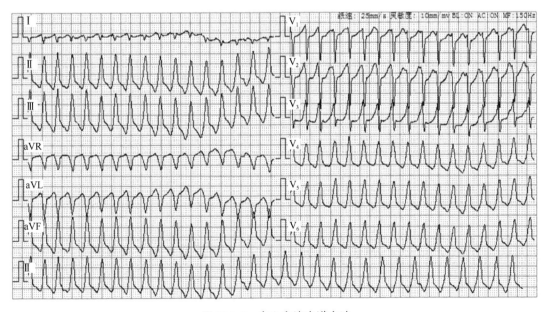

图 10-0-5　右心室流出道室速

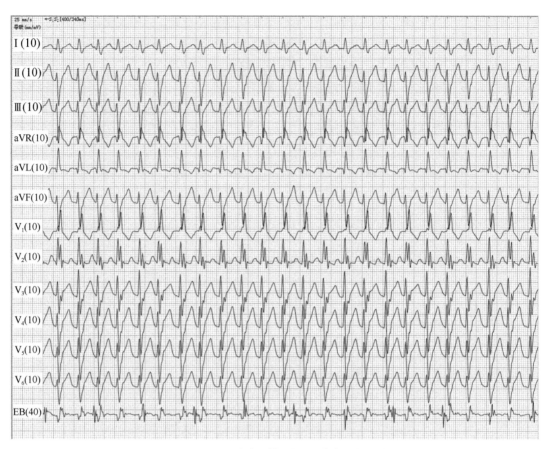

图 10-0-6　左心室间隔部（左后分支型）室速

（2）双向性室速、多形性室速及尖端扭转型室速

1）双向性室速：QRS波群方向呈交替变换者称为双向性室速，其多见于严重的器质性心脏病或洋地黄等药物中毒。其心电图表现如下（图10-0-7）：①心室率一般为140～200次/分。②节律大多整齐，同一导联相同形态QRS波群的RR间期规则，不同形态QRS波群的RR间期可不相等，呈长短交替性改变。③发作持续数秒至数分钟，可自行终止，也可反复发作。④QRS波群宽大畸形，时限一般为0.14～0.16s，也可≤0.12s或＞0.12s。⑤两种除极向量的QRS波群主波方向发生交替性变化，即一次向上、一次向下；或某些导联QRS波群主波表现为一次较宽、一次较窄；或QRS波群主波表现为一次较高、一次较低；或交替出现一组QRS波群主波均向上、一组QRS波群主波均向下。⑥标准肢体导联交替出现电轴右偏和左偏。⑦室速发作间歇可出现与双向性室速波形相似的双向性室性早搏。⑧V_1导联呈QS型或R型。双向性室速应注意与QRS波群电交替进行鉴别：两者病因类似，多伴有器质性心脏病，但后者心电图表现为QRS波群振幅交替性一高一低，QRS波群时限正常，这与前者QRS波群双向交替变化的特点完全不同，较易鉴别。双向性室速是一种严重的心律失常，易发展为心室颤动，病死率较高。若能早期识别并及时处理，大多可以纠正。

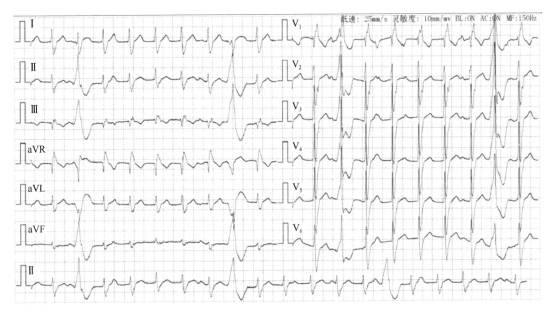

图 10-0-7　双向性室速

2）多形性室速（心室紊乱心律）：可见于结构性心脏病，也可见于非结构性心脏病。非结构性心脏病的多形性室速多发生于遗传性心律失常综合征患者（长 QT 间期综合征、短 QT 间期综合征、儿茶酚胺敏感性多形性室速、Brugada 综合征或早期复极综合征）。心电图主要表现（图 10-0-8）：频发多源室性早搏及短串室速；QRS 波群形态不一、连续发生变化；心电图各波之间无明显等电位线和（或）电轴多变；心室率 > 100 次 / 分。多形性室速应注意与心室颤动进行鉴别。多形性室速常转变为室颤。若抢救不及时，患者可死亡。

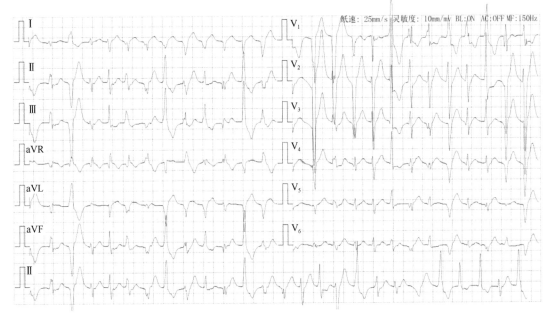

图 10-0-8　多形性室速

3）尖端扭转型室速：属一种特殊类型的多形性室速，常见于先天性长QT间期综合征，严重的房室传导阻滞，逸搏心律伴巨大T波，低钾、低镁伴有异常T波及U波，应用某些药物如奎尼丁等。心电图表现（图10-0-9）：①一连串宽大畸形的QRS波群围绕基线不断扭转其主波方向，每隔3~10次心搏就扭转1次，每次发作持续数十秒，可自行停止，但反复发作，若不及时治疗，易进展为心室颤动；②心室率可达200~250次/分；③心动过速常由落于T波顶峰附近的室性早搏（R-on-T现象）诱发；④发作间期，基础心律多缓慢且常伴有QT间期或QTu间期延长。

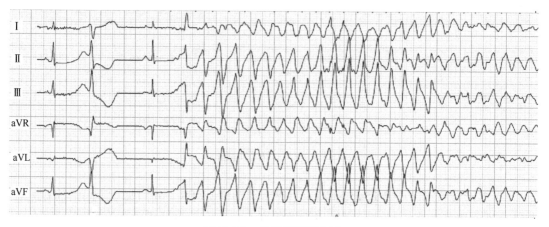

图10-0-9 尖端扭转型室速

QT间期延长，R-on-T型室性早搏诱发了尖端扭转型室速

三、心室扑动与心室颤动

心室扑动与心室颤动是最严重的致命性快速性心律失常，是各种严重结构性心脏病及其他全身性疾病晚期的常见心电图表现。其发作时，因心室肌快速不协调地微弱收缩或乱颤而丧失泵血功能，患者心、脑、肾等器官和周围组织停止血液灌注，心音和脉搏消失，血压无法测出，意识丧失，发生阿-斯综合征甚至死亡。

1. 心室扑动 是心室肌产生环形激动的结果，常不能持久，若不能很快恢复，则会转为心室颤动而死亡。心室扑动的心电图表现（图10-0-10）：P-QRS-T波群消失，代之以连续快速而相对规则的扑动波，形态类似于正弦波；频率为150~250次/分。心室扑动应注意与室速进行鉴别：后者QRS波群与T波分开，两个波之间有等电位线。

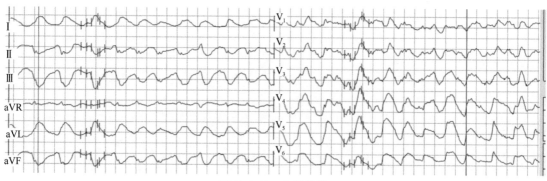

图10-0-10 心室扑动

2. 心室颤动 是导致心脏性猝死最严重的快速性心律失常，大多为心室内多个折返中心形成的不协调冲动经大小、方向不一的传导径路到达心室各部而引起。心电图表现：P-QRS-T波群消失，代之以快慢不等、间隔极不匀齐、振幅和形态不一的细小颤动波（＜0.2mV），频率为200～500次/分（图10-0-11）。

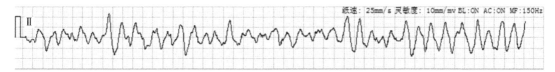

图10-0-11 心室颤动

心室扑动和心室颤动常由室速引发；R-on-T型室性早搏被认为是心室扑动和心室颤动发作前的先兆；部分长联律间期的室性早搏、高度或完全性房室传导阻滞、室内传导阻滞和室性逸搏心律也可引发心室扑动和心室颤动；室上性心律失常偶尔也可引起心室扑动和心室颤动。

四、加速性室性自主心律

加速性室性自主心律又称非阵发性室性心动过速。心电图表现（图10-0-12）：①QRS波群宽大畸形，连续出现，心室率为60～100次/分；②窦性心律与室性心律并存时，常发生干扰性房室脱节或两种心律交替出现，可见室性融合波及心室夺获；③提高窦性频率可使非阵发性室性心动过速消失。

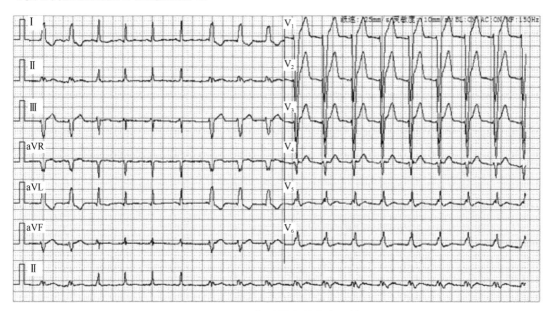

图10-0-12 加速性室性自主心律

五、室性逸搏与室性逸搏心律

如果窦房结及房室交界区等因病变不能发放冲动，需由心室起搏点发放冲动控制心室电活动，形成室性逸搏，连续出现3个或3个以上的室性逸搏则形成室性逸搏心律。心电图表现（图10-0-13）：①在一个较长的心室间歇之后，出现一个宽大畸形的QRS波群，时限≥0.12s；②QRS波群前无相关的窦性P波；③室性逸搏与下传的窦性冲动可形成室性融合波，有时可出现室性逸搏-夺获二联律。如果连续出现3次或3次以上室性逸搏，则形成室性逸搏心律，其频率多为20～40次/分。

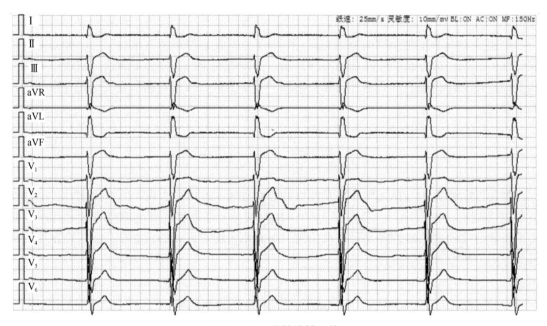

图10-0-13 室性逸搏心律

六、病 例 分 析

病例1：室性早搏来源于右心室流出道

1. 临床背景

（1）患者，女性，26岁，因"间断心悸2年，加重1个月"入院。

（2）既往史：无特殊。

（3）辅助检查：血常规、血电解质、心肌肌钙蛋白等均正常。

（4）超声心动图：未见异常。

（5）常规心电图（图10-0-14）：室性早搏呈左束支传导阻滞图形，在Ⅱ、Ⅲ、aVF导联呈高大直立R波，提示室性早搏来源于右心室流出道。

2. 动态心电图报告

（1）窦性心律，最小心率为52次/分，发生于23：23。最大心率为120次/分，发生于08：26。平均心率为76次/分。

（2）偶发房性早搏12次/全程。

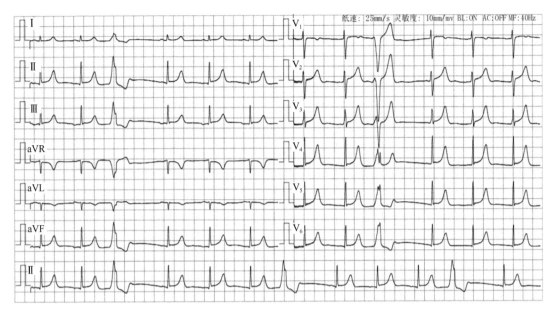

图10-0-14 来源于右心室流出道的室性早搏

（3）频发单源室性早搏10527次/全程。

（4）监测中未见ST-T异常改变。

（5）患者记录心悸不适症状时心电图显示频发室性早搏，早搏来源于右心室流出道可能性大。

3. 图形特征及诊断依据

（1）图10-0-15：与图10-0-14类似，提示为频发单源室性早搏呈二联律。因室性早搏呈左束支传导阻滞图形，且在Ⅱ、Ⅲ、aVF导联呈高大直立R波，提示来源于右心室流出道。

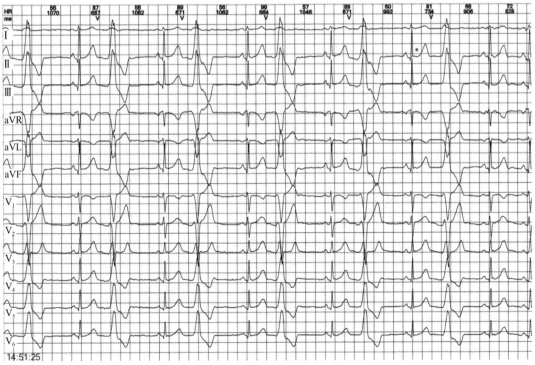

图10-0-15 动态心电图显示室性早搏来源于右心室流出道

（2）图10-0-16：图10-0-16A为24h三维Lorenz-RR散点图。其特点如下：室性早搏子集C1及C2均位于散点图左侧区域，几乎垂直于45°线，似为2个倒"Y"形叠加。室性早搏子集C1位于C2左下区域，决定其位置的因素如下：①联律间期越短时，室性早搏子集越靠近y轴；联律间期越长时，室性早搏子集越远离y轴。②代偿间期越短时，室性早搏子集越靠近x轴；反之代偿间期越长时，室性早搏子集越远离x轴，靠近坐标轴的上方。③结合图10-0-16A，提示室性早搏子集C1的联律间期及代偿间期均短于室性早搏子集C2，即包含室性早搏C1的心室率快于包含室性早搏C2的心室率。

图10-0-16B是分解为30min的Lorenz-RR散点图，每一个分解图均呈典型的倒"Y"形，提示为室性并行心律。

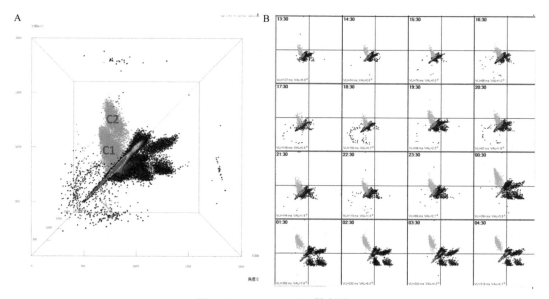

图10-0-16 Lorenz-RR散点图

A. 三维Lorenz-RR散点图；B. 分解为30min的Lorenz-RR散点图

4. 专家解析与点评 右心室流出道位于右心室位置偏高的心底部，起源于该部位的室性早搏除极方向指向下方，因而面向Ⅱ、Ⅲ、aVF导联呈高大直立的R波。右心室流出道与左心室流出道/主动脉窦的解剖位置邻近，两者室性早搏的QRS波群形态相似，应注意鉴别。起源于主动脉窦的室性早搏，其V_1导联R波时限与R波幅度都比右心室流出道室性早搏更宽、更高，若V_1导联的R波时限指数≥50%或V_1导联R波幅度≥30%，则室性早搏起源于主动脉窦；反之则起源于右心室流出道。

右心室流出道是右心室解剖、组织结构变化与移行集中的部位，也是右心室血流动力学压力高、变化较大的部位，这些特征都使该部位成为心律失常的好发部位。该患者常规体表心电图与动态心电图的室性早搏定位一致，且动态心电图提示室性并行心律，定量分析室性早搏10527次/全程，诊断明确，可建议应用抗心律失常药物或经射频消融术治疗。

病例2：尖端扭转型室速

1.临床背景

（1）患者，女性，87岁，因"间断心悸、胸闷胸痛2月余"入院。

（2）既往史：有肥厚型心肌病病史多年。

（3）辅助检查：pro-BNP 21 506pg/ml；cTnI 306.9pg/L；血钾5.89mmol/L；D-二聚体14.63μg/ml。

（4）超声心动图：肥厚型心肌病，主动脉瓣狭窄，右心房增大，主动脉钙化。

（5）体表心电图（图10-0-17）：下壁、侧壁导联QRS波群呈qR型，V_3～V_6导联ST-T异常改变。

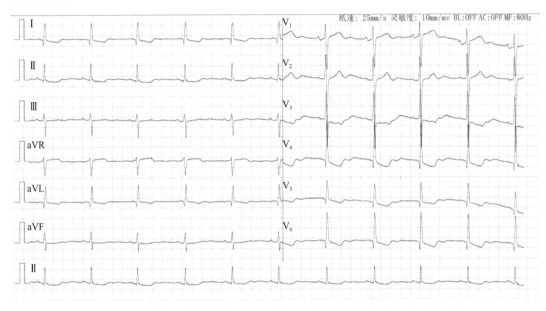

图10-0-17 下壁、侧壁导联QRS波群呈qR型，V_3～V_6导联ST-T异常改变

2. 动态心电图报告 危急值报告：监测中可见1阵次尖端扭转型室速。

（1）窦性心律，最小心率为45次/分，发生于19：13。最大心率为86次/分，发生于14：13。平均心率为58次/分。

（2）偶发-频发（3h）房性早搏835次/全程，成对房性早搏7次，部分呈二联律、三联律，短阵房速4阵次（连发3～5搏，频率99～133次/分）。

（3）室性早搏34次/全程，短阵室速2阵次（连发4～21搏，频率116～205次/分）。其中1阵次室速为尖端扭转型室速。

（4）监测中下壁、侧壁导联QRS波群呈qR型，V_3～V_6导联ST-T异常改变，请结合临床。

（5）患者记录心悸不适症状时心电图提示尖端扭转型室速。

（6）HRT分析：TO 2.96；TS -3.4ms/RR间期。

（7）心率减速力分析：DC 5.727ms；DRs分析提示中风险。

3. 图形特征及诊断依据

（1）图10-0-18：窦性心动过缓；可见一次室性早搏，呈右束支+左前分支型，提示室性早搏来源于左心室间隔部；下壁、侧壁导联呈qR型；V_3～V_6导联ST-T异常改变。

（2）图10-0-19：第1个心搏为窦性搏动；第2～4个心搏为一阵次连发3搏短阵室速；第5个心搏仍为窦性搏动；第6个心搏为一个来源于左心室间隔部的R-on-T型室性早搏，

接着诱发了尖端扭转型室速，持续20搏后自行终止；下壁、侧壁导联呈qR型；$V_3 \sim V_6$导联ST-T异常改变。

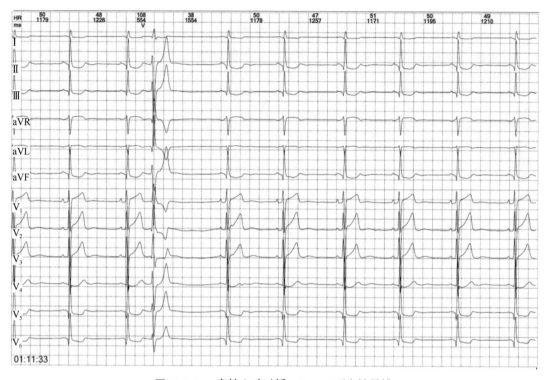

图 10-0-18　窦性心动过缓，R-on-T型室性早搏

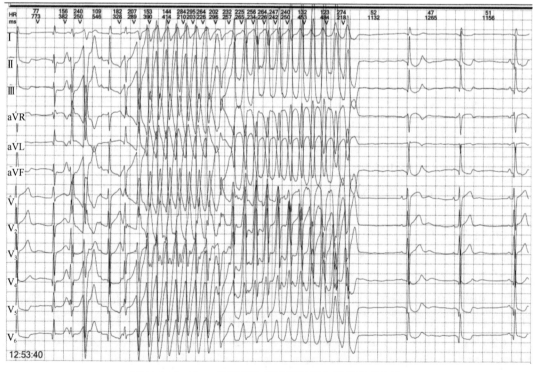

图 10-0-19　R-on-T型室性早搏诱导了尖端扭转型室速

（3）图10-0-20：HRT分析显示TO 2.96、TS -3.4ms/RR间期。心率震荡的两项指标均异常，提示患者属于心脏性猝死高危人群。

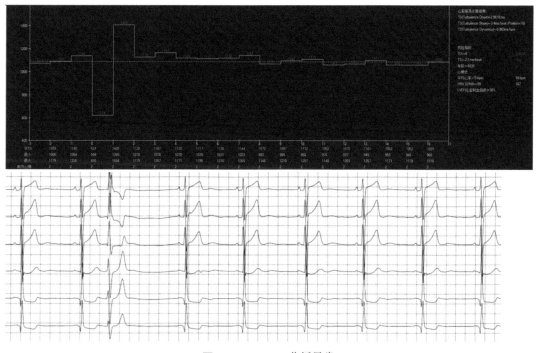

图10-0-20　HRT分析异常

（4）图10-0-21：心率减速力分析显示DC 3.6143ms，提示中风险；DRs分析提示高风险。

心率减速力（DC）检测报告

1. 检测心率段（15：50～15：49）

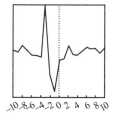

2. 检测结果：DC=3.6143

3. 结果判定：中风险

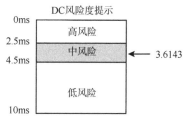

连续心率减速力（DRs）检测报告

1. 检测结果

DRs	DR计数相对值
DR1	17.8%
DR2	1.6%
DR3	0.09%
DR4	0.0053%
DR5	0.0009%
DR6	0.0000%
DR7	0.0000%
DR8	0.0000%
DR9	0.0000%
DR10	0.0000%

3. 结果判定：高风险

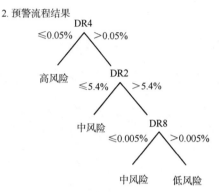

2. 预警流程结果

DRs风险判定

高风险
中风险
低风险

图10-0-21 心率减速力分析提示高风险

4. 专家解析与点评 尖端扭转型室速（TdP）是一种严重的快速性室性心律失常，可反复发作，易致晕厥甚至猝死，多见于心肌缺血、心肌梗死、心肌病、遗传性心律失常等。TdP常见于QTc间期延长者，由R-on-T型室性早搏诱发，发作时心电图特征如下：心室率≥200次/分；QRS波群宽大畸形、振幅不一，围绕基线不断扭转其主波方向，每连续出现3～10个同类的QRS波群之后就会发生扭转，翻向对侧。该患者动态心电图、HRT分析与DC均异常，提示中、高风险，应引起重视。

（杨晓云）

第十一章

并行心律

并行心律（parasystolic rhythm）是一种特殊类型的双重心律，是指心脏内除了主导心律（通常是窦性心律）外，还存在另一个异位起搏点。由于该异位起搏点周围具有保护性传入阻滞，可以阻止其他冲动传入，从而可以按自身固有频率间断或连续地发放冲动，引起心房或心室除极。这种异位节律与主导心律同时存在，相互独立，互不干扰，共同或交替控制心室（或心房），构成并行心律。并行心律包括房性、交界性与室性并行心律，其中室性并行心律最常见。

一、室性并行心律

室性并行心律心电图特点如下（图11-0-1）：①室性异位搏动的联律间期不等（联律间期相差0.08s以上）；②两个长室性异位搏动间距是两个最短室性异位搏动间期的整数倍；③可形成室性融合波。

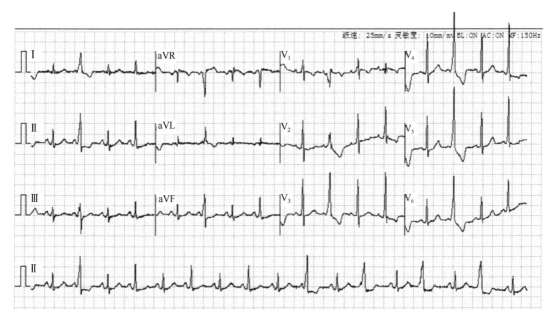

图11-0-1 室性并行心律心电图

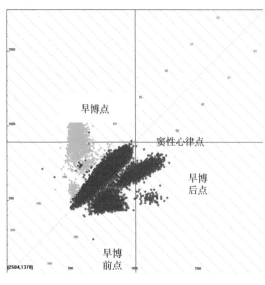

图11-0-2 室性并行心律24h Lorenz-RR散点图

室性并行心律在常规心电图中判断其倍数关系或最大公约数关系通常较困难，因而与室性早搏不易鉴别。由于24h Lorenz-RR散点图是各种心律失常大数据叠加形成的特征性模型，因而根据动态心电图中室性并行心律形成的倒"Y"形散点图特征可以快速做出判断。

图11-0-2显示室性并行心律的Lorenz-RR散点图特征如下：①分布于等速线上的棒球拍形散点集代表窦性心律点集；②短长周期区的早搏点集，长短周期区的早搏前、后点集均向等速线延伸，与窦性心律点集相连形成倒"Y"形。

二、房性并行心律

房性并行心律心电图特点如下（图11-0-3）：①存在两种形态不同且各有其自身规律的心房激动波，其中一种P波为窦性节律，另一种P′波为房性异位节律；②房性异位节律P′波规则出现，其联律间期不固定；③相邻房性异位搏动之间呈倍数关系；④可见房性融合波。房性异位搏动周围存在"传入阻滞"，因而不受窦性节律的干扰；窦性节律无传入保护可被房性异位节律点侵入并发生干扰。房性并行心律的散点图特征类似于室性并行心律。

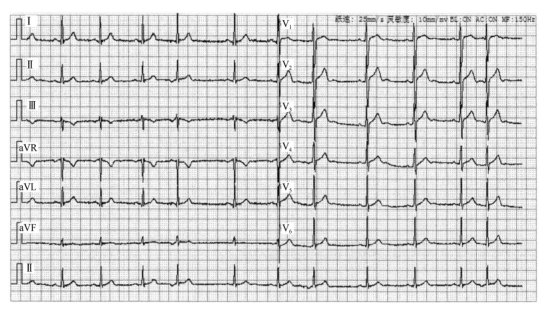

图11-0-3 房性并行心律

三、交界性并行心律

交界性并行心律心电图特点如下：①交界性异位搏动的联律间期不等（联律间期相差0.08s以上）；②两个长交界性异位搏动间距是两个最短交界性异位搏动间距的整数倍；③房室交界区规律地发放冲动，因其周围存在"传入阻滞"，故交界区节律点不受窦性节律的干扰。

并行心律的频率范围为20～400次/分，其频率可慢于主导心律，也可快于主导心律。与房性、交界性及室性异位起搏点的自主频率顺序相反，室性并行心律起搏点的频率快于室上性并行心律起搏点，但并行心律室性心动过速（图11-0-4）的频率慢于阵发性室性心动过速的频率。

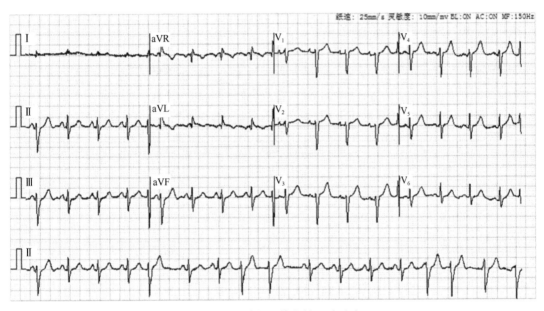

图11-0-4 并行心律室性心动过速

四、病例分析

病例1：室性并行心律

1. 临床背景

（1）患者，男性，53岁，心悸不适3个月。

（2）既往史：无特殊。

（3）辅助检查：血常规、血电解质、心肌肌钙蛋白等均正常。

（4）超声心动图：未见异常。

（5）常规心电图：提示频发室性早搏。

2. 动态心电图报告

（1）窦性心律，最小心率为56次/分，发生于10：06。最大心率为149次/分，发生于20：06。平均心率为86次/分。

（2）偶发房性早搏1次/全程。

（3）频发室性早搏21 460次/全程，部分呈二联律、三联律，可见融合波，散点图提示室性并行心律。

（4）监测中未见ST-T异常改变。

（5）患者记录心悸不适症状时心电图显示频发室性早搏。

3. 图形特征及诊断依据

（1）图11-0-5显示频发室性早搏，其特点如下：①室性早搏的联律间期不等（联律间期相差0.08s以上）；②形态相似，呈右束支传导阻滞＋左前分支传导阻滞图形，提示室性早搏来源于左心室间隔部可能性大；③可见室性融合波。不能确定两个长室性早搏间距是否为两个最短室性早搏间距的整数倍。

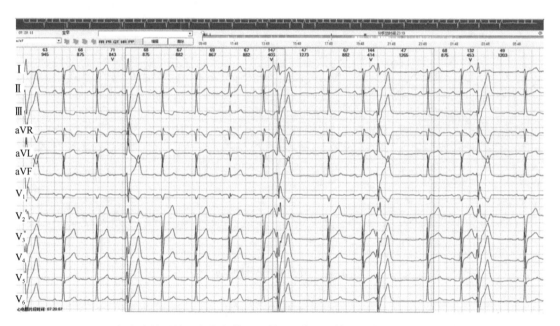

图11-0-5　频发室性早搏呈右束支传导阻滞＋左前分支传导阻滞图形，可见室性融合波

（2）图11-0-6A为24h Lorenz-RR散点图，似倒"Y"形；图11-0-6B为Lorenz-RR分时散点图，均呈倒"Y"形，提示为室性并行心律。

（3）图11-0-7中绿色团块为室性早搏吸引子，反混沌技术提示心电图呈右束支传导阻滞＋左前分支传导阻滞图形，提示该室性早搏来源于左心室间隔部；右侧绿色方框内室性早搏前有窦性P波，QRS波群形态介于正常窦性搏动与室性早搏之间，提示为室性融合波。倒"Y"形左下肢为早搏前点；倒"Y"形右上肢为早搏后点。

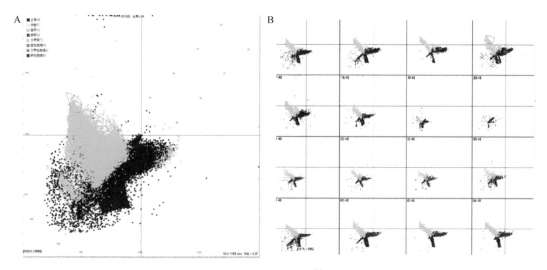

图 11-0-6　Lorenz-RR 散点图

A. 24h Lorenz-RR 散点图；B. 分时 Lorenz 散点图均呈倒 "Y" 形分布

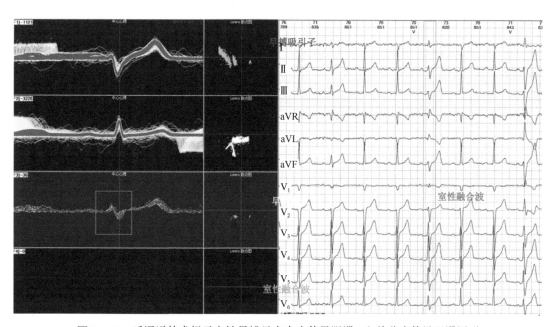

图 11-0-7　反混淆技术提示室性早搏呈右束支传导阻滞＋左前分支传导阻滞图形

4. 专家解析与点评　室性并行心律虽然以室性早搏形式出现，但其发生机制与临床意义却不同于一般的室性早搏。传入阻滞使得外界冲动不能传入室性异位节律点，此时室性异位节律点以其自主节律有规律地发放冲动，并与窦性心律无关。传出阻滞使得室性异位节律点虽然有规律地发放冲动，但不是每次冲动都能传出而引起心室除极。室性并行心律的传入阻滞及传出阻滞在心电图上表现为室性早搏的联律间期不等，但早搏之间有固定规律，最长的早搏间距与最短的早搏间距之间呈整倍数关系，可见室性融合波。常规体表心电图由于记录时间短，难以判断室性并行心律。但动态心电图记录 24h 心电活动所获取的

10万次心搏，通过散点图技术可以展现室性并行心律的特点，并做出正确诊断。

病例2：双源室性并行心律

1. 临床背景

（1）患者，女性，56岁，反复心悸1年。

（2）既往史：无特殊。

（3）辅助检查：血常规、血电解质、心肌肌钙蛋白等均正常。

（4）超声心动图：未见异常。

（5）常规心电图：提示频发室性早搏。

2. 动态心电图报告

（1）窦性心律（10：30～17：04）+心房颤动（17：04～08：30），最小心室率为57次/分，发生于02：27。最大心室率为128次/分，发生于17：57。平均心室率为87次/分。

（2）偶发-频发（22h）多源室性早搏4249次/全程，可见室性并行心律。

（3）监测中未见ST-T异常改变。

（4）患者记录心悸不适症状时心电图显示频发室性早搏。

3. 图形特征及诊断依据

（1）图11-0-8A为24h Lorenz-RR散点图，呈扇形，提示主导心律为心房颤动；扇形左侧呈绿色提示存在室性早搏可能。图11-0-8B为分时Lorenz-RR散点图：10：15～16：15呈倒"Y"形分布，提示此阶段主导心律为窦性心律合并室性并行心律；17：15～08：15呈扇形分布，提示此阶段主导心律为心房颤动。

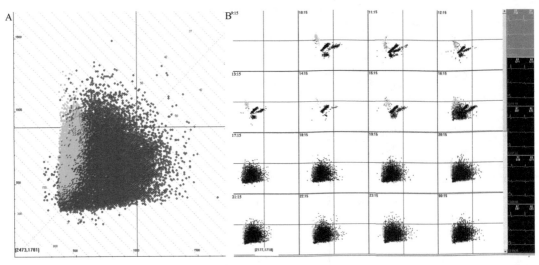

图11-0-8　Lorenz-RR散点图

A. 24h Lorenz-RR散点图提示心房颤动；B. 分时Lorenz-RR散点图提示不同时段主导心律不同

（2）图11-0-9A：分时Lorenz-RR散点图（上图）显示02：15的主导心律为窦性心律合并室性并行心律，室性早搏来源于右心室后间隔（下图）；图11-0-9B：00：15的Lorenz-RR散点图（上图）呈扇形，显示主导心律为心房颤动；反混淆技术提示扇形外左侧沿纵坐标轴平行分布的绿色条带为室性早搏，其来源于右心室流出道可能性大（下图）。

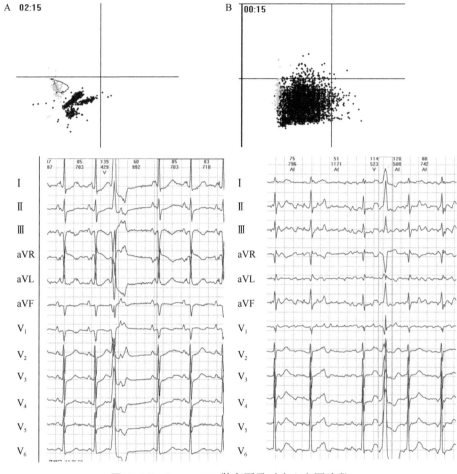

图 11-0-9 Lorenz-RR 散点图及对应心电图片段

A. 分时散点图提示室性并行心律；B. 分时散点图提示心房颤动

4. 专家解析与点评 该病例动态心电图较复杂，既有窦性心律，又有心房颤动；多源室性早搏中，既有来源于右心室后间隔部的室性并行心律，又有心房颤动时来源于右心室流出道的室性早搏。若仅按照一般动态心电图分析方法进行解析，难以准确判断各种心律失常。利用散点图技术进行分析，可以形象地展现不同冲动起源部位存在的不同图形特征。尤其是并行心律，常规分析方法不易确诊，但散点图特征明显，一目了然，为心电图医生准确判断并行心律提供了有效的鉴别手段。

（杨晓云）

第十二章

房室传导阻滞及室内传导阻滞

房室传导阻滞可以发生于房室结-希氏束-浦肯野系统3个中任何一处：房室结（结内）、希氏束（希氏束内）和分支（希氏束下）。

第一节　房室传导阻滞

一、常规12导联心电图预判房室传导阻滞部位

常规12导联心电图预判房室传导阻滞部位的指标包括：①PR间期；②QRS波群宽度；③房室传导阻滞类型；④逸搏心律的波形。房室传导阻滞时，较长的PR间期（300ms）和窄QRS波群一般提示阻滞部位为房室结；而束支传导阻滞（BBB）伴正常或轻度延长的PR间期一般提示阻滞部位为希氏束下；正常或轻度延长的PR间期伴窄QRS波群提示阻滞部位可能为希氏束内（图12-1-1）。QRS波群形态正常时，逸搏起源点一般位于希氏束分叉以上，阻滞部位可为房室结或希氏束任何处。房室结表现为递减传导，希氏束-浦肯野传导通常表现为"全或无"。因此，二度房室传导阻滞（文氏型或莫氏Ⅰ型与Ⅱ型）的阻滞部位一般为房室结水平，尤其是文氏周期的第一个与最后一个PR间期之差较大且QRS波群较窄时。但是，希氏束-浦肯野组织病变时很少呈递减传导，阻滞前PR间期增量通常较小。PR间期呈文氏现象，但增量很小，且QRS波群较窄，通常提示文氏现象发生于希氏束内（图12-1-2）。心电图出现PR间期逐渐延长的文氏现象并伴有QRS波群形态改变时，提示阻滞部位在希氏束下，希氏束分支传导参与了PR间期和QRS波群的形成。图12-1-3为二度Ⅰ型房室传导阻滞伴间歇性右束支传导阻滞：每个文氏周期都以正常的PR间期和窄QRS波群开始，随后PR间期表现出逐渐延长但增量很小的文氏传导现象，QRS波群形态也随之异常呈右束支传导阻滞图形，直至出现房室传导阻滞。房室传导阻滞后出现的长间歇使希氏束-浦肯野系统恢复传导，随后PR间期缩短，QRS波群形态恢复正常而变窄。由于病变的希氏束-浦肯野系统表现为长短周期序列，PR间期延长伴QRS波群增宽，提示阻滞部位在希氏束下右束支区域。

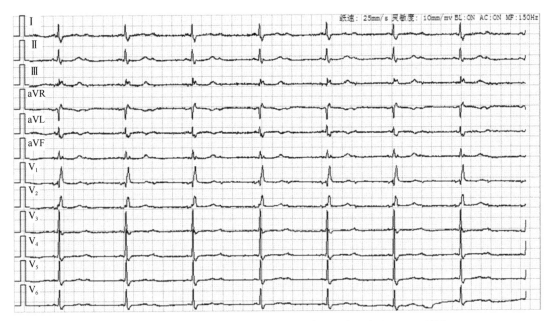

图 12-1-1　12导联心电图显示二度房室传导阻滞（房室2：1下传）

PR间期正常伴窄QRS波群，阻滞部位可能为希氏束内

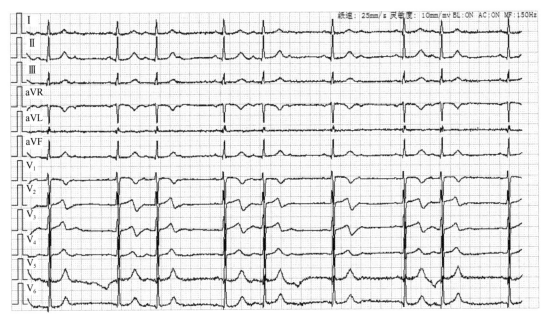

图 12-1-2　12导联心电图显示二度 I 型房室传导阻滞（房室3：2下传）及二度房室传导阻滞

（2：1下传）

PR间期正常或轻度延长且QRS波群较窄，提示希氏束内传导阻滞

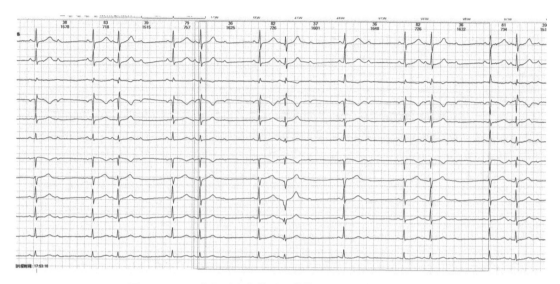

图12-1-3　二度Ⅰ型房室传导阻滞伴间歇性右束支传导阻滞

表明病变发生于希氏束下右束支区域

二、房室传导阻滞分类

窦房结发放的冲动在激动心房的同时，经房室交界区传入心室，引起心室激动。房室传导主要表现在P波与QRS波群的关系上，因而分析P波与QRS波群的关系可以了解房室传导情况。目前，按房室传导阻滞程度及心电图表现不同房室传导阻滞可分为一度、二度和三度。一度和三度较易区分，但鉴别二度Ⅰ型（文氏型）与Ⅱ型（莫氏Ⅱ型）却具有一定的挑战。

1. 一度房室传导阻滞　阻滞部位一般为希氏束-浦肯野系统。希氏束电图证实阻滞部位在希氏束上段者占65%，在希氏束中段或下段者占35%。体表心电图上，约29%患者的QRS波群呈窄形（≤0.10s），约71%患者的QRS波群增宽（≥0.12s）。

（1）心电图表现：主要表现为PR间期延长，具体表现如下（图12-1-4）。①PR间期>0.20s或>0.22s（老年人）；②按心率换算PR间期大于正常最高值；③同一患者在心率无明显变化情况下前后两次检测结果比较，PR间期延长超过0.04s。PR间期随年龄和心率不同而存在明显变化，故诊断标准也应随之变化。

（2）鉴别诊断：PR间期延长并非都是一度房室传导阻滞，应注意与以下几种情况进行鉴别。①房室结双径路中从慢径路下传的窦性冲动，此类患者心电图常表现为在窦（或房）性频率相对稳定的情况下，PR间期突然显著延长超过0.06s（跳跃现象），此时快径路处于不应期，冲动从慢径路下传心室；②干扰引起的生理性一度房室传导阻滞，如房性心动过速伴PR间期延长；③隐匿性早搏引起的PR间期延长。

（3）临床意义：一度房室传导阻滞可见于迷走神经张力增高的正常人，也可见于器质性心脏病、药物中毒、电解质紊乱等疾病患者。PR间期延长<0.35s时，对心功能无明显影响，可追踪观察；PR间期延长>0.35s时，可引起PR间期过度延长综合征，导致二尖瓣反流及心功能不全，此时需进行干预治疗。

2. 二度房室传导阻滞　一系列室上性冲动中部分出现传导阻滞（部分P波后QRS波群脱漏），称为二度房室传导阻滞，可分为Ⅰ型和Ⅱ型。

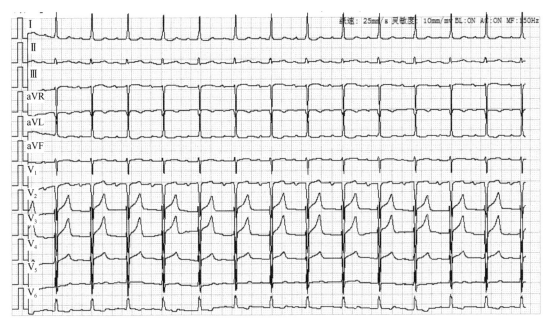

图 12-1-4　一度房室传导阻滞

（1）二度Ⅰ型房室传导阻滞：又称莫氏Ⅰ型房室传导阻滞，多为功能性或房室结、希氏束近端局限性损害引起，预后较好。

1）心电图表现：①P波规律出现，PR间期逐渐延长直至脱漏一次QRS波群，漏搏后传导阻滞得到一定恢复，PR间期又趋缩短，之后又逐渐延长，如此周而复始，反复出现，称为文氏现象；②脱漏后的RR间距长于其前最后一个RR间距；③含有受阻P波的RR间距短于2个PP间距之和（图12-1-5）。

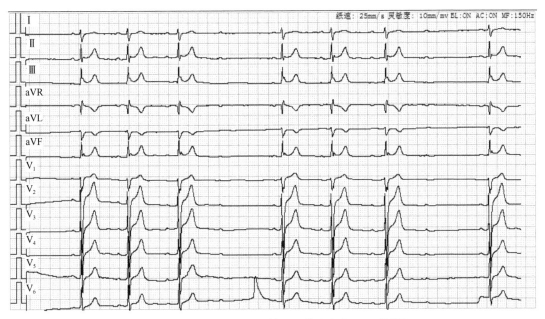

图 12-1-5　二度Ⅰ型房室传导阻滞（房室4∶3传导）

2）鉴别诊断：二度Ⅰ型房室传导阻滞应注意与以下几种情况进行鉴别。①心室率不齐与窦性心律不齐的鉴别：后者PR间期无逐渐延长，PP间距长短不一，无渐短突长的文氏现象。②阻滞性文氏现象与干扰性文氏现象的鉴别：阻滞性文氏现象P波出现在舒张中晚期，发生阻滞性传导延迟或中断。而后者多发生于房性心动过速，其房性P′波多出现在收缩期或舒张早期，由此而发生干扰性传导延迟或中断。但当心房率减慢使房性异位P′波出现于舒张中期时，即可恢复1∶1房室传导，或恢复窦性心律时文氏现象消失。③2∶1房室传导阻滞与未下传的房性早搏二联律进行鉴别：2∶1房室传导阻滞的所有P波形态一致，PP间距基本规则。而后者的P′波与窦性P波不同，由异位P′波提前发生，PP′间期并不规则，取决于房性早搏的联律间期。

3）临床意义：二度Ⅰ型房室传导阻滞是最常见的二度房室传导阻滞类型，可见于正常人，与迷走神经张力增高有关，常发生于夜间；也可见于多种器质性疾病，如冠心病、心肌炎、心肌病、心脏瓣膜病等。患者通常无明显症状，或者有心悸、心搏脱漏的感觉。二度Ⅰ型房室传导阻滞很少发展为三度房室传导阻滞。

（2）二度Ⅱ型房室传导阻滞：又称莫氏Ⅱ型房室传导阻滞，患者多有器质性损害，病变大多位于希氏束远端或束支，易发展为高度或完全性房室传导阻滞，预后差。

1）心电图表现：①P波规则出现，部分P波后无QRS波群；②PR间期可正常或延长，但PR间期固定（图12-1-6）。

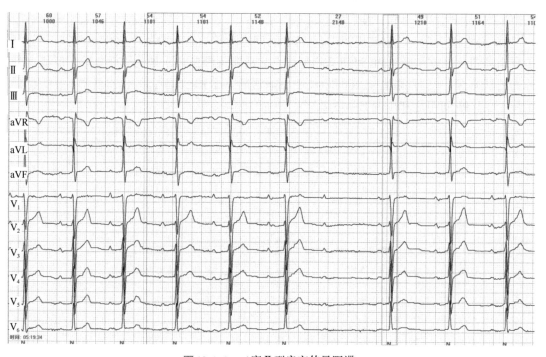

图12-1-6　二度Ⅱ型房室传导阻滞

2）鉴别诊断：二度Ⅱ型房室传导阻滞需与二度窦房传导阻滞鉴别。二度Ⅱ型房室传导阻滞时，由于P波易与前一心动周期的T波重叠，导致误认为P波脱漏而误诊断为二度窦房传导阻滞。但若仔细观察重叠的T波形态，便会发现有形态异常。而二度窦房传导阻滞时P波、QRS波群均脱漏。

　　3）临床意义：二度Ⅱ型房室传导阻滞多继发于心肌梗死、心肌病等器质性心脏病，也可由药物中毒、低钾血症等引起，易进展为三度房室传导阻滞甚至出现心脏停搏，导致严重后果。

　　（3）高度房室传导阻滞：如果房室传导中连续出现2次或2次以上的QRS波群脱漏，称为高度房室传导阻滞。心电图表现（图12-1-7）为房室呈3∶1或3∶1以上传导。高度房室传导阻滞时，心室率过缓常致黑矇、晕厥等症状发生。

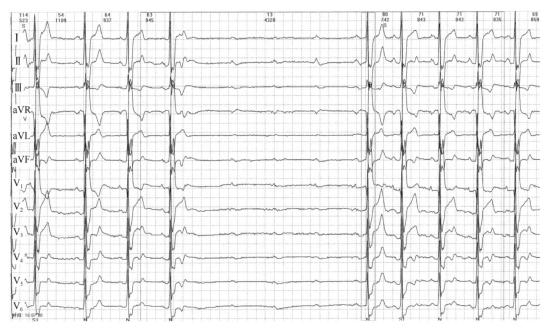

图12-1-7　高度房室传导阻滞（房室5∶1下传）

　　3. 三度房室传导阻滞　又称完全性房室传导阻滞，分为先天性与获得性两种类型。阻滞部位可在房室交界区、希氏束或希氏束以下。患者自觉头晕、乏力、胸闷、气促，严重时可出现意识丧失甚至猝死。

　　（1）心电图表现：①P波与QRS波群毫无关系，各自保持自身固有的节律；②心房率＞心室率；③当来自房室交界区以上的冲动完全不能通过房室交界区抵达心室时，阻滞部位以下的潜在节律点就会发放冲动，激动心室，出现交界性逸搏或室性逸搏心律（图12-1-8）。

　　心房颤动时，若心室律变得缓慢而规则，应考虑心房颤动合并三度房室传导阻滞。

　　（2）鉴别诊断：三度房室传导阻滞需与完全性干扰性房室脱节进行鉴别。两者均表现为房室分离，但后者的心室率快于心房率（即QRS波群多于P波），心室率一般较快，＞60次/分，且QRS波群形态多正常；而三度房室传导阻滞时心房率快于心室率（即P波多于QRS波群），心室率较缓慢，＜60次/分，QRS波群多宽大畸形。

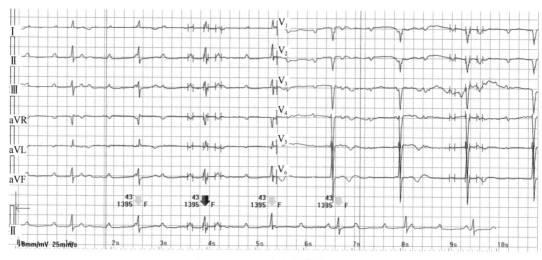

图 12-1-8　三度房室传导阻滞

（3）临床意义：三度房室传导阻滞是一种严重而又危险的病理性阻滞，运动或用阿托品抑制迷走神经后房室传导难以改善，必须及时积极处理。一方面针对病因治疗，如及时治疗心肌炎、冠心病、心肌病等原发病；另一方面针对房室传导阻滞进行治疗。

第二节　室内传导阻滞

希氏束以下的室内传导系统或心室肌发生传导障碍称为室内传导阻滞。室内传导阻滞可发生于左束支、右束支、左束支的分支、浦肯野纤维及心室肌等部位，心电图主要表现为QRS波群时限延长及形态改变。

一、完全性左束支传导阻滞

左束支粗而短，由双支冠状动脉分支供血，不易发生传导阻滞；一旦发生，多提示心脏有器质性病变。

1. 心电图表现　完全性左束支传导阻滞的心电图表现（图12-2-1）：①QRS波群时限≥0.12s；②V_1导联、V_2导联甚至V_3导联呈rS型或QS型，S波有切迹，R_{V_5}、R_{V_6}、R_I、R_{aVL}导联无Q波，顶端粗钝有切迹；③电轴可左偏；④ST-T方向与QRS波群主波方向相反。若心电图图形与上述改变相同，但QRS波群时限＜0.12s，称为不完全性左束支传导阻滞。

2. 鉴别诊断

（1）完全性左束支传导阻滞：应注意与以下几种情况进行鉴别。

1）预激综合征：B型预激综合征可酷似完全性左束支传导阻滞图形，其不同点如下。①PR间期多缩短；②QRS波群起始向量有δ波，波群中段无钝挫，QRS波群易变性大；③多无器质性心脏病依据，常有阵发性室上性心动过速病史；④静脉滴注阿托品、吸入亚硝酸异戊酯后，或运动、站立或深吸气后继之屏气，提高正常径路房室结的传导性，可使预激波消失。也可应用普鲁卡因胺等抑制旁路的传导性，使预激波消失。

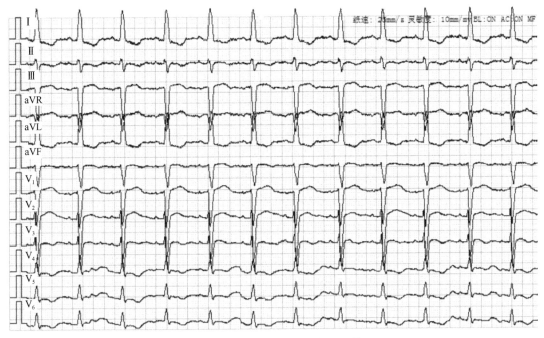

图 12-2-1　完全性左束支传导阻滞

2）房束旁路（Mahaim 旁路）：心电图表现如下。①呈左束支传导阻滞图形伴电轴左偏（通常＜−30°）；②PR 间期正常；③Q 波很小或无。两者的鉴别要点：当伴有 PR 间期呈快频率依赖性传导延迟或文氏传导时，或心动过速呈左束支传导阻滞图形伴电轴左偏时，应疑为房束旁路。电生理检查可进一步确立诊断。

3）左束支传导阻滞与旁路共存：当旁路位于束支传导阻滞的同侧时，有可能替代阻滞侧束支功能，不表现为束支传导阻滞图形；如果旁路与束支传导阻滞分别位于心脏的两侧，心室除极波有可能同时表现这两种异常。如左束支传导阻滞伴右侧旁路时，右心室侧通过旁路和右束支同时除极，左心室侧通过室间隔肌性传导延迟除极。因此，心电图同时具有束支传导阻滞和预激综合征特征，此时若预激综合征和束支传导阻滞间歇出现，则诊断更明确。

4）左心室肥厚：心电图特点如下。①QRS 波群＜0.11s；②V_5、V_6 导联 R 波振幅增高超过正常范围，无钝挫，有 q 波；③V_5、V_6 导联的室壁激动时间延长不明显，一般＜0.06s；④V_5、V_6 导联 ST 段压低，T 波低平。

（2）不完全性左束支传导阻滞：需与以下几种情况进行鉴别。

1）前间壁心肌梗死：不完全性左束支传导阻滞时，V_1、V_2 导联 r 波消失，可酷似前间壁心肌梗死。然而急性心肌梗死常伴有 ST-T 波动态演变；而不完全性左束支传导阻滞时的 ST-T 波则相对固定不变，且 V_5、V_6 导联室壁激动时间延长≥0.06s。

2）前侧壁心肌缺血：不完全性左束支传导阻滞时，V_5、V_6 导联可出现 T 波倒置，与前侧壁心肌缺血性T波倒置很相似。然而不完全性左束支传导阻滞时T波改变是继发性改变，T波方向与QRS波群主波方向相反，常伴ST段压低，倒置的T波升支陡于降支；前侧壁心肌缺血时T波倒置是由缺血引起的原发性T波异常，可在QRS波群主波向下的导联观察到两支对称的倒置T波。

3. 临床意义 完全性左束支传导阻滞多见于冠心病、心肌梗死、高血压、心肌炎、心肌病等，极少见于健康人，尤其是新发生的完全性左束支传导阻滞，多提示心肌缺血甚至心肌梗死，此时患者多有胸闷、胸痛等不适症状，应加以重视。

二、完全性右束支传导阻滞

右束支细而长，由单支冠状动脉供血，易发生传导阻滞。

1. 心电图表现 完全性右束支传导阻滞心电图表现（图12-2-2）：①V_1或V_2导联的QRS波群呈rSR'型或M型，aVR导联则常呈QR型，其R波增宽而有切迹；②QRS波群时限增宽≥0.12s；③Ⅰ、V_5、V_6导联终末S波粗钝而有切迹，其时限≥0.04s；④V_1、V_2导联的ST段下移，T波倒置，V_5、V_6导联的T波直立。若心电图与上述改变相同，但QRS波群时限＜0.12s，称为不完全性右束支传导阻滞。

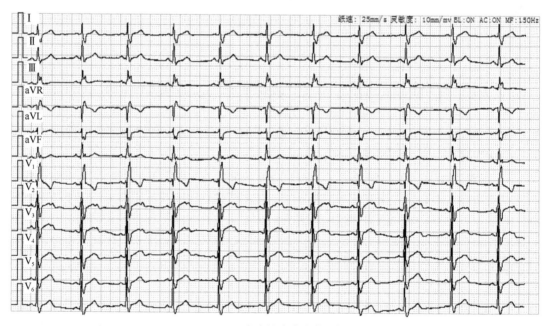

图12-2-2 完全性右束支传导阻滞

2. 鉴别诊断 右束支传导阻滞应与右心室肥大、预激综合征（左侧旁路）、后壁心肌梗死等进行鉴别。

（1）完全性右束支传导阻滞：应注意与以下几种情况进行鉴别。

1）右心室肥大：心电图主要特点如下。①V_1导联QRS波群呈R型、RS型、qR型，如有r波，多呈Rsr'型，R波可高达1～1.5mV及以上，室壁激动时间＜0.06s；②V_5、V_6

导联 R/S≤1；③QRS 波群时限＜0.12s；④额面电轴多为 110°左右；⑤临床上有引起右心室舒张期负荷过重的病因，如房间隔缺损。而完全性右束支传导阻滞心电图主要特点如下：V_1 导联 QRS 波群多呈 rSR′型，无 q 波，R′波＜1.5mV，室壁激动时间＞0.06s。

2）正后壁心肌梗死：当正后壁心肌梗死扩展至下壁和前侧壁时，V_4～V_6、Ⅰ及Ⅱ、Ⅲ、aVF 导联的 R 波消失，而出现病理性 Q 波等心电图改变是一项可靠的诊断指标；肺源性心脏病伴完全性右束支传导阻滞时，V_1、V_2、Ⅱ、Ⅲ、aVF 导联可出现 Q 波，此与肺源性心脏病的右心室肥大有关，而非心肌梗死所致 Q 波。

（2）不完全性右束支传导阻滞：应注意与以下几种情况进行鉴别。

1）正后壁心肌梗死：心电图表现如下。①V_1 导联的 R 波增高，但偶尔也可呈 rSr′型，与不完全性右束支传导阻滞的 rSr′波相比较，V_1 导联 T 波直立更为多见，T 波倒置仅见于急性正后壁心肌梗死早期，若Ⅱ、Ⅲ、aVF 导联同时存在病理性 Q 波，也支持正后壁心肌梗死的诊断。

2）直背综合征及漏斗胸：由于胸廓前后径发生变化引起心脏位置也发生相应变化，在 V_1 导联上可出现 rSr′型，一般 r′波较小，并且 V_1 导联 P 波倒置类似左心房增大所致 P 波倒置，此与单纯的不完全性右束支传导阻滞不难鉴别。

3. 临床意义 右束支传导阻滞与原发疾病密切相关。右束支传导阻滞不完全是解剖学上右束支主干阻滞导致：在心外科右心室手术及心导管手术后常并发再现；高原地区人群中右束支传导阻滞的发生率也有所增加。Ebstein 畸形患者中 80%～90%有右束支传导阻滞；而继发孔型房或房室垫缺损患者可达 90%以上；若患者无明显基础心脏病，一般预后较好，临床意义不大。若患者有基础心脏病，其预后与基础心脏病密切相关。若冠心病患者新出现右束支传导阻滞，提示患者冠状动脉病变加重，左心室功能更差。

三、分支传导阻滞

分支传导阻滞包括左前分支传导阻滞、左后分支传导阻滞、双侧束支传导阻滞及三分支传导阻滞。

1. 左前分支传导阻滞 左前分支细长，支配左心室左前上方，由一条冠状动脉分支供血；另外，左前分支主要分布于血流较急速的左心室流出道，所受冲撞压力较大，易发生传导障碍，且不易恢复。当左前分支传导阻滞时，左心室激动只能沿左后分支下传，首先引起心室间隔左后半部及左心室的后下壁除极，而后绕道通过浦肯野纤维的吻合处迅速扩展至左心室前侧壁，使左心室激动的方向发生明显改变，由后下转为前上，使 QRS 波群平均电轴左偏，其心电向量改变主要表现在额面上，多呈逆钟向运行，QRS 环显著向左偏移，初始向量指向右下方，终末向量指向左上方，QRS 环的最大向量指向左上。

（1）心电图表现：①额面电轴左偏超过−45°有较肯定价值；②Ⅰ、aVL 导联的 QRS 波群呈 qR 型，Ⅱ、Ⅲ、aVF 的 QRS 波群呈 rS 型，$S_Ⅲ$＞$S_Ⅱ$；③QRS 波群时限轻度延长，但＜0.12s（图 12-2-3）。

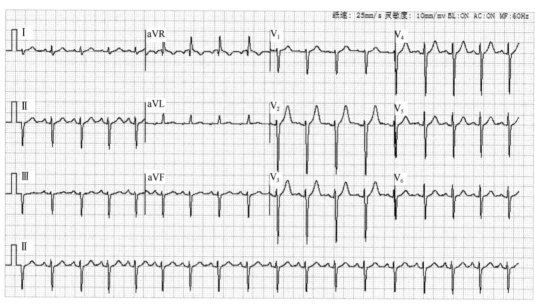

图 12-2-3 左前分支传导阻滞

（2）鉴别诊断：左前分支传导阻滞应与引起电轴左偏的其他原因进行鉴别，如横位心、左心室肥大、下壁心肌梗死、高钾血症、预激综合征、右心室起搏、胸廓畸形、肺气肿等。

（3）临床意义：左前分支传导阻滞是一种不正常的心电状况。

左前分支传导阻滞最常见于冠心病，约占75%，另外还可见于高血压、心肌病、心肌炎、主动脉瓣病变（主动脉瓣狭窄等）、先天性心脏病、风湿性心脏病、心肌淀粉样变性、心脏手术、硬皮病、甲状腺功能亢进、高钾血症或低钾血症等。据报道，35岁以上人群中左前分支传导阻滞随年龄增长而增加，66%～78%的左前分支传导阻滞患者有器质性心脏病；35岁以下男性左前分支传导阻滞者中86%无心脏病。

2. 左后分支传导阻滞 左后分支宽而短，位于左心室压力较低的流出道，因接受双重血液供应，不易发生损害。

（1）心电图表现：（图12-2-4）：①额面电轴右偏，以≥+120°有较肯定价值；②Ⅰ、aVL导联QRS波群呈rS型，Ⅱ、Ⅲ、aVF导联呈qR型，q波时限＜0.025s，$R_Ⅲ＞R_Ⅱ$；③QRS波群时限＜0.12s。

（2）鉴别诊断：诊断左后分支传导阻滞应排除引起电轴右偏的其他原因，如右心室肥大、急性肺梗死、高侧壁心肌梗死等。

（3）临床意义：左后分支传导阻滞极少单独出现，可合并右束支传导阻滞。左后分支传导阻滞常见病因为冠心病。冠状动脉多支血管阻塞导致前壁合并下壁及右心室梗死，或前降支病变导致室间隔广泛缺血坏死才可能出现左后分支传导阻滞；此外，高血压、心肌病、心肌炎、主动脉瓣病变或室内传导系统退行性变、夹层动脉瘤、急性肺源性心脏病、主动脉弓缩窄、高钾血症等疾病患者也可出现左后分支传导阻滞。少数健康人也可出现左后分支传导阻滞。

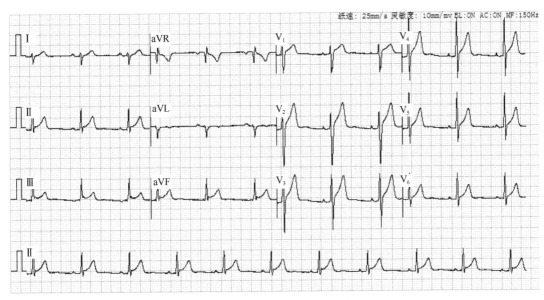

图12-2-4　左后分支传导阻滞

3. 双侧束支传导阻滞　心电图表现：①交替出现右束支传导阻滞/左束支传导阻滞；②右束支传导阻滞伴交替的分支传导阻滞（左前分支传导阻滞/左后分支传导阻滞）（图12-2-5）；③伪装或隐藏性束支传导阻滞。其中最常见的是右束支传导阻滞伴左前分支传导阻滞，其常见原因为冠心病心肌梗死等。

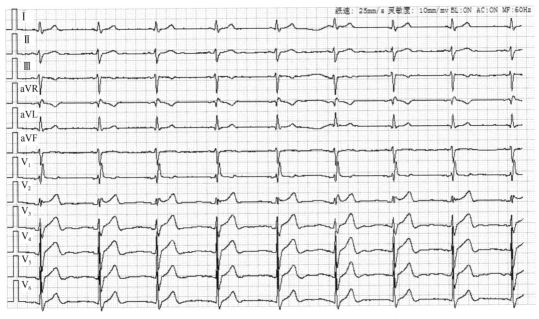

图12-2-5　完全性右束支传导阻滞合并左前分支传导阻滞

双侧束支传导阻滞的病因与左、右束支传导阻滞的病因相似，为严重的希氏束下束支器质性损害，反映了病变范围较广泛，涉及室间隔和两侧心室肌中的束支传导系统，容易发展为三度房室传导阻滞。

4. 三分支传导阻滞 指右束支、左前分支和左后分支均发生传导障碍。因阻滞程度不同，不同阻滞部位的组合不同，心电图呈多种表现，常给诊断带来困难。心电图出现以下几种情况时提示三分支传导阻滞：①交替或间歇出现右束支传导阻滞、左前分支传导阻滞和左后分支传导阻滞时，可以肯定诊断为三分支传导阻滞；②多次心电图显示存在两个固定的分支传导阻滞，提示已经存在不可逆转的双分支传导阻滞，若心电图再出现一度、二度或高度房室传导阻滞，肯定由另一分支阻滞所致，此时可诊断为三分支传导阻滞。

心电图出现三分支传导阻滞提示患者心脏特殊传导系统存在着严重的病变，如老年性退行性疾病Lev病及遗传性疾病Lenegre病均可引起三分支传导阻滞。

第三节 病 例 分 析

病例1：二度房室传导阻滞，阻滞发生于希氏束-浦肯野系统

1. 临床背景

（1）患者，男性，42岁。

（2）头晕、胸闷、乏力2月余。

（3）既往史：无。

（4）超声心动图：正常

2. 动态心电图报告

（1）窦性心律，最小心室率为30次/分，发生于04：25；最大心室率为80次/分，发生于03：20；平均心室率为47次/分。窦性心动过缓。

（2）偶发-频发房性早搏916次/全程，短阵房性心动过速1阵次（连发3搏，频率107次/分），部分呈二联律、三联律。个别房性早搏未下传。

（3）偶发-频发室性早搏628次/全程，成对室性早搏2次，部分呈二联律、三联律。

（4）全程大于2.00s的长RR间期共21个，最长2.08s，见于22：00，为房性早搏未下传。

（5）可见二度（Ⅰ型、2：1及Ⅱ型）房室传导阻滞。

（6）患者记录头晕、乏力等不适症状时，心电监护提示房室传导阻滞伴缓慢心室率（＜35次/分）。

3. 图形特征及诊断依据

（1）图12-3-1：散点图（左图）为四分布图形，45°线中段为窦性心律RR间期形成的稳态吸引子，45°线远端为包含阻滞的两个长RR间期形成的稳态吸引子，慢减速区为阻滞前点窦性心律RR间期形成的非稳态吸引子，慢加速区为阻滞后点窦性心律RR间期形成的非稳态吸引子；反混淆图（右上图）显示45°线远端吸引子心电图为二度房室传导阻滞，心电图（右下图）显示为二度Ⅰ型房室传导阻滞及二度房室传导阻滞2：1下传。

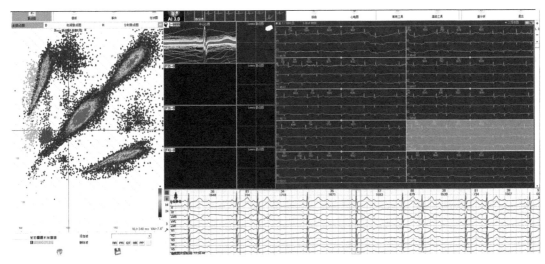

图 12-3-1 房室传导阻滞散点图及心电图

（2）图 12-3-2：①P 波规则出现，部分 P 波后无 QRS 波群；②PR 间期正常或轻度延长；③QRS 波群窄未变形。根据上述心电图特点考虑为二度 Ⅱ 型房室传导阻滞（2∶1 下传），阻滞部位为希氏束内。

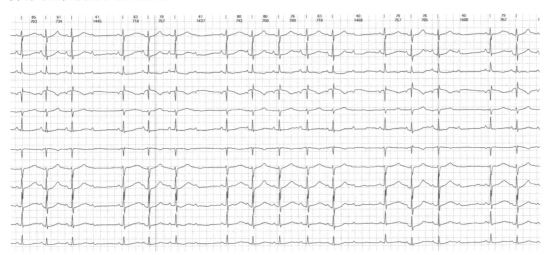

图 12-3-2 二度 Ⅱ 型房室传导阻滞，阻滞部位为希氏束内

（3）图 12-3-3：①PR 间期正常且固定；②部分 P 波后无 QRS 波群，P∶QRS 呈 2∶1 下传；③QRS 波群窄未变形。根据上述心电图特点提示为二度房室传导阻滞（2∶1 下传），阻滞部位为房室结。

（4）图 12-3-4：①每个文氏周期都以正常的 PR 间期和窄 QRS 波群开始；②部分 P 波后无 QRS 波群，房室呈 2∶1～4∶3 下传；③PR 间期正常或轻度延长伴 QRS 波群增宽呈左束支传导阻滞图形，随后出现 QRS 波群脱落，出现长 RR 间期。长间歇使希氏束-浦肯野系统恢复传导，随后 PR 间期和 QRS 波群恢复正常。上述心电图特点提示阻滞部位为希氏束-浦肯野系统。

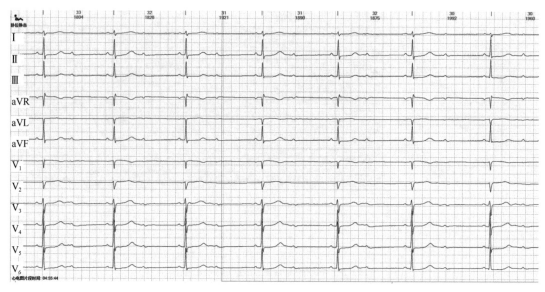

图 12-3-3　二度房室传导阻滞 2∶1 下传，阻滞部位为房室结

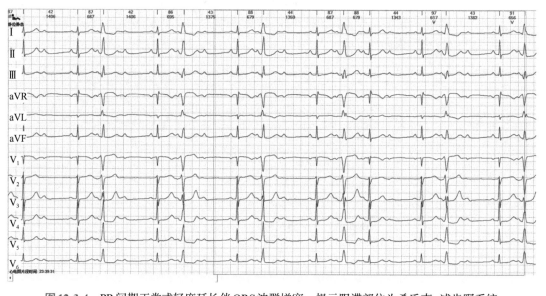

图 12-3-4　PR 间期正常或轻度延长伴 QRS 波群增宽，提示阻滞部位为希氏束-浦肯野系统

4. 专家解析与点评　该患者临床诊断为缓慢性心律失常、二度Ⅰ型房室传导阻滞、二度房室传导阻滞 2∶1 下传。患者头晕、乏力时，动态心电图显示心室率缓慢，低于 35 次/分，出现多种类型房室传导阻滞：二度Ⅰ型房室传导阻滞，二度房室传导阻滞 2∶1 下传，散点图也显示了房室传导阻滞的特点。根据 PR 间期、QRS 波群宽度及房室传导阻滞类型可以准确判断阻滞部位分别在房室结及希氏束-浦肯野系统。

病例 2：心房颤动伴交界性逸搏心律

1. 临床背景

（1）患者，男性，75 岁。

（2）头晕、胸闷、乏力2月余。

（3）既往史：3年前诊断为冠心病心肌梗死。

（4）超声心动图：左心室扩大，LVEF值36%，室壁运动障碍。

（5）临床诊断：冠心病陈旧性心肌梗死、心房颤动、心功能不全。

2. 动态心电图报告

（1）全程为心房颤动，最小心室率为34次/分，发生于01：58。最大心室率为72次/分，发生于20：58，平均心室率为45次/分，缓慢心室率，心房颤动，部分伴室内差异性传导。部分时间可见交界性逸搏心律伴左束支传导阻滞。

（2）偶发室性早搏8次/全程，成对室性早搏1次。

（3）部分时间可见RR间期绝对整齐，为心房颤动+交界性逸搏心律（部分呈完全性左束支传导阻滞图形；部分呈完全性右束支传导阻滞图形），间歇性三度房室传导阻滞。

（4）全程最长RR间期1.8s，见于06：19。

（5）监测中可见V_1～V_3导联r波递增不良，下壁、前侧壁ST-T异常改变，请结合临床。

（6）患者记录头晕、乏力等不适症状时，心电监护提示心室率缓慢（＜40次/分）。

3. 图形特征及诊断依据　如图12-3-5所示。

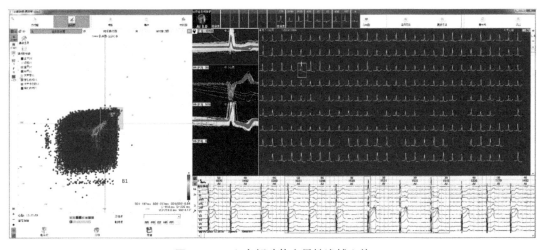

图12-3-5　心房颤动伴交界性逸搏心律

（杨晓云）

第十三章

预激综合征

除正常的房室传导通道之外，室上性冲动还可通过附加通道——旁路下传，使部分（或全部）心室肌预先激动，形成预激图形。若患者有心动过速病史，则称为预激综合征。据文献报道，90%的预激综合征患者在24h中预激波有程度不同的变化，35%的患者预激波间歇性出现，其改变主要与自主神经张力变化有关。动态心电图检查有助于发现预激波的变化及间歇性预激。预激综合征分为以下几种类型。

一、经典型预激综合征

经典型预激综合征又称Wolff-Parkinson-White综合征（WPW综合征），由房室瓣环上连接房室的Kent束引起。Kent束大多位于左、右两侧房室沟或间隔旁，为连接心房肌和心室肌的一束纤维。心电图表现（图13-0-1）：①PR间期＜0.12s；②QRS波群起始部有预激波；③QRS波群增宽，但PJ间期正常；④伴有继发性ST-T改变。

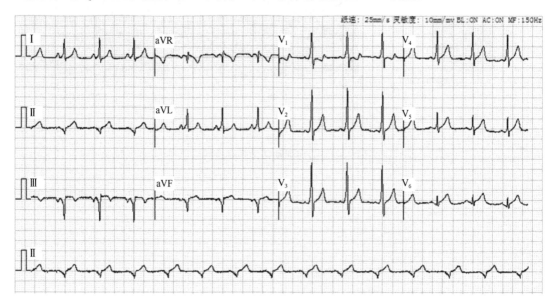

图13-0-1　心室预激

（一）旁路定位

旁路所在位置不同，心电图表现也不同：当旁路位于左侧时，V_1导联预激波向上或QRS波群以R波为主（图13-0-2）；当旁路位于右侧时，V_1导联预激波向下或QRS波群以负向波为主（图13-0-3）；当旁路位于前侧时，Ⅲ、aVF导联预激波向上且QRS波群以R波为主；当旁路位于后侧时，Ⅲ、aVF导联预激波向下且QRS波群以S波为主。

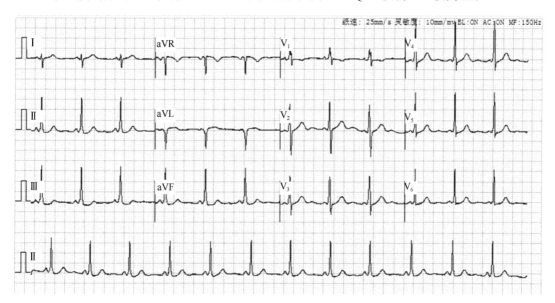

图13-0-2　心室预激（左前侧旁路）

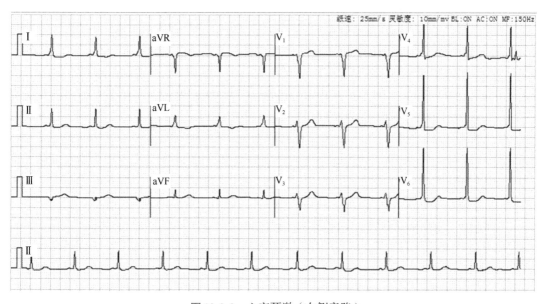

图13-0-3　心室预激（右侧旁路）

房室旁路定位应注意如下几点。

（1）房室旁路的解剖分区尚无统一的标准，相邻旁路分区的心电图表现常有重叠，心电图有时难以严格区分相邻两壁旁路，如右后间隔与右后壁近间隔旁路、右侧壁与右后侧壁旁路等。

（2）预激成分的大小对旁路的准确判断有较大影响。例如，预激成分较小时，左后间隔旁路与右后间隔旁路的体表心电图难以鉴别。一般QRS波群时限＞0.12s、预激成分达到最大化时判断旁路位置较准确。必要时应进行三磷酸腺苷（adenosine triphosphate，ATP）试验或心房起搏刺激，以增加预激成分。

（3）合并其他异常，如束支传导阻滞、心室肥大、心肌梗死、心外因素引起的心脏移位、Ebstein畸形及存在多条旁路时，增加了旁路定位的难度。

（4）目前各种房室旁路的定位方法和标准各有其优点和不足之处，一方面应掌握定位的一般规律，另一方面应善于对每例心电图的特点进行具体分析，综合判断。

（5）尽管体表心电图判断旁路位置有较高的准确率，但精确的旁路定位需要通过电生理检查和心内标测确定。

（二）预激综合征伴发心动过速的类型

预激综合征伴发心动过速时可按旁路是否参与折返而分为两大类。

1. 旁路直接参与折返环的房室折返性心动过速 旁路是折返环的组成部分，如顺向型和逆向型房室折返性心动过速。

（1）顺向型房室折返性心动过速（orthodromic atrioventricular reentrant tachycardia，O-AVRT）：是预激综合征伴发心动过速的常见类型，其在房室折返性心动过速中的发生率为90%～95%，显性旁路和隐匿性旁路均可引发此型心动过速。O-AVRT发作时，激动从正常房室结传导系统下传，通过旁路逆传，心房与心室是折返环的组成部分。折返径路方向：心房→房室结→希氏束-浦肯野系统→心室→旁路→心房。该折返径路一般引起窄QRS波心动过速（伴有功能性束支传导阻滞例外）。其主要心电图特征如下（图13-0-4）：①QRS波群正常，心动过速时RR间期非常规则，频率为150～250次/分；②RP′间期＞90ms，且RP′间期常＜P′R间期；③同步记录食道心电图和V$_1$导联心电图，可见偏心性室房传导顺序，即食道心电图RP′间期与V$_1$导联的RP′间期相差25ms以上；④心动过速时若Ⅰ导联P′波倒置，提示为左侧旁路；⑤心动过速伴功能性束支传导阻滞时，若RR间期较正常QRS波群延长35ms以上，提示旁路位于束支传导阻滞同侧，RR间期延长主要为室房逆传时间（RP′）延长所致（图13-0-4B）；⑥心动过速时QRS波群常出现电交替，可能与房室折返性心动过速时心室率较快有关。

（2）逆向型房室折返性心动过速（antidromic atrioventricular reentrant tachycardia，A-AVRT）：较少见，发生率为5%～10%，此型心动过速主要见于WPW综合征（显性旁路）。A-AVRT发作时，激动从旁路下传，通过房室结逆传，心房与心室是折返环的组成部分。折返环方向与O-AVRT相反：心房→旁路→心室→希氏束-浦肯野系统→房室结→心房。该折返引起宽QRS波心动过速。其心电图特征如下：①心动过速频率150～250次/分；②QRS波群宽大畸形呈完全预激图形（图13-0-5），其δ波方向及QRS波群形态与窦性心律预激心电图相似（图13-0-6）；③食道心电图可见QRS波群与P′波有固定关系，且RP′＞P′R，因心房激动从旁路下传，P′R间期通常较短。

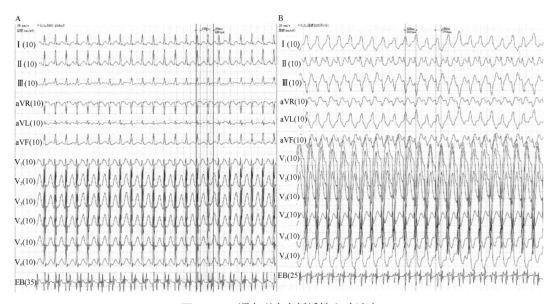

图 13-0-4 顺向型房室折返性心动过速

A. 顺向型房室折返性心动过速；B. 顺向型房室折返性心动过速（左侧旁路）
伴功能性左束支传导阻滞

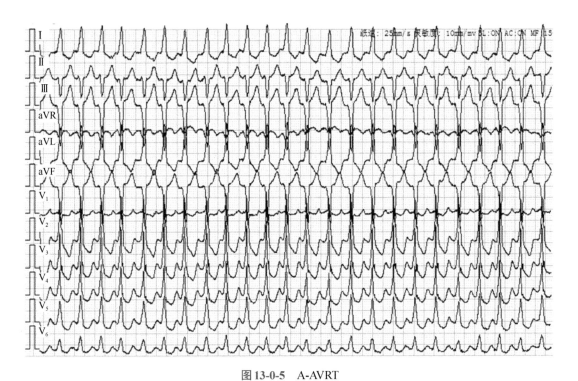

图 13-0-5 A-AVRT

预激波方向及 QRS 形态与图 11-0-6 窦性心律时预激心电图相似

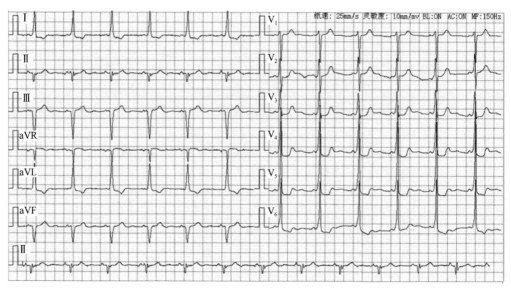

图13-0-6　心室预激（右侧旁路）

2. 旁路不直接参与折返　预激综合征伴发的心动过速为非折返性，主要分为以下两类：①室上性激动经房室之间存在的旁路前向传导，使心室部分或全部被旁路前传的激动除极，体表心电图呈显性预激图形的心动过速，如预激综合征合并心房颤动、心房扑动、房性心动过速（图13-0-7）；②由房室结双径路引发房室结折返性心动过速时，心房激动由旁路被动下传或旁路与心动过速完全无关（旁路为旁观者）。

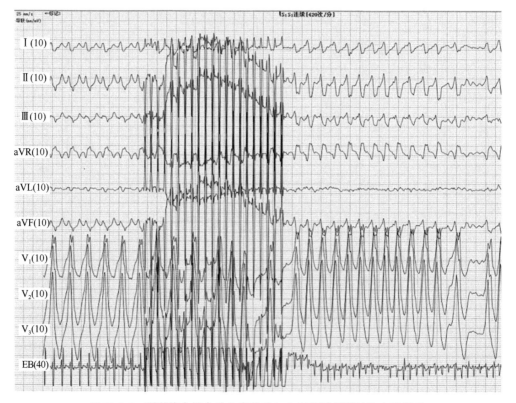

图13-0-7　预激综合征合并心房扑动，心房超速刺激转为心房颤动

二、LGL综合征

LGL综合征又称短PR间期综合征。目前认为其由绕过房室结、连接心房与房室结下部或希氏束的一束旁路纤维James束引起；也有学者认为其由房室结发育不全或房室结内存在一条加速传导通路引起。其心电图表现如下（图13-0-8）：①PR间期＜0.12s；②QRS波群起始部无预激波。

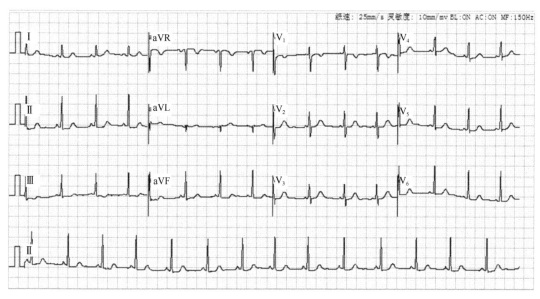

图13-0-8 短PR间期综合征

三、Mahaim旁路

近年来，临床电生理研究发现在右心房与右心室之间存在着一特殊房室旁路，其具有类房室结样特性，传导缓慢，呈递减性传导，称为Mahaim旁路，其主要包括房束旁路、结束旁路、束室旁路、结室旁路及慢传导房室旁路等。房束旁路最常见，其末端直接与右束支终末端融合，因而心电图呈左束支传导阻滞图形。房束旁路解剖与电生理特征如下：①大多连接右心房与右束支远端或右心房与右室心尖部，故室上性激动下传时右心室先激动，心电图呈左束支传导阻滞图形；②具有类房室结样结构和特征，传导速度缓慢，且呈递减性，只能前传，不能逆传。其心电图表现如下（图13-0-9）：①PR间期正常；②QRS波群起始部有预激波；③QRS波群增宽；④可引发宽QRS波心动过速（左束支传导阻滞图形）（图13-0-10）。

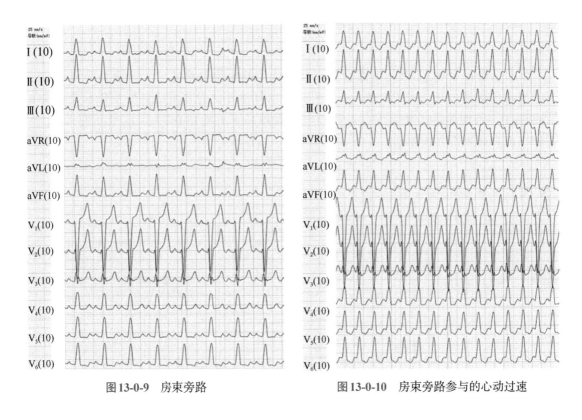

图13-0-9 房束旁路　　　　　　　　图13-0-10 房束旁路参与的心动过速

四、病 例 分 析

病例1：预激综合征合并心房颤动

1.临床背景

（1）患者，女性，53岁，间断心悸不适1年。

（2）既往史：无特殊。

（3）辅助检查：血常规、血电解质、心肌肌钙蛋白等均正常。

（4）体格检查：体温（T）36.9℃，脉搏（P）69次/分，呼吸（R）17次/分，血压（BP）95/56mmHg。

（5）超声心动图：左心房扩大。

（6）常规心电图（图13-0-11）特征如下：①PR间期＜0.12s；②QRS波群起始部有预激波；③QRS波群增宽伴继发性ST-T改变。上述心电图特征提示心室预激。V_1导联预激波及QRS波群主波向下，Ⅰ、aVL导联预激波及QRS波群主波向上，提示旁路在右侧。

2.动态心电图报告

（1）窦性心律+心房颤动，最小心室率为48次/分，发生于06：19。最大心室率为192次/分，发生于17：30。平均心室率为84次/分。

（2）偶发房性早搏58次/全程，成对1次。

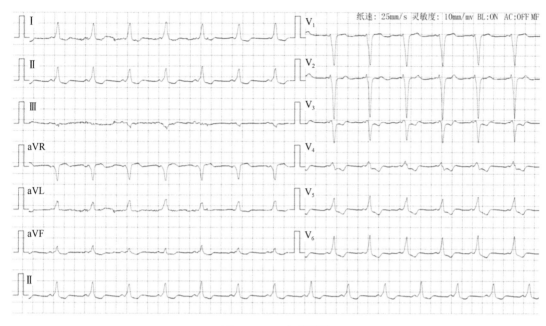

纸速: 25mm/s 灵敏度: 10mm/mv BL:ON AC:OFF MF

图 13-0-11 心室预激

（3）17:29～17:45可见多阵次室上性心动过速，心室率160～200次/分，顺向型房室折返性心动过速可能。

（4）全程大于2.00s的长RR间期共2次，最长RR间期3.97s，发生时间为09:48，见于心房颤动终止时。

（5）心室预激合并心房颤动持续195min 19s，第一段发生时间为06:33:26，其最短RR间期为242ms。

（6）预激综合征（右侧旁路）。

3. 图形特征及诊断依据

（1）图13-0-12A Lorenz散点图提示45°线上分布着A、B两个吸引子，其中A吸引子呈扇形，提示有心房颤动发生。分时Lorenz散点图（图13-0-12B）提示06:24～09:24下机均可记录到扇形图吸引子，反混淆技术提示此阶段心电图为预激综合征合并心房颤动，其最短RR间期小于250ms。

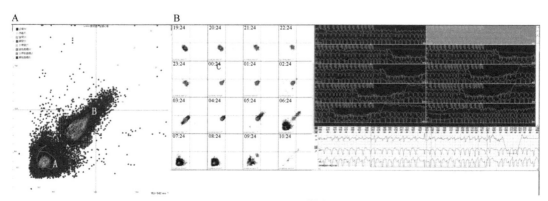

图 13-0-12 Lorenz散点图

A. 散点图显示两个吸引子；B. 分时Lorenz散点图与反混淆技术

（2）图13-0-13左侧片段为预激综合征合并心房颤动，特点如下：RR间期绝对不等，相差＞0.12s，可见预激波（右侧旁路与窦性心律类似），心室率较快，QRS波群宽大畸形，可见多种形态QRS波群，如宽大畸形（典型预激图形）、正常波形及融合波，持续17搏后心房颤动终止，紧接着出现RR间期长达3.97s的心室停搏，继而恢复窦性心律。

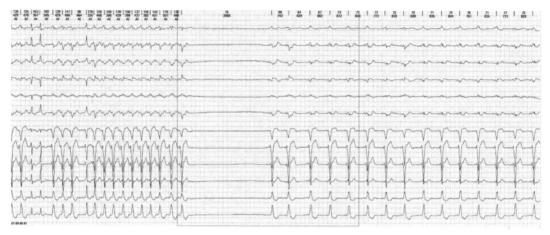

图13-0-13　预激综合征合并心房颤动转复为窦性心律

（3）图13-0-14左侧心电图片段为预激综合征合并心房颤动，其最短RR间期小于250ms，提示为高危旁路；红色箭头显示心房颤动转为窄QRS波室上性心动过速，其心室率约为210次/分，RR间期绝对规则。

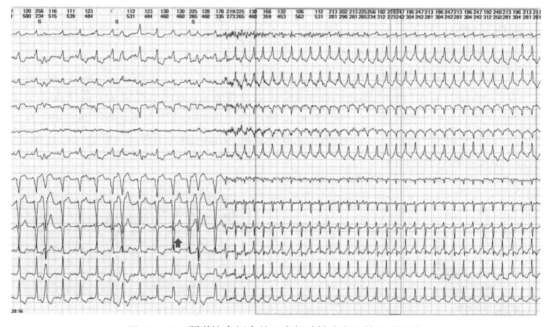

图13-0-14　预激综合征合并心房颤动转为室上性心动过速

（4）图13-0-15为室上性心动过速发作时记录的食道心电图，其特点如下：QRS波群呈室上性，心室率约为188次/分，RR间期绝对规则，RP′$_{V_1}$=90ms，RP′$_E$=160ms，呈右偏心，提示为O-AVRT（右侧旁路）。

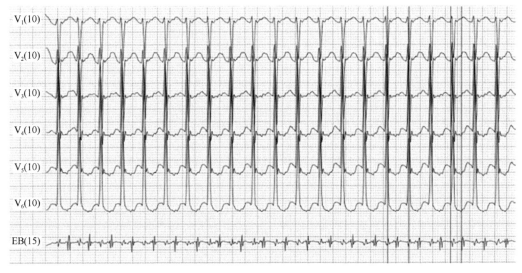

图13-0-15 食道心电图提示O-AVRT（右侧旁路）

4. 专家解析与点评 该病例动态心电图较复杂，既有窦性心律，又出现了心房颤动，还发生了阵发性室上性心动过速，尤其是发生预激综合征合并心房颤动时，QRS波群宽窄不一，RR间期绝对不等，应注意与其他宽QRS波心动过速进行鉴别，如室性心动过速、心房颤动伴室内差异性传导等。该患者发生预激综合征合并心房颤动的图形与窦性心律时预激图形一致，不难鉴别。该患者发生心房颤动时最短RR间期小于250ms，且还发生房室折返性心动过速，提示高危旁路，建议尽快行射频消融术。

病例2：预激性心动过速

1. 临床背景

（1）患者，男性，19岁，反复发作心悸、胸痛4年。

（2）心悸发作时记录到常规心电图（图13-0-16）。

（3）由于出现血流动力学障碍，直接电复律后，记录心电图（图13-0-17）。

（4）超声心动图：室间隔厚27mm，左心室后壁厚31mm；无左心室流出道梗阻，未见节段性室壁运动障碍；左心房（45mm）与左心室（65mm）显著增大；LVEF为46%；右心大小和功能正常；少量心包积液。诊断：肥厚型心肌病可能。

行旁路射频消融术，在三尖瓣环约1:00处标测到旁路最佳消融靶点，试放电消融过程中患者出现一过性高度房室传导阻滞（图13-0-18），停止放电后旁路恢复传导。

（5）考虑患者存在先天性房室结传导功能异常，且反复发作预激性心动过速，有引起恶性心律失常风险，与患者充分沟通并告之射频消融术后可出现房室传导阻滞，需植入起搏器，患者签字同意行射频消融术，术后出现高度房室传导阻滞，植入起搏器后查常规心电图见图13-0-19。

（6）心肌活检：心肌细胞肥大，肌纤维肿胀，间质纤维组织增生显著，间隙增宽，肌原纤维间大量糖原蓄积，大量空泡与多形核。

（7）基因检测提示PRKAG2心脏综合征。

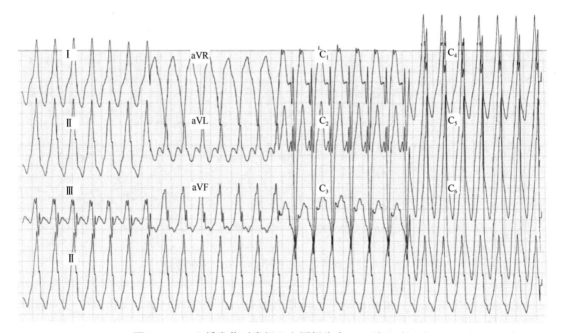

图13-0-16　心悸发作时常规心电图报告宽QRS波心动过速

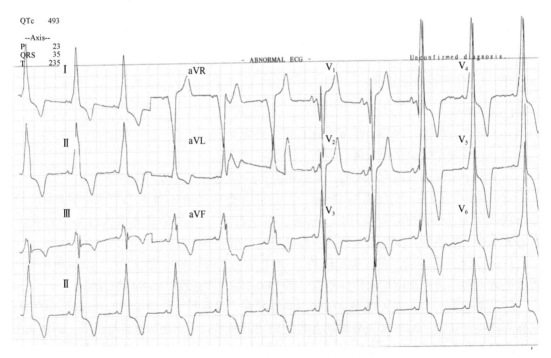

图13-0-17　心室预激（右前旁路）

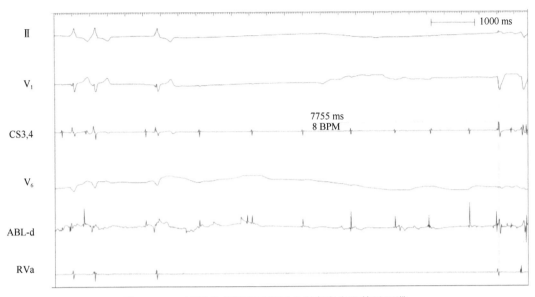

图 13-0-18　试消融旁路断开瞬间出现高度房室传导阻滞

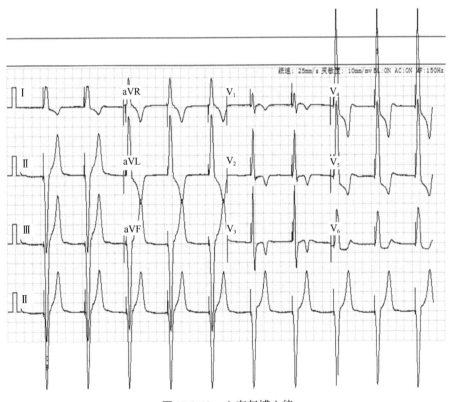

图 13-0-19　心室起搏心律

2. 图形特征及诊断依据

（1）图 13-0-16 特征如下：QRS 波群宽大畸形，心室率较快，约为 150 次 / 分，其起始部似有预激波。初步诊断：宽 QRS 波心动过速，预激性心动过速，预激综合征合并心房扑动可能性大。

（2）图13-0-17特征如下：①PR间期<0.12s；②QRS波群起始部有预激波；③QRS波群增宽伴ST-T改变；④上述心电图特征提示心室预激。Ⅰ、aVL导联预激波及QRS波群主波向上，提示旁路在右侧；Ⅱ、Ⅲ、aVF导联预激波及QRS波群主波向上，提示旁路在右前。尤其需要注意的是，左胸导联V_4～V_6导联ST段呈下斜型压低，T波深尖倒置，符合心尖部肥厚型心肌病心电图改变。

（3）图13-0-18中记录电极从上至下分别为Ⅱ导联、V_1导联、冠状窦近端标测电极（CS3, 4）、V_6导联、消融大头电极（ABL-d）及右心室电极（RVa）。在窦性心律下行射频消融术：第1、2、3搏显示心房激动均能下传至心室；自第4搏开始，CS3, 4电极可连续记录到8个心房波，但Ⅱ、V_1、V_6导联及RVa电极中均未见心室除极波，提示心房激动未能下传至心室，心室停搏达7756ms，发生了高度房室传导阻滞。立即停止放电消融后心室才恢复搏动。

（4）图13-0-19：心室起搏心律，起搏频率60次/分；起搏器工作模式为心室抑制型起搏（VVI）；Ⅰ、aVL、V_5及V_6导联QRS波群主波向上；Ⅱ、Ⅲ、aVF导联QRS波群主波向下，提示起搏电极位于右心室心尖部。

3. 专家解析与点评 该病例心电图较复杂，既有心室预激，又发生了心房扑动，还伴发肥厚型心肌病，尤其是发生预激综合征合并心房扑动时，QRS波群增宽，应注意与其他宽QRS波心动过速进行鉴别，如室性心动过速、室上性心动过速伴室内差异性传导或束支传导阻滞、房室折返性心动过速伴旁路前传等。后续记录到的图13-0-17窦性心律的心室预激图形有助于判断图13-0-16的性质，两者预激图形完全一致，不难鉴别。

该患者发生预激性心动过速时心室率较快，出现血流动力学障碍，进行电复律才能终止，建议尽快行射频消融术。该患者同时伴有心肌肥厚，超声心动图提示室间隔及左心室后壁明显增厚，LVEF下降。基因检测提示PRKAG2心脏综合征。

PRKAG2心脏综合征是由于编码AMPKγ2亚基的*PRKAG2*基因遗传性缺陷而导致多种临床表现的罕见常染色体显性遗传病，是一种心脏代谢性疾病。其典型临床表现如下：心室预激、进展性传导系统疾病和心脏肥大；临床表现虽然与肥厚型心肌病、预激综合征相似，但发病机制有本质的差别。*PRKAG2*突变导致糖原蓄积是PRKAG2心脏综合征的病理基础。心肌细胞充满糖原导致纤维环变形断裂可能是*PRKAG2*突变导致预激综合征的原因。患者传导系统功能障碍高发且与预激旁路并存，40岁左右发展为进行性加重的传导系统阻滞，因而PRKAG2心脏综合征患者消融前应备好起搏器。

（杨晓云）

第十四章

ST-T改变与心肌缺血

ST-T改变是心电图中最重要的内容，它代表了心室的复极过程，任何影响心室复极的因素都能引起心电图ST-T发生异常改变。根据发生机制不同，可将ST-T改变分为原发性与继发性：冠心病心肌缺血、心肌炎、心肌病、心包炎等可造成心脏结构异常，使心室复极异常而引起的心电图ST-T改变称为原发性改变；束支传导阻滞、心室预激、室性异位激动、心室起搏心律等因心室除极异常，继而造成心室复极异常而引起的心电图ST-T改变称为继发性改变。多数心电图ST-T形态改变不具备特异性，不能据此判断某种疾病，这部分ST-T改变称为非特异性ST-T改变；部分ST-T形态改变具有一定特异性，可提示某种病因，能协助诊断某种疾病，从而称为特异性ST-T改变。下面主要就该部分内容进行简单介绍。

第一节 ST-T改变

一、ST段形态

正常情况下，ST段接近等电位线，向下偏移不应超过0.05mV。ST段向上抬高在肢体导联≤0.1mV；V_2、V_3导联J点抬高在40岁以上男性≤0.2mV，40岁以下男性≤0.25mV，成年女性≤0.15mV。诊断需结合病史、ST-T形态及有无对应性改变。如果既往心电图未见ST段抬高，或有心肌缺血病史，那么任何程度的ST段抬高都应引起重视；如果有其他缺血征象，则任何程度的ST段抬高都是病理性的。

ST段形态多变。某些形状的ST段比较常见，而另一些形态的ST段仅在特定情况下才出现，这有助于协助诊断；还有一些形态的ST段则为正常ST段形态的不同表现形式。ST-T改变可伴或不伴QRS波群异常。图14-1-1列举了几种常见异常ST段形态及其可能原因。

二、T波形态

T波不是独立存在的，其形态常受ST段的影响。一般来说，正常T波在Ⅰ、Ⅱ、V_4～V_6导联不仅应直立，且其振幅不应低于R波的1/10，否则称为T波低平。若V_1、V_2导联T波直立，其幅度不应高于V_5、V_6导联。T波振幅在肢体导联≤0.6mV，胸导联≤1.2mV。另一个标准是T波振幅≤R波振幅的2/3，否则为异常。T波可呈不同的形态：高或低，宽或窄，对称或不对称，正向、负向或双向。描述T波时应注意以下3点：形状、方向、高度或深度。

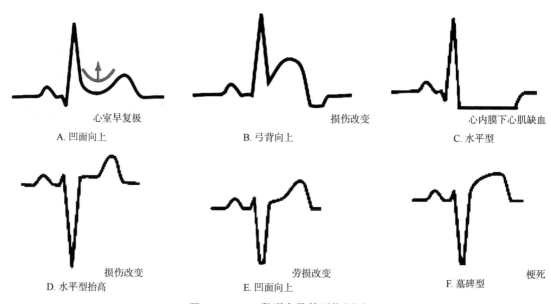

图 14-1-1　ST段形态及其可能原因

（1）正常情况下T波并不对称，其前支较缓，后支较陡峭，顶端较圆钝。心肌缺血、电解质紊乱、中枢神经系统疾病时出现的对称T波多为病理性；少数正常健康人T波可以对称，但未证明其正常之前应看作病理性。患者的伴随症状有助于鉴别，在排除以上疾病之后才能确定对称的T波是正常的。T波高尖常见于高钾血症；T波宽大见于中枢神经系统疾病，尤其是颅内出血。

（2）双向T波在所有导联均可能见到，尤其在从正向T波朝负向T波移行的导联。先负后正多见于异常情况。

（3）T波极性与心肌复极向量有关，T波可以呈正向、负向或双向。T波在三维空间的方向决定了T波在各导联中的方向。正常情况下，Ⅰ、Ⅱ、$V_3 \sim V_6$导联T波正向，aVR导联T波负向，其余导联方向具有可变性。若T波在本应正向的导联呈负向，如Ⅱ导联，称为T波倒置。T波倒置常提示心肌缺血，也可见于心室肥大，束支传导阻滞除外。图14-1-2列举了几种常见异常T波形态。

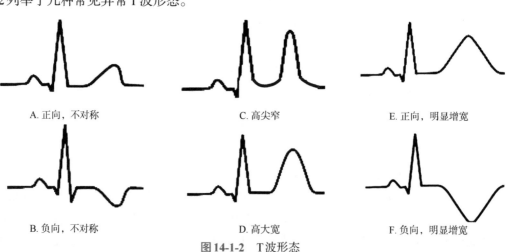

图 14-1-2　T波形态

临床上ST-T改变常发生于冠心病心肌缺血患者，也可发生于高血压、心肌病、心肌炎患者及运动员心脏和各种结构性心脏病患者，还可发生于心脏神经官能症如甲状腺功能亢进、情绪激动、心动过速等交感神经兴奋增强的患者或正常人。正确判断ST-T改变的临床意义需结合患者的病史、症状、体征等。

第二节　心 肌 缺 血

心肌缺血时，心电图主要表现为ST-T异常改变。心肌缺血程度和部位不同，相应的导联可表现出不同的ST-T异常变化。

一、心肌缺血心电图变化

一般情况下，心肌缺血可导致相应导联出现ST-T改变。

1. 心肌缺血和（或）损伤与ST-T改变

（1）心内膜下心肌缺血时，表现为T波直立；心外膜下（或透壁）心肌缺血时，表现为T波倒置。

（2）心肌缺血进一步加重时，可引起损伤型ST段改变：心内膜下心肌损伤时表现为对应导联ST段下移；心外膜下心肌损伤时，表现为面向损伤区域导联出现ST段抬高。

（3）若发生心内膜下心肌损伤、心外膜下心肌缺血，则缺血区域心外膜导联出现ST段下移、T波倒置。

2. 心肌缺血的特异性心电图表现　心肌缺血所引起的ST-T改变多数不具有特异性，常与其他原因引起的ST-T改变相同。然而，心电图ST-T若出现以下特殊形态改变，由心肌缺血引起的可能性则显著增加，因此在其ST段或T波前可冠以"缺血型"或"损伤型"之类名词。

（1）缺血型ST段下移：临床上典型的心绞痛症状发作时，可出现缺血性ST-T改变。心电图表现：①面向缺血区域的导联ST段呈水平型或下斜型下移≥0.05mV（图14-2-1），和（或）T波低平、双向或倒置；②ST段与T波有明确的分界点；③下移的ST段持续时间＞0.08s。

（2）损伤型ST段抬高：变异型心绞痛、心肌梗死急性期、心脏外科术后等患者，出现心外膜下心肌损伤，心电图表现为面向损伤区域的导联ST段呈弓背向上型显著抬高，可伴T波倒置。

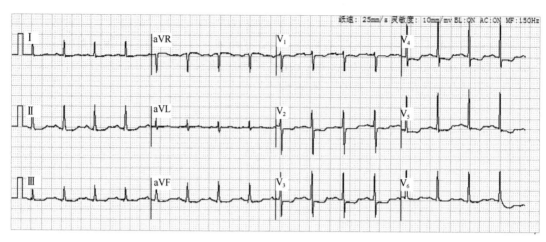

图14-2-1　心肌缺血（心绞痛）

（3）缺血型T波改变：心肌缺血可使T波表现为直立高耸和倒置两种，前者提示心内膜下心肌缺血；后者提示心外膜下或透壁性心肌缺血。心电图表现为双肢对称、底部变窄、顶端（直立）或底端（倒置）深尖的T波，临床上多见于冠心病、心肌梗死，因而也称为"冠状T"（图14-2-2）。变异型心绞痛（冠状动脉痉挛）时，心电图表现为暂时性ST段抬高并伴有高耸的T波，对应导联常伴ST段下移（图14-2-3）。这是严重急性心肌缺血的表现，若ST段持续性抬高，提示可能发生心肌梗死。

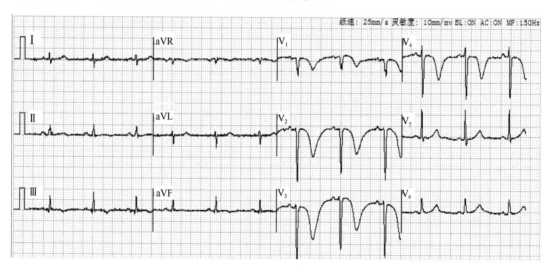

图14-2-2　冠状T

二、鉴别诊断

除心肌缺血外，临床上其他影响心肌复极异常的各种原因均可引起心电图ST-T改变。因而，当心电图出现ST-T改变时，应注意结合临床资料进行诊断与鉴别诊断。

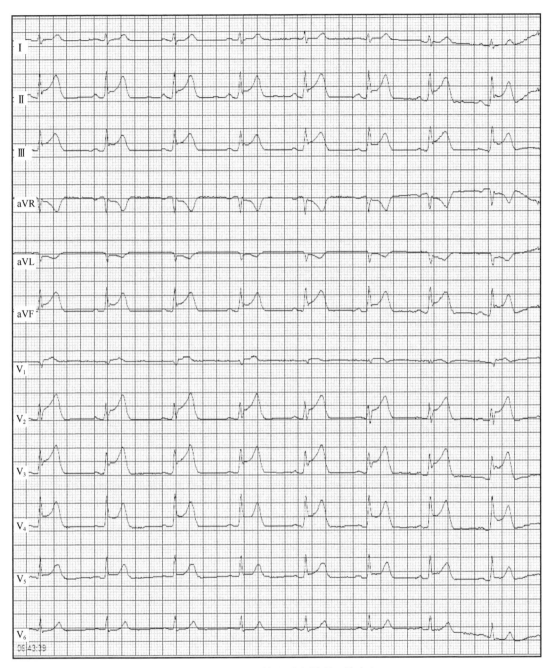

图 14-2-3　心肌缺血（变异型心绞痛）

除冠心病外，其他疾病如心肌病、心肌炎、瓣膜病、心包炎、脑血管意外（尤其颅内出血）等患者均可出现ST-T改变。电解质紊乱（低钾等）、药物（洋地黄影响）、起搏器植入术后及自主神经调节障碍也可引起非特异性ST-T改变。此外，心室肥厚、束支传导阻滞、预激综合征等也可引起继发性ST-T改变，应注意鉴别。下面列举了几种常见临床情况需加以鉴别。

1. 心肌炎　指由各种病因引起的心肌肌层局限性或弥漫性炎性病变。炎性病变可累及心肌、间质、血管、心包或心内膜。心电图在心肌炎的诊断中有一定临床价值，主要表现

（图14-2-4）：①ST段下移，T波低平或倒置；②少数患者可出现类似急性心肌梗死的心电图改变，如ST段呈弓背向上抬高和病理性Q波；③各种类型心律失常，如传导系统（窦房结、房室交界区、左右束支）的改变，房性、室性、交界性早搏等。

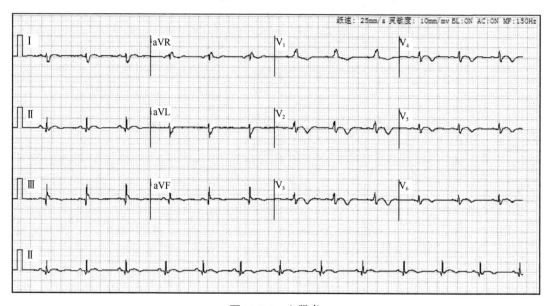

图14-2-4　心肌炎

心电图表现为前壁导联ST-T改变，右束支传导阻滞，下壁导联异常Q波

2. 心包炎　指各种物理、化学、生物等因素导致心包发生的急性炎性反应和渗液，以及心包粘连、增厚、缩窄、钙化等慢性病变。典型心电图表现（图14-2-5）：①非特异性广泛导联ST段改变，ST段呈凹面向上型抬高，除外aVR、V₁导联；②ST段抬高导联出现PR段下移，aVR导联出现PR段抬高；③数天后ST段回至等电位线时，T波出现平坦或倒置；④心包积液时心电图表现为QRS波群低电压；⑤窦性心动过速；⑥电交替现象。

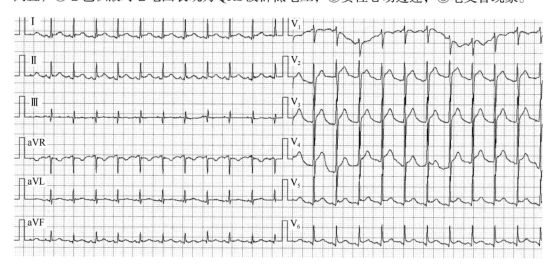

图14-2-5　心包炎

心电图表现为广泛导联（aVR除外）ST段抬高，PR段下移，窦性心动过速

3. 严重颅脑损伤　严重颅脑损伤（尤其脑血管意外）可造成心脏自主神经调节功能异常，加上应激反应、血流动力学障碍及水和电解质平衡紊乱等，可导致心肌复极异常，心电图出现ST-T异常改变，易误诊为心肌缺血与心内膜下心肌梗死，应注意鉴别。其主要心电图表现如下（图14-2-6）：①胸前导联出现巨大倒置T波，ST段下降；②U波明显；③QT间期延长。

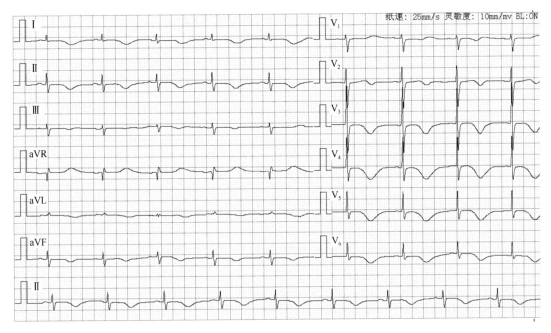

图14-2-6　脑血管意外

心电图表现为下壁、前壁导联出现巨大倒置T波，QT间期延长

第三节　病例分析

病例1：普萘洛尔试验阳性

1. 临床背景

（1）患者，女性，30岁。

（2）体检发现心电图异常3天，无心悸、胸闷等不适。

（3）既往史：无特殊。

（4）超声心动图：正常

（5）血生化：血钾4.15mmol/L（正常）；心肌肌钙蛋白I 2.1ng/ml（正常）。

（6）常规心电图：见图14-3-1。

2. 动态心电图报告

（1）窦性心律，最小心率为57次/分，发生于23：23；最大心率为153次/分，发生于7：24；平均心率为86次/分。

（2）监测中未见心律失常。

（3）监测中可见快频率依赖性下壁、前壁导联ST-T改变。

（4）患者全天未记录不适症状。

（5）心率变异性分析：SDNN 122ms（正常参考范围为102～180ms）；SDANN 99ms（正常参考范围为92～162ms）。

3. 图形特征及诊断依据

（1）常规心电图（图14-3-1）：①窦性心律，心室率88次/分；②Ⅱ、Ⅲ、aVF及V₃～V₅导联T波低平或倒置。

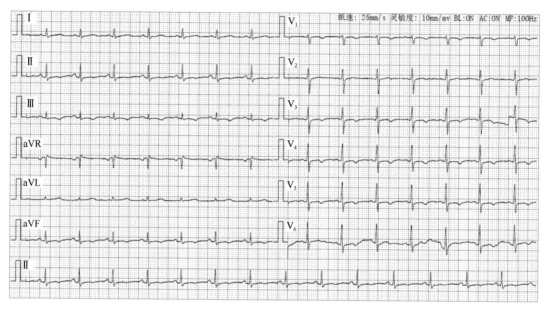

图14-3-1　下壁、前壁导联T波改变

（2）图14-3-2为心室率增快时所记录的动态心电图，表现如下：①窦性心律，心室率120次/分；②Ⅱ、Ⅲ、aVF及V₃～V₆导联T波倒置。图14-3-3为心室率缓慢时所记录的动态心电图，表现如下：①窦性心律，心室率60次/分；②心电图正常。

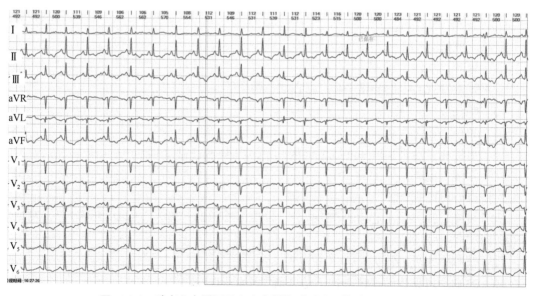

图14-3-2　动态心电图记录心室率增快时下壁、前壁导联T波改变

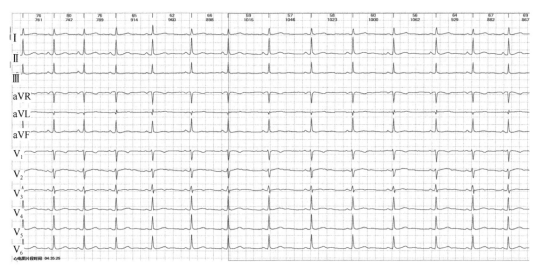

图 14-3-3　动态心电图记录心室率缓慢时心电图

（3）图14-3-4为口服普萘洛尔前记录的心电图，表现如下：①窦性心律，心室率90次/分；②Ⅱ、Ⅲ、aVF及V$_4$～V$_6$导联T波低平或浅倒。图14-3-5为口服普萘洛尔20mg后1h记录的心电图，表现如下：①窦性心律，心室率76次/分；②Ⅱ及V$_4$～V$_6$导联T波恢复直立。普萘洛尔试验阳性。

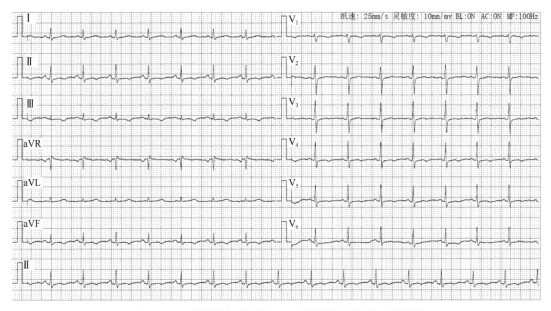

图 14-3-4　普萘洛尔试验前，下壁及前侧壁导联T波浅倒

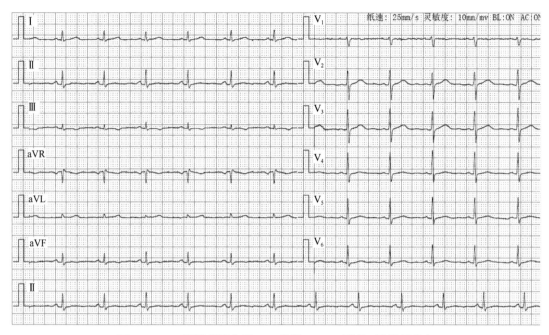

图 14-3-5　口服普萘洛尔后 1h，Ⅱ 及 V₄～V₆ 导联 T 波恢复直立

4. 专家解析与点评　普萘洛尔试验主要用于鉴别心电图中出现的 ST-T 改变是器质性改变还是非器质性改变，若无证据证明心电图 ST-T 改变为病理性，则应进一步进行普萘洛尔试验。普萘洛尔为 β 受体阻滞剂，对鉴别交感神经兴奋与冠心病心肌缺血等器质性病变引起的 ST-T 改变具有重要意义。普萘洛尔试验阳性提示 ST-T 改变系自主神经功能紊乱所致。临床上部分患者尤其是年轻女性常因焦虑、惊恐等交感神经兴奋引起 T 波低平或倒置，常出现于 Ⅱ、Ⅲ、aVF、V₅、V₆ 导联，采用普萘洛尔试验可以纠正由交感神经功能亢进引起的 ST-T 改变。该患者心电图显示 Ⅱ、Ⅲ、aVF、V₄～V₆ 导联 T 波倒置，查血生化排除了低血钾、心肌损伤等可引起 T 波改变的病理性因素后，口服普萘洛尔 20mg 后 1h 复查心电图，Ⅱ、Ⅲ、aVF、V₄～V₆ 导联 T 波恢复正常。普萘洛尔试验阳性提示该患者心电图 ST-T 改变由交感神经功能亢进引起而非器质性病变。

病例 2：冠心病心肌缺血

1. 临床背景

（1）患者，男性，68 岁。

（2）反复发作胸闷 1 年。

（3）既往史：无特殊。

（4）超声心动图：正常。

（5）常规心电图：见图 14-3-6。

（6）查血电解质、心肌肌钙蛋白正常；总胆固醇与低密度脂蛋白升高。

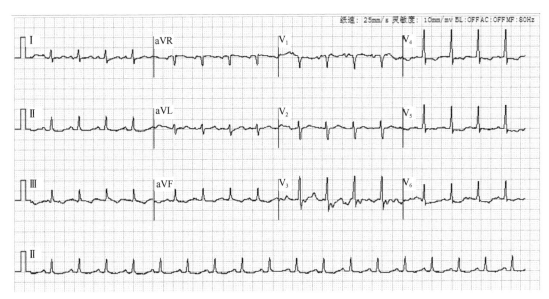

图14-3-6　Ⅱ、Ⅲ、aVF及V₅～V₅导联T波倒置，提示下壁、前壁心肌缺血可能

2. 动态心电图报告

（1）窦性心律，最小心率为85次/分，发生于05：04；最大心率为133次/分，发生于21：09；平均心率为110次/分。

（2）偶发房性早搏24次/天。

（3）偶发-频发室性早搏107次/天，成对室性早搏3次。

（4）监测中可见下壁、前壁、前侧壁导联ST-T改变，提示心肌缺血。心肌缺血总负荷（TIB）=66mm×min/24h。

（5）心率变异性分析：SDNN 25ms（正常参考范围为102～180ms）；SDANN 17ms（正常参考范围为92～162ms）。

（6）窦性心率震荡：TO 0.92（正常参考值＜0）；TS 0（正常参考值＞2.5ms/RR间期）。

（7）心率减速力：DC 1.39ms；DR₄ 0.02%，DR₂ 5.1%，DR₈ 0.0000%。

3. 图形特征及诊断依据

（1）动态心电图记录到最慢心室率见图14-3-7。心电图表现：①窦性心律，心室率85次/分；②Ⅱ、Ⅲ、aVF及V₄～V₅导联T波倒置。以上提示下壁、前壁心肌缺血可能。较快心室率见图14-3-8。心电图表现：①窦性心律，心室率125次/分；②Ⅱ、Ⅲ、aVF及V₄～V₅导联T波倒置。以上提示下壁、前壁心肌缺血。

（2）动态心电图：①窦性心律，心室率112次/分；②下壁、前壁心肌缺血；③偶发室性早搏。动态心电图显示室性早搏后的窦性心率震荡现象消失：TO=0.92；TS=0。

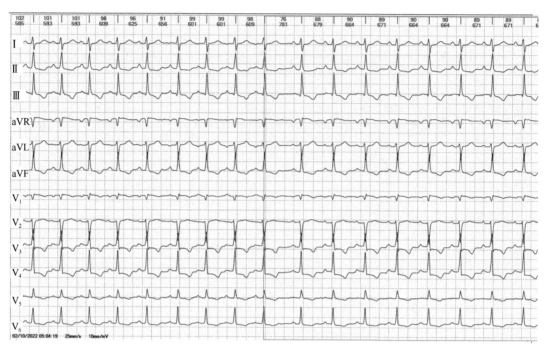

图 14-3-7　窦性心律，下壁、前壁心肌缺血

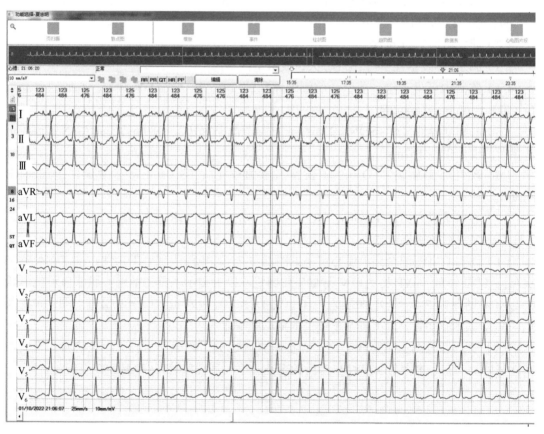

图 14-3-8　窦性心律，心室率 125 次 / 分，下壁、前壁心肌缺血

（3）图14-3-9A：心率减速力（DC）=1.8876ms，DC≤2.5ms，为中风险；图14-3-9B：连续心率减速力DR4=0.02%，DR2=5.3%，DR8=0.0000%。DRs风险评定为高风险。DC与DRs均异常，提示患者迷走神经张力过低，对心率减速的调节能力显著下降，对心脏的保护作用显著下降，患者属于猝死高危人群。心率变异性（HRV）分析：时域指标SDNN为20ms。SDNN反映了24h长时程HRV的总体变化；小于50ms为异常，提示迷走神经张力降低、冠心病患者心室颤动阈值降低，容易发生心脏性猝死（图14-3-10）。

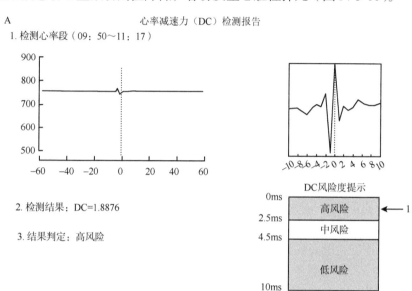

图14-3-9 心率减速力

A. 心率减速力（DC）；B. 连续心率减速力

频域功率

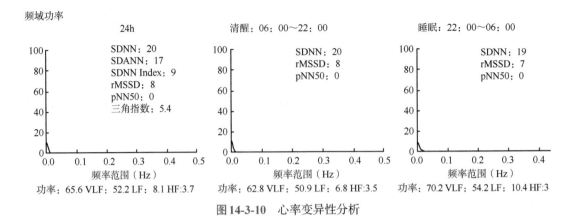

图14-3-10 心率变异性分析

4. 专家解析与点评 冠心病患者心肌缺血时，其心肌组织相继发生变性、坏死、重构及严重纤维化，并直接累及病变心肌区周围的化学感受器和机械感受器及自主神经系统，导致心脏自主神经功能受损，迷走神经受损尤为严重，造成DC降低、DRs异常，HRV降低，HRT减弱或消失，对心脏的保护性作用削弱。心肌缺血患者交感神经处于兴奋状态，继而加重缺血心肌的电不稳定性，使恶性心律失常及心脏性猝死的发生率明显增高。该患者平均心率为110次/分，交感神经处于明显兴奋状态；同时测得DC、DRs及HRV均降低，HRT减弱，评定为冠心病高危人群，应积极采集干预措施以防止心血管事件发生。

（杨晓云）

第十五章

心肌梗死

心肌梗死是指冠状动脉供血急剧减少或中断而引起相应供血区的心肌细胞缺血、损伤和坏死。近年来，美国心脏协会（AHA）/美国心脏病学会（ACC）/欧洲心脏病学会（ESC）/世界心脏联盟（WHF）对心肌梗死概述如下：心肌生化标志物（cTnI最佳）水平升高超过参考值上限第99百分位值，同时至少伴有下述心肌缺血证据之一。

（1）缺血症状。

（2）心电图提示新发缺血性改变。

（3）心电图提示新近形成的病理性Q波。

（4）影像学缺血证据及冠状动脉造影或尸检证实的冠状动脉栓塞。

急性心肌梗死诊断模式由原来的3选2转为1+1模式。

此外，当临床上出现新发的左束支传导阻滞，伴持续性胸痛不缓解，出现血流动力学不稳定、心源性休克、肺水肿甚至心搏骤停时，应视为ST段抬高心肌梗死等危症。

第一节　心肌梗死的心电图改变

心肌梗死的心电图改变及其演变规律对确定诊断、指导治疗和判断预后具有重要的临床意义。心肌梗死发生时心电图上可出现一系列特征性改变并呈动态演变。

一、典型心肌梗死图形改变

急性心肌梗死发生时，心电图上出现病理性Q波、损伤型ST段抬高、缺血型T波改变，称为典型心肌梗死图形改变。

1. 坏死性改变　坏死的心肌丧失了除极和复极的能力，不再产生心电向量，但坏死区周围的健康心肌仍在除极，其综合心电向量背离坏死心肌，因此在面向坏死心肌的导联出现病理性Q波（Q波时间≥0.03s，深度≥R波的1/4）。

2. 损伤性改变　坏死心肌的周围为损伤心肌。由于损伤心肌产生损伤电流或除极受阻，其心电向量方向是由健康心肌指向损伤心肌，因此在面向损伤心肌的导联出现ST段抬高并形成单向曲线。

3. 缺血性改变　损伤区周围的心肌呈缺血性改变，其心电向量是由缺血心肌指向健康心肌，因此在面向缺血部位的导联出现倒置T波。

典型急性心肌梗死时，心电图可同时记录到病理性Q波、损伤型ST段抬高及缺血型T波倒置，即急性心肌梗死的基本图形。

二、心肌梗死心电图的演变及分期

心肌梗死心电图除了具有特征性改变外，其图形演变也有一定规律。心肌梗死常分为超急性期、急性期、亚急性期和陈旧期。

1. 超急性期 冠状动脉闭塞后数分钟到数小时。心电图出现巨大高耸的T波，随后ST段呈斜型抬高与高耸直立的T波相连，此期病理性Q波尚未形成。这些表现仅持续数小时，临床上多因持续时间短而不易记录到，若能及时治疗，可避免发展为心肌梗死或使梗死范围缩小。

2. 急性期 心肌梗死后数小时至数天是一个演变过程。心电图表现：ST段呈弓背向上型抬高，抬高显著者可与T波融合形成单向曲线，继而逐渐下降；T波开始倒置，并逐渐加深；出现病理性Q波。病理性Q波、损伤型ST段抬高与缺血型T波倒置在此期内可同时存在（图15-1-1）。

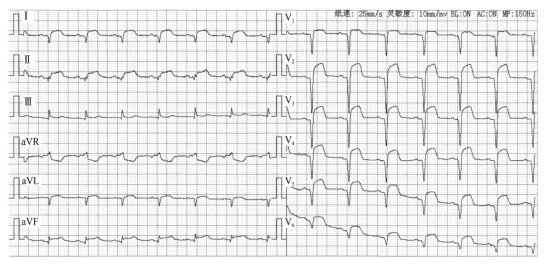

图 15-1-1 急性广泛前壁、下壁心肌梗死

3. 亚急性期 心肌梗死后数天至数周。病理性Q波持续存在，缺血型T波由深尖逐渐变浅（图15-1-2）。如果ST段持续升高6个月以上，可能合并室壁瘤。

4. 陈旧期 心肌梗死后数周至半年或更久，ST段和T波可恢复正常，或T波持续倒置、低平，趋于恒定不变，残留下病理性Q波。部分患者在数年后Q波明显缩小甚至消失。

近年来，随着急性心肌梗死后溶栓或介入治疗的开展，心肌梗死的病程显著缩短，心肌梗死的心电图不再出现上述典型演变过程。

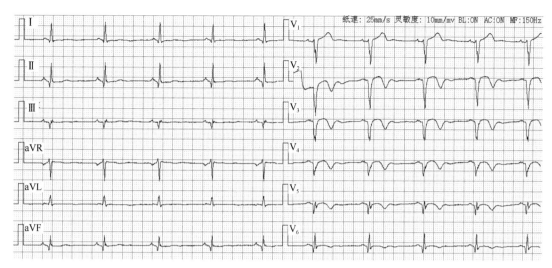

图15-1-2 亚急性前壁心肌梗死，陈旧性下壁心肌梗死

三、心肌梗死的定位诊断

体表心电图不但能确定梗死部位，还能大致判断梗死相关冠状动脉。临床上可根据心电图探查电极朝向梗死区域记录到的基本图形判断心肌梗死部位和梗死相关冠状动脉。①前间壁心肌梗死时，V_1～V_3 导联出现病理性 Q 波或 QS 波（图15-1-3）；②前壁心肌梗死时，（V_1）V_3、V_4（V_5）导联出现病理性 Q 波；③侧壁心肌梗死时，Ⅰ、aVL、V_5、V_6 导联出现病理性 Q 波；④广泛前壁心肌梗死时，胸前导联 V_1～V_5 出现病理性 Q 波（图15-1-4）；⑤下壁心肌梗死时，Ⅱ、Ⅲ、aVF 导联出现病理性 Q 波；⑥后壁心肌梗死时，V_7～V_9 导联出现病理性 Q 波，与正后壁相对的 V_1、V_2 导联出现 R 波增高、T 波高耸及 ST 段下移（图15-1-5）；⑦右心室心肌梗死时，主要表现为 V_{3R}、V_{4R} 导联 ST 段抬高＞0.1mV。孤立的右心室梗死极为少见，常同时合并下壁心肌梗死。在急性心肌梗死早期，病理性 Q 波尚未形成时，可根据 ST-T 异常的导联来判断心肌梗死的部位和梗死相关冠状动脉（表15-1-1）。

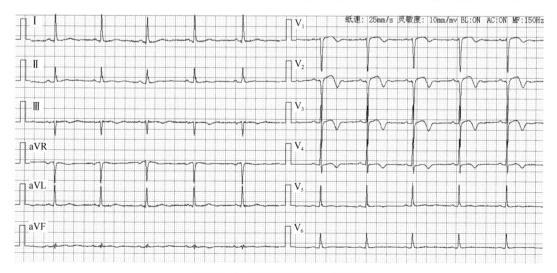

图15-1-3 亚急性前间壁心肌梗死

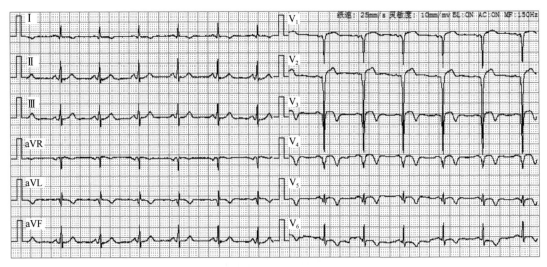

图15-1-4 急性广泛前壁心肌梗死

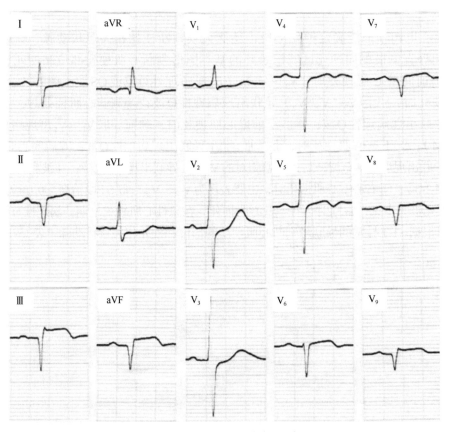

图15-1-5 急性下壁、后壁心肌梗死

表 15-1-1 心电图导联与心肌梗死部位及冠状动脉供血区域的关系

导联	心肌梗死部位	冠状动脉
$V_1 \sim V_3$	前间壁	左前降支
V_3、V_4(V_5)	前壁	左前降支
$V_1 \sim V_5$	广泛前壁	左前降支
Ⅰ、aVL、V_5、V_6	侧壁	左前降支的对角支或左回旋支
Ⅱ、Ⅲ、aVF	下壁	右冠状动脉或左回旋支
$V_7 \sim V_9$	后壁	左回旋支或右冠状动脉
$V_{3R} \sim V_{5R}$	右心室	右冠状动脉

四、心肌梗死的分类

（一）Q 波心肌梗死和无 Q 波心肌梗死

20世纪80年代以前，急性心肌梗死分为Q波心肌梗死和无Q波心肌梗死。这种分类方法仍然有用，它有助于我们理解病理性Q波的产生，并关注相关导联。

1. Q波心肌梗死 一般认为，心肌梗死直径＞20～30mm或累及室壁厚度的50%以上，且梗死出现在QRS波群起始40ms处时才可形成典型的Q波心肌梗死；当心肌全层发生透壁性坏死时，心电图上可以形成明显的梗死型Q波。

新近研究认为，心肌梗死区域仅累及近1/3层心室肌，但累及浦肯野纤维网致其丧失功能，那么受损心肌只能通过心肌细胞间缓慢的电活动完成去极化，使得背离梗死区的除极向量不能被抵消，因此位于梗死部位的电极就会记录到一个与对侧部位除极向量完全相反的Q波，这种Q波比透壁梗死型Q波小。

2. 无Q波心肌梗死 一般认为，心肌梗死面积较小、厚度不及50%及位于QRS波群终末40ms处（如基底部）时一般不形成Q波心肌梗死。心电图只出现ST段抬高或压低及T波倒置，或只出现QRS波形的改变，如顿挫、切迹、R波丢失等，可以通过检测心肌损伤标志物诊断急性心肌梗死。

新近研究发现，无Q波心肌梗死不只局限于心内膜，也可能发生于心肌的任何部位，它可能由不连贯区域的心肌梗死引起，也可能是一个小范围的透壁心肌梗死，由于某种原因不形成Q波。不能仅凭Q波的出现来确定是透壁还是非透壁心肌梗死，要摒弃这个错误的观点。无Q波心肌梗死还可见于多支冠状动脉病变，多部位、弥漫性心肌梗死可使梗死向量相互作用而抵消，也不形成典型的Q波心肌梗死。

（二）ST 段抬高心肌梗死和非 ST 段抬高心肌梗死

根据心电图有无ST段抬高，目前将急性心肌梗死分为ST段抬高心肌梗死（ST segment elevation myocardial infarction，STEMI）与非ST段抬高心肌梗死（non-ST segment elevation myocardial infarction，NSTEMI）两大类，它们与不稳定型心绞痛一起统称为急性冠脉综合征（acute coronary syndrome，ACS）。根据ST段改变对急性心肌梗死进行分类对临床治疗具有重要的指导作用。若治疗不及时，ST段抬高心肌梗死与非ST段抬高心肌梗死均可演变为Q波心肌梗死。

1. ST段抬高心肌梗死（STEMI） 是最紧急、最危险的心肌缺血综合征，患者发生心肌梗死时，需紧急恢复血流灌注以尽可能挽救更多的心肌组织。STEMI患者的心电图表现为ST段抬高并呈特征性改变，是由透壁缺血/梗死引起。

目前STEMI的心电图诊断应包括至少2个相邻导联的ST段抬高（图15-1-6），在$V_1 \sim V_3$导联中ST段抬高≥0.2mV，在其他导联ST段抬高≥0.1mV。正常情况下，年轻患者和男性患者J点上抬很普遍，因而限定$V_1 \sim V_3$导联ST段抬高≥0.2mV。

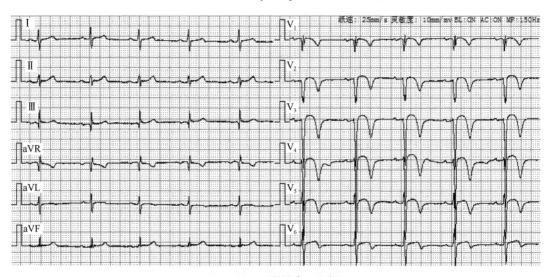

图15-1-6 ST段抬高心肌梗死

2. 非ST段抬高心肌梗死（NSTEMI） 是指心肌严重缺血，患者有心肌梗死的症状和体征，但心电图表现为ST段压低或T波倒置（图15-1-7）。NSTEMI与不稳定型心绞痛临床表现相同，主要区别是实验室检查证实前者有心肌细胞损伤。

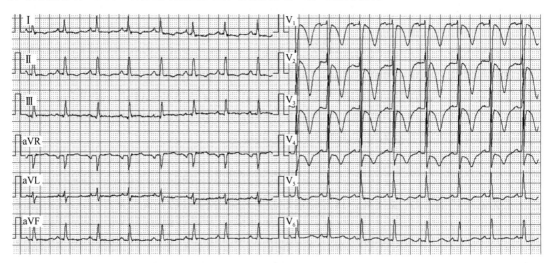

图15-1-7 非ST段抬高心肌梗死（心内膜下心肌梗死）

五、心肌梗死合并其他病变

（一）心肌梗死合并室壁瘤

心肌梗死后，梗死区域出现室壁扩张变薄、心肌全层坏死，坏死心肌逐渐被纤维瘢痕组织所替代，病变区薄层心室壁向外膨出，心脏收缩时丧失活动能力或呈现反常运动，形成室壁瘤。心电图表现为ST段持续抬高达半年以上（图15-1-8）。

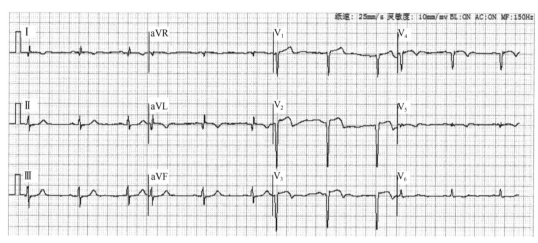

图15-1-8 前壁心肌梗死合并室壁瘤
V_2～V_4导联ST段抬高持续存在半年，超声心动图提示室壁瘤

（二）束支传导阻滞及分支传导阻滞合并心肌梗死

1. 右束支传导阻滞合并心肌梗死 由于右束支传导阻滞的QRS波群起始向量与正常相同，即QRS波群前半部分形态接近正常，变化与增加的向量是QRS波群60ms后的终末向量，所以心肌梗死时仍可显示QRS波群前40ms的病理性Q波，不影响诊断，心电图初始向量表现出心肌梗死特征，终末向量表现出右束支传导阻滞的特点（图15-1-9）。但正后壁心肌梗死合并右束支传导阻滞时，因两者都影响QRS波群后半部的向量，诊断困难，此时可根据病史、心脏生化标志物（cTnI）、影像学检查及有无合并其他部位的心肌梗死进行鉴别。

2. 左束支传导阻滞合并心肌梗死 左束支传导阻滞（LBBB）使心室除极初始向量（QRS波群初始40ms）受到影响，而心肌梗死病理性Q波的形成时相也在QRS波群初始40ms处，因而心肌梗死波形常被掩盖，按原标准进行诊断较困难。但若ST-T与QRS波群主波或终末波呈同向性改变，则常提示心肌缺血或损伤（图15-1-10）；ST段抬高或压低及弓背向上的形状超出左束支传导阻滞的继发性改变时也常提示急性心肌梗死；在Ⅰ、aVL、V_5、V_6导联出现的病理性Q波也提示合并心肌梗死（图15-1-11）。

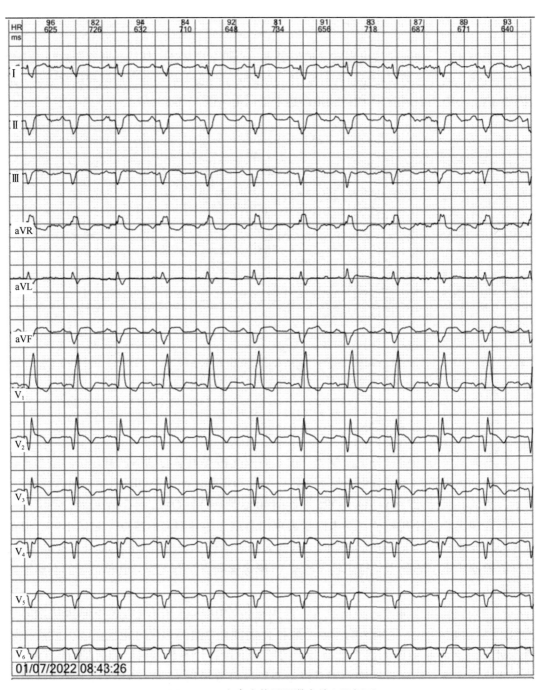

图 15-1-9　右束支传导阻滞合并心肌梗死

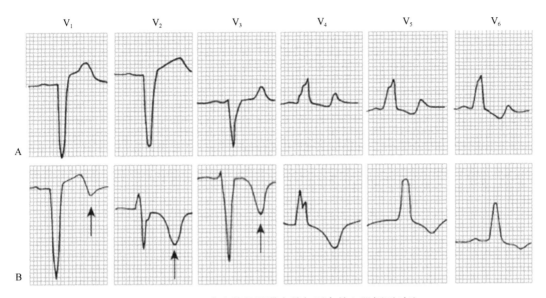

图 15-1-10 左束支传导阻滞合并与不合并心肌梗死对比

A. 左束支传导阻滞时，V_1～V_3 导联 ST-T 与 QRS 波群主波方向相反，呈继发性改变；B. 左束支传导阻滞合并心肌梗死时，V_1～V_3 导联 ST-T 与 QRS 波群主波呈同向性改变

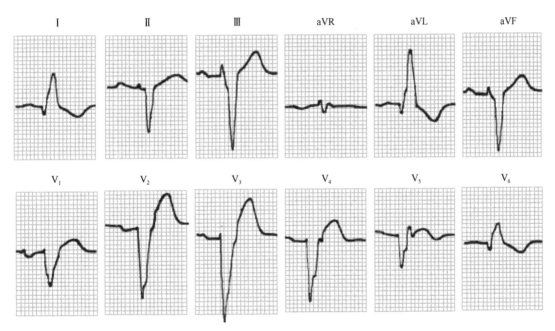

图 15-1-11 左束支传导阻滞合并心肌梗死

Ⅰ、aVL、V_4～V_6 连续 2 个以上导联出现病理性 Q 波

3. 左前分支传导阻滞合并心肌梗死 左前分支传导阻滞心电图 Ⅱ、Ⅲ、aVF 导联呈 rS 型，有时可掩盖下壁心肌梗死（图 15-1-12），结合心电向量图、临床表现及心脏生化标志物的变化可帮助诊断。

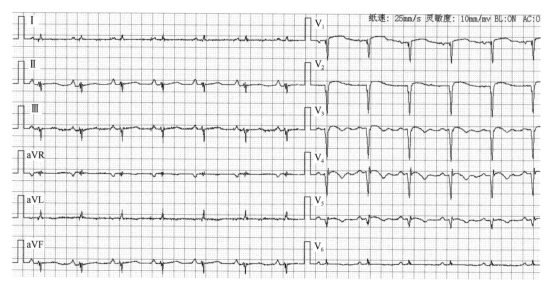

图15-1-12 左前分支传导阻滞合并下壁、前壁心肌梗死

六、急性心肌梗死心电图的鉴别诊断

除了急性心肌梗死患者心电图会出现病理性Q波与ST-T改变外，临床上还有一些其他疾病患者也会出现病理性（异常）Q波与ST-T改变，需要进行鉴别。束支传导阻滞、预激综合征、心肌病、急性心肌炎、心室肥厚、急性肺栓塞及生理性或位置性因素（电极位置或气胸）影响等情况下，心电图也可出现异常Q波，但后者一般无典型ST-T动态改变，结合病史和临床资料一般不难鉴别。ST段抬高还可见于变异型心绞痛、室壁瘤、急性心包炎、早期复极等，根据病史、是否伴有病理性Q波及典型ST-T演变过程可以鉴别。只有异常Q波、ST段抬高及T波倒置三者同时出现并呈动态变化才是急性心肌梗死的特征性心电图。

下面列举了临床上容易与心肌梗死相混淆的几种常见疾病的心电图特点。

1. 急性肺栓塞 是由内源性或外源性的栓子阻塞肺动脉主干或分支引起肺循环障碍的临床和病理生理综合征，其心电图表现无特异性。急性肺栓塞时，肺动脉压力突然升高，右心室后负荷增加，右心室扩张，心电图可出现以下改变（图15-1-13）：①不完全性或完全性右束支传导阻滞伴ST-T改变（提示右心室负荷过重）；②新近出现的$S_I Q_{III} T_{III}$；③窦性心动过速；④房性心律失常，心房颤动较为多见。由于下壁导联出现病理性Q波，右胸导联出现ST-T改变，易误诊为心肌梗死。

2. 急性心肌炎 少数心肌炎患者病情较重时与急性心肌梗死难以鉴别：临床上表现为胸闷不适；实验室检查心肌标志物异常；心电图出现类似心肌梗死的图形改变，如ST段弓背向上抬高和病理性Q波等，也可出现ST段水平型下降、T波倒置，但其心电图改变不能与罪犯血管分布区域的导联相对应（图15-1-14）。

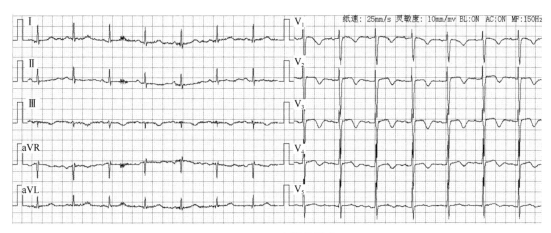

图15-1-13 急性肺栓塞

心电图表现为 $S_I Q_{III} T_{III}$，$V_1 \sim V_4$ 导联T波倒置

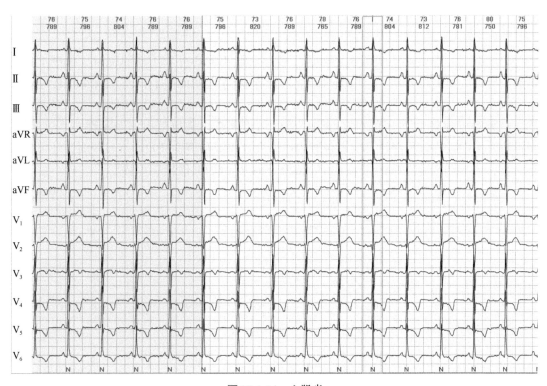

图15-1-14 心肌炎

心电图表现为广泛导联ST-T改变

3. **变异型心绞痛** 指由冠状动脉痉挛引起的缺血性心绞痛，是一种不稳定型心绞痛。疼痛多发生于安静休息时，与活动无关。发作时心电图表现为ST段抬高（图15-1-15），发作过后ST段下降，不出现病理性Q波。变异型心绞痛可导致急性心肌梗死及严重的心律失常甚至心室颤动及猝死。

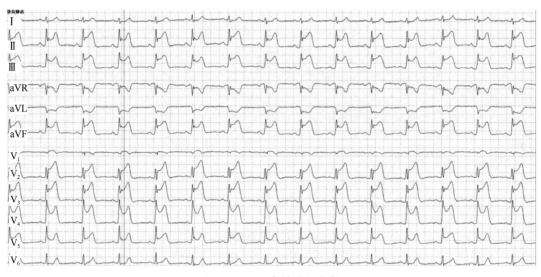

图15-1-15　变异型心绞痛

心电图表现为 II、III、aVF 及 $V_2 \sim V_5$ 导联 ST 段抬高

4. 心包炎　急性心包炎累及心外膜下浅层心肌引起心外膜下心肌炎时，可产生损伤电流，导致心肌复极异常，心电图表现为广泛导联 ST 段凹面向上抬高（除外 aVR 与 V_1 导联，aVR 与 V_1 导联表现为 ST 段压低）（图15-1-16），由于深层心肌无损伤，故无病理性 Q 波，也无对应导联 ST 段压低。有心包积液时可出现 QRS 波群低电压及窦性心动过速等。新近研究发现，心包积液量大、心包腔内压力大、积液黏稠度高及心率较快时，还可出现电交替、V_6 导联 ST 段抬高与 T 波比值＞ 0.25、aVR 导联 PR 段抬高等特点。

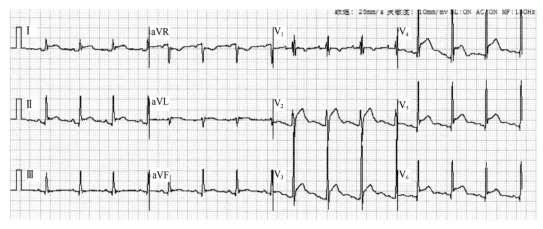

图15-1-16　心包炎

心电图表现为广泛导联 ST 段抬高，除外 aVR、V_1 导联

第二节　ST 段抬高心肌梗死等危症

临床上部分心肌梗死患者的心电图尽管没有达到 STEMI 的诊断标准，但其临床表现、

危险性及预后等同于STEMI，其心电图所反映的情况仍然需要按STEMI行紧急再灌注治疗。下面列举了几种STEMI等危症。

一、Wellens综合征

Wellens综合征是一种严重的急性冠脉综合征（不稳定型心绞痛），与左前降支近端严重狭窄（≥70%～85%）有关，1982年由Wellens报道。

1. 临床与心电图特点　Wellens综合征临床与心电图特点如下（图15-2-1）：①有胸痛发作史；②心肌损伤标志物正常或轻度升高；③胸前导联无病理性Q波；④胸前导联无R波丢失；⑤无病理性ST段抬高；⑥ V_2 和 V_3 导联T波双向或对称深倒。

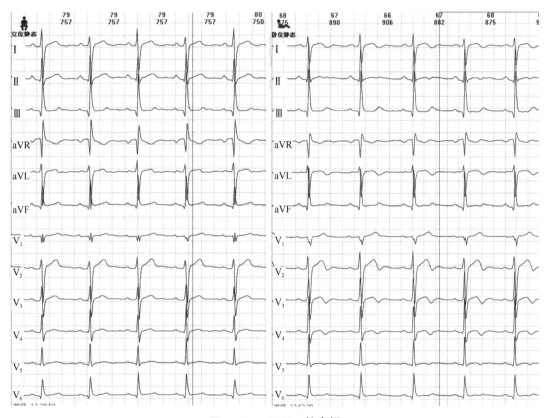

图15-2-1　Wellens综合征

运动前无胸痛，运动中胸痛发作，随后 $V_2 \sim V_3$ 导联T波倒置，提示Wellens综合征

2. 分型　根据心电图T波形态不同Wellens综合征分为两种类型。

（1）Ⅰ型：又称左前降支冠状T波综合征，较常见，约占76%。心电图表现：ST段位于等电位线，或呈直线型或拱形轻度抬高（≤0.1mV），伴T波倒置；倒置T波的下降支与水平线的夹角一般为60°～90°。

（2）Ⅱ型：心电图表现如下。右胸到中胸导联（ V_2 和 V_3 导联，也可包括 $V_{1\sim}V_4$ 导联）T波双向，其起始部呈斜型上升，随后急剧下降至T波倒置，这一特征与一般缺血或其他原因所致倒置T波形态不同。V_2和V_3导联出现这种特征性T波改变时，提示病变位于左前降支的第1间隔支和第2间隔支之间；病变越靠近端，出现T波改变的胸前导联越多。此型约占24%，虽然少见，但诊断左前降支病变的特异性很高；此型危险性较大，可在短期内发生极为严重的心肌缺血事件。

3. 发生机制　以往认为，T波双向或倒置是由"非透壁性"或"心内膜下"心肌缺血（心肌生化标志物不高）或"心内膜下"心肌梗死（心肌生化标志物升高）引起的。现在发现，Wellens综合征的T波异常通常出现在患者心绞痛缓解之后或发作静息期，有时也伴心肌损伤标志物轻度升高，因此T波改变不能排除微小心肌梗死；也有学者认为，这种心电图改变与左前降支严重狭窄造成受累区域心肌长时间缺血而导致心肌顿抑有关。

4. 鉴别诊断　心电图上Wellens综合征常与肥厚型心肌病相混淆，尤其需要与Ⅰ型Wellens综合征心电图相鉴别。肥厚型心肌病也可出现胸闷或心绞痛症状，但其心电图T波倒置不对称，主要累及V_5、V_6及Ⅰ与aVL导联，且常伴有QRS波群高电压。Wellens综合征心电图T波倒置呈对称性，累及的导联一般局限于V_2和V_3导联，有时可累及$V_1 \sim V_4$导联，无R波的递增。

此外，Wellens综合征还应与心肌缺血引起的T波倒置相鉴别。心肌缺血所致T波倒置一般比较浅，而Wellens综合征的T波倒置比较深，T波下降支与水平线的夹角也更大。

二、de Winter 综合征

de Winter综合征是由冠状动脉左前降支近端病变引起的具有特征性心电图表现的一组临床综合征，临床上容易漏诊或误诊。其临床意义等同于ST段抬高型急性冠脉综合征，应尽早识别并紧急处理。

1. 心电图表现　de Winter综合征心电图表现如下（图15-2-2）：①胸前$V_2 \sim V_6$导联ST段在J点后上斜型下移$0.1 \sim 0.3$mV，随后T波对称高尖；②QRS波群通常不宽或轻度增宽；③部分患者胸前导联R波递增不良；④多数患者aVR导联ST段轻度上抬。

2. 发生机制　de Winter综合征ST-T改变的确切机制目前尚未明了。有研究认为，de Winter综合征心电图ST段上斜型压低及T波高尖主要与心内膜下心肌缺血导致心肌复极延迟伴跨膜动作电位形成有关，跨膜动作电位上升期缓慢但持续时间长，其微小改变作用于心外膜上即可导致J点压低及T波高尖。此外，有学者推测de Winter综合征心电图中ST-T改变还可能与心肌损伤时细胞膜内外钾离子水平变化、心肌顿抑有关。还有学者提出浦肯野纤维解剖变异伴心内膜传导延迟也可导致上述图形改变。动物模型研究发现，缺血可导致ATP耗竭，使肌纤维膜中ATP敏感性钾通道不能激活，继而导致ST段压低而非抬高。

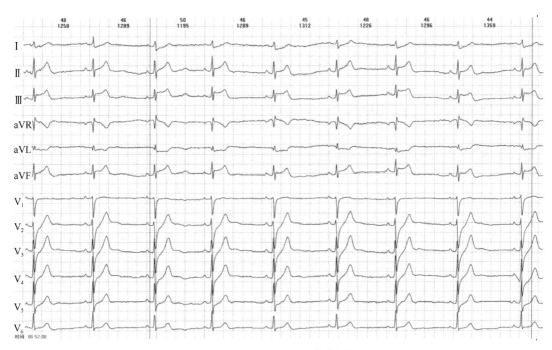

图 15-2-2 de Winter 综合征

心电图表现为 V₁～V₅ 导联 ST 段上斜型下移＞ 0.1mV、T 波高耸并对称

3. 鉴别诊断

（1）急性心肌梗死超急性期：心电图表现为胸前导联 T 波高尖，可不对称，基底部增宽，这是冠状动脉闭塞的早期改变，随着心肌缺血程度加重，最终演变为 STEMI。

（2）快频率依赖性 ST 段上斜型压低：心率增快时常出现 ST 段上斜型压低，目前认为与心房复极有关，并非心肌缺血。两者主要鉴别点：de Winter 综合征 ST-T 改变在心率未增快时出现。

（3）高钾血症：心电图主要表现为 T 波高尖、基底部窄且对称，但无 ST 段上斜型压低，结合患者胸痛症状、心肌损伤标志物及血钾结果可鉴别。

（4）Wellens 综合征：是由冠状动脉左前降支近端严重狭窄引起的急性冠脉综合征，临床上比较少见，容易忽视。患者在心绞痛缓解后查心电图常发现胸前导联 T 波深倒或正负双向，ST 段可呈凹面型或水平型轻度抬高（＜ 0.1mV）；而 de Winter 综合征心电图表现为 T 波对称高尖，伴 ST 段压低。

4. 心电图分型

（1）静止型：de Winter 综合征心电图改变大多为静态，J 点持续性压低伴 ST 段上斜型下移，T 波高尖。若冠状动脉介入治疗后血管再通，基本不会动态演变为 STEMI。

（2）动态改变型：少数 de Winter 综合征可演变为 STEMI。其心电图表现如下：①随着前降支从次全闭塞发展至完全闭塞，心电图演变为 STEMI；②STEMI 也可与 de Winter 相互转换，这种改变是由于冠状动脉在完全闭塞与自发再通之间转换（血栓不稳定）。

de Winter 综合征是一种致命性急性冠脉综合征，无论是否呈动态演变，均应将其视为 STEMI 等危症，该心电图改变多提示前降支近段完全闭塞或次全闭塞，需急诊行 PCI，尽快开通相关罪犯血管。

5. 临床意义

（1）de Winter综合征可能是STEMI的早期改变，也可能是一种特殊类型的急性冠脉综合征心电图表现。

（2）de Winterr综合征不能视为非ST段抬高型急性冠脉综合征，应视为STEMI等危症。

（3）de Winterr综合征必须按照STEMI进行处理，现阶段临床研究表明其无溶栓治疗适应证。

（4）无心动过速的胸痛患者若心电图出现ST段上斜型压低伴T波高尖，应警惕de Winter综合征可能，需及时开通PCI治疗绿色通道。

de Winter综合征是临床上比较少见、容易被忽视的急性冠脉综合征，绝大多数为前降支近段闭塞所致，其心电图表现具有特征性，临床上一旦发现，应视为STEMI等危症报告心电图危急值，并进行紧急处理。

三、左束支传导阻滞满足Sgarbossa标准

Sgarbossa计分是近年来诊断左束支传导阻滞合并急性心肌梗死的重要依据，文献报道Sgarbossa计分有很高的特异度和阳性预测值。其描述如下（图15-2-3）。

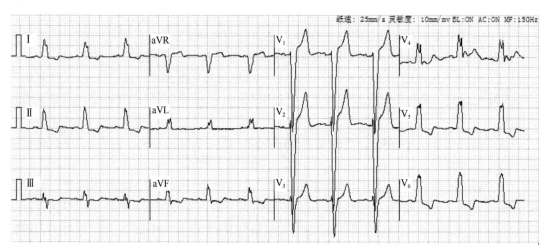

图 15-2-3　左束支传导阻滞满足 Sgarbossa 标准
V_4 导联 ST-T 与 QRS 波群主波方向一致，J点上抬 ≥ 0.1mV

（1）任一导联ST段同向性（与QRS波群主波方向一致）上抬 ≥ 0.1mV（5分）。

（2）V_1、V_2 或 V_3 导联 ST段下移 ≥ 0.1mV（3分）。

（3）任一导联ST段异向性（与QRS波群主波方向相反）上抬 ≥ 0.5mV（2分）。

Sgarbossa总计分 ≥ 3分，诊断急性心肌梗死的特异度较高（82%～94%），但敏感度只有20%左右。

近年来，ACC/AHA的STEMI指南提出了诊断LBBB伴AMI的新指标：ST/S ≤ -0.25

（图15-2-4）。其判断方法如下：在偏移最大的导联测定ST/S值≤-0.25并至少有一个导联ST段抬高≥1mm为阳性。之后有学者修正为任一导联ST段抬高或压低的幅度与先前S波或者R波振幅的比值>30%，明显提高了其敏感度与特异度。ST/S值被公认为比Sgarbossa计分更可靠的诊断方法，已经被列入LBBB伴AMI的诊断流程（图15-2-5）。

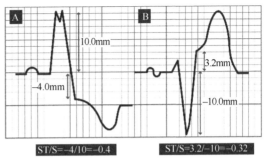

图15-2-4　ST/S值计算方法

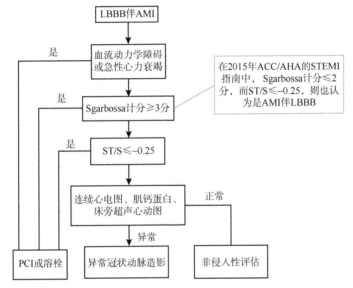

图15-2-5　左束支传导阻滞（LBBB）伴急性心肌梗死（AMI）诊断流程图

此外，临床上出现新发的左束支传导阻滞，伴持续性胸痛不缓解，出现血流动力学不稳定、心源性休克、肺水肿甚至心搏骤停，应视为STEMI等危症。

四、aVR导联ST段抬高与左主干病变

左主干（left main coronary artery，LMCA）分支为左前降支与左回旋支，供应整个心脏75%的血液。左主干闭塞时会引起心脏广泛受损，心电图表现为广泛导联ST-T改变。

1. 左主干病变的心电图表现　左主干病变时，心电图表现如下（图14-2-6）。

（1）广泛导联ST段水平型压低，在Ⅰ、Ⅱ及V_4～V_6导联最为突出。

（2）aVR导联ST段抬高≥0.1mV。

（3）aVR导联ST段抬高>V_1导联。

aVR导联提示的左主干病变，不是STEMI，但其危险程度强于STEMI。

2. 机制　对于左主干病变引起aVR导联ST段抬高的机制，主要有以下两种解释。

（1）广泛的心内膜缺血，此时心电图表现为广泛导联ST段压低；aVR导联位于右上

方，与其他导联相反，ST 段表现为反方向的ST 段抬高。

（2）对应的室间隔基底部和流出道区域心肌缺血，造成aVR 导联ST 段抬高。

除左主干病变外，前降支近端闭塞、弥漫的三支病变和广泛心内膜缺血（继发于长时间缺氧、大出血和心搏骤停等）也可产生类似的心电图改变，但与左主干闭塞的典型心电图变化还是有一定区别的。

研究表明，aVR 导联出现ST 段抬高是唯一与严重的左主干冠状动脉病变相关的变量（图15-2-6）。

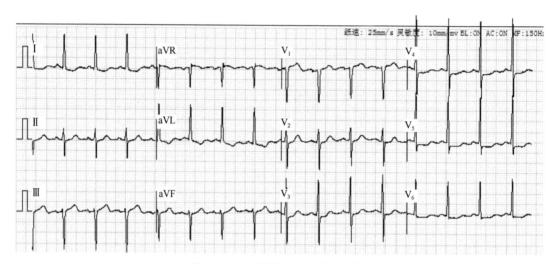

图15-2-6　心肌缺血，左主干病变

第三节　病例分析

病例1：冠心病多支血管病变

1. 临床背景

（1）患者，女性，76岁。

（2）反复发作胸痛半年余。

（3）既往史：高血压病史5年。

（4）超声心动图：左心室扩大。

（5）常规心电图：见图15-3-1。

（6）心肌肌钙蛋白：107.7pg/ml↑（正常参考值≤34.2pg/ml）。

2. 动态心电图报告

（1）窦性心律，最小心室率为48次/分，发生于13：40；最大心室率为116次/分，发生于04：53；平均心室率为64次/分。

（2）偶发房性早搏737次/全程，成对房性早搏14次，短阵房性心动过速5阵次（连发3～9搏，频率110～160次/分）。

（3）偶发室性早搏49次/全程。

（4）监测中心室率增快时可见下壁、前壁及侧壁导联ST段显著压低，aVR导联ST段抬高，提示广泛心肌缺血或左主干病变心电图改变。

（5）心率变异性（HRV）分析：SDNN 94ms（正常范围为102～180ms），SDANN 81ms（正常范围为92～162ms）。

3. 图形特征及诊断依据

（1）常规12导联静息心电图（图15-3-1）：①窦性心律，心率79次/分；②Ⅲ导联呈QS型，请结合临床。

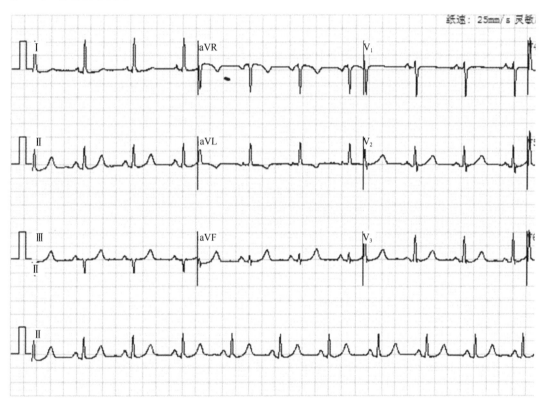

图15-3-1 窦性心律，Ⅲ导联呈QS型

（2）心室率较慢时记录到的动态心电图如图15-3-2所示：①窦性心律，心室率64次/分；②Ⅲ及V_3～V_5导联T波低平或浅倒；③偶发室性早搏，来源于左心室间隔部可能性大。心室率较快时记录到的动态心电图如图15-3-3所示：①窦性心律，心室率105次/分；②Ⅱ、Ⅲ、aVF及V_4～V_6导联ST段水平型下降0.15～0.2mV；③aVR及V_1导联ST段抬高≥0.1mV，且aVR导联ST段抬高＞V_1导联。以上提示广泛导联心肌缺血，可能存在多支血管病变或左主干病变。

（3）24h动态心电图自主神经功能检测：①HRV分析（图15-3-4），时域指标SDNN减至94ms；②HRT指标（图15-3-5），TO=0，TS=1ms/RR间期，提示窦性心率震荡现象减弱。

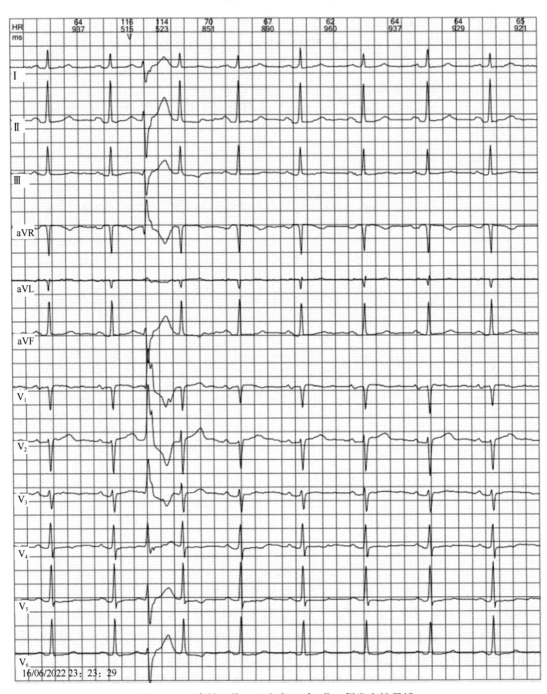

图 15-3-2　窦性心律，心室率 64 次 / 分；偶发室性早搏

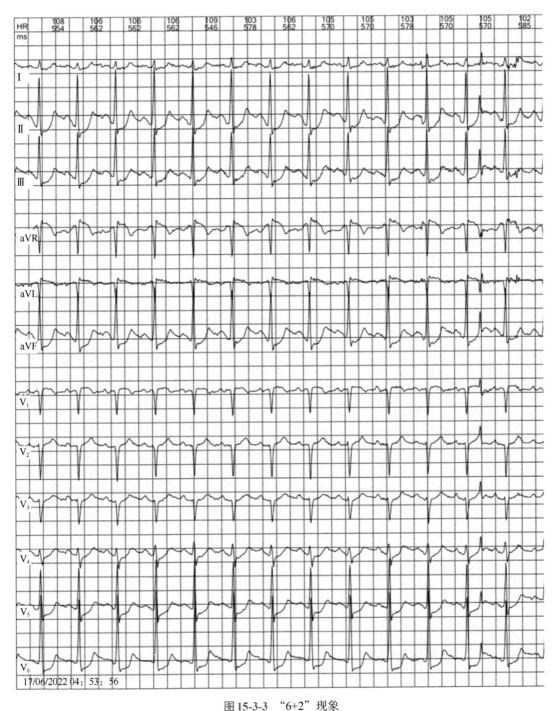

图 15-3-3 "6+2" 现象

下壁及前壁导联ST段水平型下降0.15～0.2mV，aVR及V_1导联ST段抬高

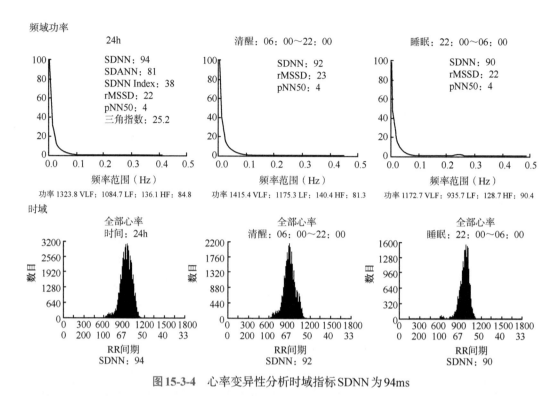

图 15-3-4 心率变异性分析时域指标 SDNN 为 94ms

图 15-3-5 窦性心率震荡现象减弱

4. 冠状动脉造影 +PCI 根据患者临床表现及心电图特点，结合生化指标，初步判断冠心病左主干或多支冠状动脉病变。立即行冠状动脉造影 +PCI，结果如下：左主干（LMCA）未见明显狭窄；左前降支（LAD）近段闭塞，左回旋支（LCX）近段瘤样扩张伴狭窄 95%，近中段次全闭塞；右冠状动脉（RCA）近段狭窄 50%，远段狭窄 95%。遂行球囊扩张术并植入支架。

5. 专家解析与点评 LMCA 分支为 LAD 与 LCX，LMCA 闭塞时会引起心脏广泛受损，心电图可表现为 "6+2" 现象，即 6 个导联 ST 段明显压低伴 aVR 和（或）V_1 导联 ST 段上抬（aVR > V_1）；心脏冠状动脉血管多支病变时也会引起广泛导联 ST-T 异常改变。冠状动脉造影可进一步明确冠状动脉病变部位及性质。该患者常规静息心电图未见 ST-T 明显异常改变。动态心电图发现下列异常：①心室率增快时，出现"6+2"现象，即Ⅱ、Ⅲ、aVF及V_4～V_6导联ST段水平型下降0.15～0.2mV，aVR及V_1导联ST段抬高≥0.1mV，提示LMCA或冠状动脉多支血管病变；②自主神经功能检测发现HRV分析与HRT异常，提示发生心脏性猝死风险增高。因此需要紧急处理，采取干预措施，防止心脏性猝死发生。

病例2：冠心病多支血管病变

1. 临床背景

（1）患者，男性，65岁。

（2）因"胸痛5h"入院。

（3）既往史：高血压病史7年。

（4）急诊查常规心电图：见图15-3-6。

（5）超声心动图：左心室扩大伴局限性室壁运动障碍；LVEF 45%。

（6）急诊查高敏心肌肌钙蛋白：26231.9pg/ml↑↑↑。

2. 动态心电图报告

（1）窦性心律，最小心室率为76次/分，发生于05：20；最大心室率为119次/分，发生于21：54；平均心室率为91次/分。

（2）偶发房性早搏62次/全程，成对房性早搏1次。

（3）偶发-频发室性早搏1195次/全程，部分呈二联律、三联律。

（4）急性广泛前壁心肌梗死。

（5）心率变异性分析：SDNN 39ms（正常范围为102～180ms），SDANN 31ms（正常范围为92～162ms）。

3. 图形特征及诊断依据

（1）常规12导联静息心电图（图15-3-6）：①心房颤动，平均心室率100次/分；②Ⅰ、aVL及V_2～V_6导联ST段上抬，可见病理性Q波，提示急性广泛前壁心肌梗死。

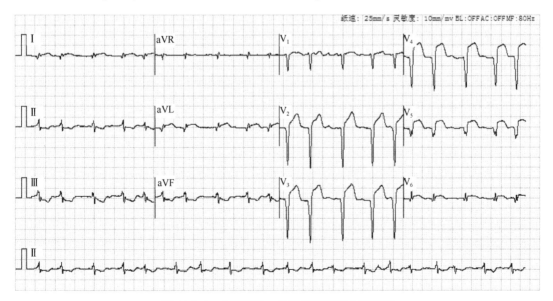

图15-3-6 心房颤动，急性广泛前壁心肌梗死

（2）心室率较快时记录到的动态心电图（图15-3-7）：①窦性心律，心室率98次/分；②Ⅰ、aVL及V₂～V₅导联ST段上抬，可见病理性Q波，提示急性广泛前壁心肌梗死；③Ⅱ、Ⅲ、aVF及V₃～V₅导联T波低平或浅倒，提示下壁心肌缺血或前壁导联ST段上抬的对应性改变。患者心悸时记录到的动态心电图（图15-3-8）：①窦性心律，心室率约84次/分；②急性广泛前壁心肌梗死；③频发室性早搏，多来源于左心室间隔部，可见室性融合波。

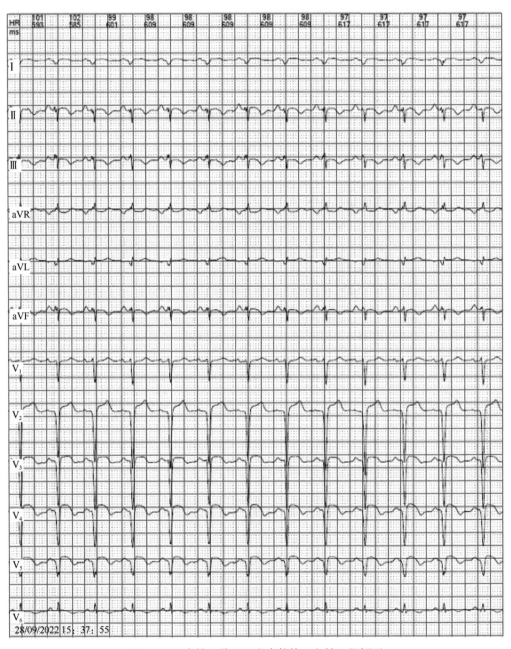

图15-3-7　窦性心律，心室率较快，急性心肌梗死

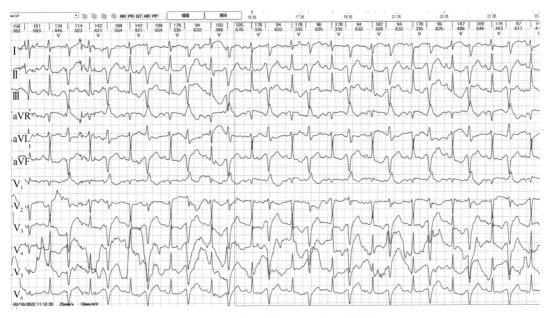

图15-3-8 急性心肌梗死，频发室性早搏

（3）24h动态心电图自主神经功能检测：①HRV分析（图15-3-9），时域指标SDNN降至36ms。②HRT分析（图15-3-10），TO=0.55，TS=0.3ms/RR间期，提示窦性心率震荡现象消失。③DC=2.28ms，DC≤2.5ms属高风险，提示患者迷走神经张力过低，心率减速调节能力显著下降，对心脏的保护作用下降，为猝死高危人群（图15-3-11）。

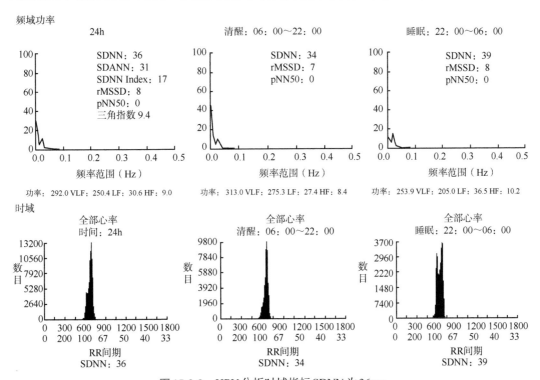

图15-3-9 HRV分析时域指标SDNN为36ms

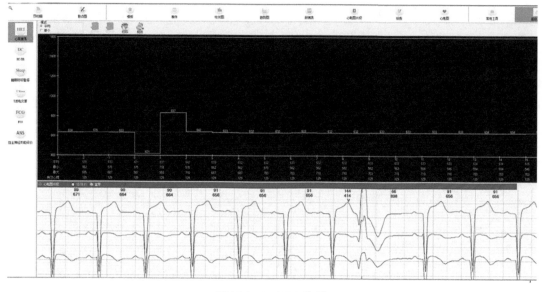

图 15-3-10　HRT 分析

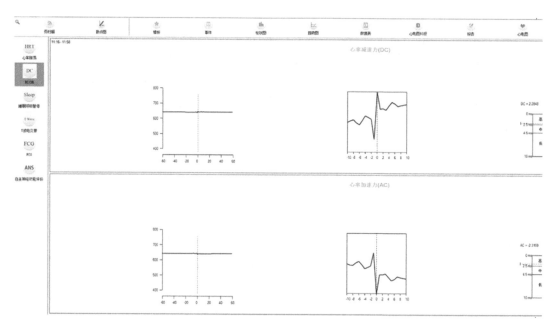

图 15-3-11　DC DRs 分析

④连续心率减速力 DR4=0.19%（≤0.05% 为高风险），DR2=6.3%（≤5.4% 为中风险），DR8= 0.0000%（≤0.005% 为中风险）。DRs 评定为中风险，提示窦性心律在短时间内受迷走神经调节的能力中度降低。对心脏的保护作用有一定程度下降，患者属于猝死中风险人群。

4. 冠状动脉造影+PCI　急诊行冠状动脉造影+PCI，结果如下：LAD 近段闭塞，LCX 远段细小，OM1 粗大伴近段狭窄 30%，RCA 动脉粥样硬化，开通 LAD，于 LAD 近中段病变处植入药物支架 1 枚。术后给予抗血小板聚集、抗凝、调脂稳定斑块、改善心室重构、控制心室率、改善冠状动脉循环、护胃及对症处理。

5. 专家解析与点评 根据患者临床表现及心电图特点即可诊断为冠心病急性广泛前壁心肌梗死。动态心电图检测中，反映心脏自主神经功能的指标 HRV、HRT、DC 与 DRs 均可用于预测心肌梗死患者发生猝死与死亡风险。

（1）急性心肌梗死后若患者 SDNN＜50ms，则提示患者属发生心脏性猝死的高危人群；该患者 SDNN 为 36ms。

（2）临床根据 HRT 值对急性心肌梗死患者进行如下危险分层：①0级，TO 和 TS 均正常；②1级，TO 或 TS 异常；③2级，TO 和 TS 均异常；④3级，未记录到室性早搏。研究表明，HRT 危险分层 2 级是预测急性心肌梗死死亡风险最强有力的证据，其预测价值优于 LVEF＜30%；该患者 HRT 危险分层为 2 级。

（3）DC 与 DRs 值是预测心肌梗死患者发生猝死与死亡风险的可靠指标：心肌梗死患者 DC＞4.5ms 时，其发生全因死亡的危险性低；相反，DC≤2.5ms 时，即使 LVEF＞30%，患者死亡风险会增加 2 倍；该患者 DC 危险分层为高风险。

动态心电图检测自主神经功能发现该患者的 HRV、HRT 及 DC 均属高风险异常，提示患者自主神经功能衰竭，发生心脏性猝死的风险较高，应告之临床高度重视，紧急采取干预措施，防止心脏性猝死发生。

（杨晓云）

第十六章

心 肌 病

第一节　肥厚型心肌病

一、概　　述

　　肥厚型心肌病（hypertrophic cardiomyopathy，HCM）是一种以心肌肥厚为特征的心肌疾病，主要表现为左心室壁增厚，二维超声心动图测量的室间隔或左心室壁厚＞15mm，或者有明确家族史的室间隔或左心室壁厚＞13mm，通常不伴有左心腔扩大，需排除负荷增加如高血压、主动脉瓣狭窄和先天性主动脉瓣下隔膜等引起的左心室壁增厚。该病的基本特征是心肌肥厚及猝死发生率高。

二、病因与发病机制

　　绝大部分肥厚型心肌病呈常染色体显性遗传，约60%的肥厚型心肌病成年患者可检测到明确突变的致病基因，其中40%～60%为编码肌小节结构蛋白的基因突变（已发现27个致病基因与肥厚型心肌病相关），这些基因编码粗肌丝、细肌丝、Z盘结构蛋白或钙调控相关蛋白；5%～10%由其他遗传性或非遗传性疾病引起，包括先天性代谢性疾病（如糖原贮积症、肉碱代谢疾病、溶酶体贮积症）、神经肌肉疾病（如Friedreich共济失调）、线粒体疾病、畸形综合征、系统性淀粉样变等，这类疾病临床罕见或少见；另外还有25%～30%是不明原因的心肌肥厚。肥厚型心肌病的发病机制仍有待明确，肥厚型心肌病病理改变有心脏肥大、心壁不规则增厚、心腔狭小，一般左心室壁肥厚程度大于右心室，组织病理可见心肌纤维排列紊乱及形态异常等。

三、分　　型

　　根据超声心动图测定的左心室流出道（与主动脉峰值）压力阶差（left ventricular outflow tract gradient，LVOTG）可将肥厚型心肌病分为梗阻性、非梗阻性及隐匿梗阻性3种类型。①安静时LVOTG≥30mmHg（3.99kPa）为梗阻性；②安静时LVOTG正常，负荷运动时LVOTG≥30mmHg（3.99kPa）为隐匿梗阻性；③安静或负荷时LVOTG均

＜30mmHg（3.99kPa）为非梗阻性。这种分型有利于指导患者选择合理的治疗方案，这是目前临床最常用的分型方法。另外，约3%的肥厚型心肌病表现为左心室中部梗阻。此外，根据心肌肥厚部位，肥厚型心肌病也可分为心尖心肌肥厚、右心室心肌肥厚和孤立性乳头肌肥厚。

四、心电图特点

1. ST-T异常　是最常见且最具特征性的改变。ST段呈水平型或下斜型压低0.1～0.3mV，伴巨大倒置T波，深度≥0.5～1.0mV，尤其是胸前V_3、V_4导联，T波倒置程度大于V_5、V_6导联（图16-1-1D），为心尖部肥厚型心肌病的特点。

2. 左心室高电压或左心室肥厚　表现为R_{V_5}和（或）$R_{V_5}+S_{V_1}$电压明显增高。有时V_1导联R波电压＞1.0mV，此时并不是右心室肥厚所致，是由于增厚的室间隔左侧面除极时向右向前形成的向量增大。

3. 异常Q波　有别于心肌梗死时的异常Q波。心肌病时表现为窄而深的Q波，多见于Ⅱ、Ⅲ、aVF导联或V_5、V_6导联，同时伴有上述导联R波电压增高。不同于心肌梗死时异常Q波常伴T波倒置，在心肌病中常见Q波与T波方向不一致的矛盾现象。其多见于室间隔肥厚型心肌病。

4. 电轴　左偏。

5. P波增宽　与左心房肥厚、左心房内传导障碍有关。心室肥厚引起左心室顺应性降低，左心室舒张期末压升高，导致左心房负荷过重，进而引起左心房异常。

6. 心律失常　可表现为房性心律失常（房性早搏、房性心动过速、心房颤动）；室性心律失常（多源/多形室性早搏、室性心动过速）；传导阻滞（房内传导阻滞、房室传导阻滞、束支传导阻滞）。其中室性心律失常最为常见，且其易引发恶性心律失常而猝死。

7. 心室预激　2001年，Gollob 等报道了*PRKAG2*基因突变与家族性心室预激（或WPW综合征）、传导系统异常及心肌肥厚发病有关。该基因突变主要表现为心功能紊乱，其典型特征如下：心室预激、进展性心脏传导功能障碍、心肌肥厚及心肌细胞糖原过量沉积，被概述为PRKAG2心脏综合征，属于代谢性心肌病，少数患者可出现骨骼肌异常等心脏外病变；确诊该病依据基因检测。该病虽类似肥厚型心肌病，但与之不同的是，PRKAG2心脏综合征无心肌纤维化，无肌节排列紊乱。PRKAG2心脏综合征虽然罕见，但经家系分析显示呈常染色体显性遗传，故一旦发生，可累及多名家系成员。左心室肥大伴心电图短PR间期或预激波的患者应注意是否为Danon病。Danon病是一种X连锁显性遗传病，是由溶酶体相关膜蛋白2（lysosomal-associated membrane protein-2，LAMP-2）基因突变导致的溶酶体存储障碍性疾病。Danon病临床主要表现为心肌病、骨骼肌病和智力障碍，主要病理特点是肌纤维内含有自噬空泡和糖原贮积。Danon病相关的临床特点包括男性、重度心肌肥厚、早期发作（8～17岁）、心室预激及2种血清蛋白酶（肌酸激酶、谷丙转氨酶）无症状性升高。确诊该病有赖于基因检测。

五、鉴别诊断

1. 左心室肥厚伴ST-T改变　患者常合并高血压等后负荷增加疾病。心电图特点：

①电轴左偏；②面向左心室的导联（Ⅰ、aVL、V_5和V_6导联）R波电压增高，面向右心室的导联（V_1、V_2导联）出现较深的S波；③以R波为主的导联ST段呈非对称性下斜型压低0.05mV以上，T波低平、双向或倒置。尤其是电压增高，需满足诊断左心室肥厚标准。心脏超声可见左心室增厚（图16-1-1A）。

2. **心肌梗死伴ST-T改变**　患者常有心肌梗死病史或有过胸痛、背痛等病史。心电图特点：①超急性期、急性期时可见ST段显著抬高伴T波高耸或倒置；②亚急性期或陈旧期时ST段恢复至基线水平，主要表现为病理性Q波伴T波倒置（部分恢复较好的患者可出现T波直立）。超声心动图可见心室节段性室壁运动异常（图16-1-1B）。

3. **脑血管意外时ST-T改变**　心电图特点：①T波宽大，T波开口部异常宽大，QTc间期延长；②T波深而倒置，T波振幅常＞1.0mV甚至＞2.0mV，常见于胸前区导联（V_4～V_6导联），也见于肢体导联，但在V_1、Ⅲ及aVR导联T波可为直立；③T波畸形，T波增宽、深倒，可有切迹，前肢常与ST段融合，T波底部呈钝圆形，后肢与U波融合；④U波增高，振幅＞0.15mV；⑤T波演变，持续数天后，T波改变可自行消失；⑥可伴快速室性心律失常；⑦一般不伴ST段偏移，无病理性Q波。其形态特异性明显（图16-1-1C）。

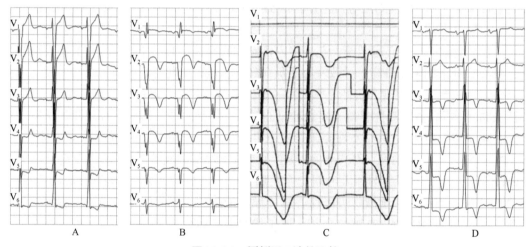

图16-1-1　同倒置T波的比较

A. 左心室肥厚；B. 心肌梗死；C. 脑血管意外；D. 心尖部肥厚型心肌病

六、病 例 分 析

病例1：心尖部肥厚型心肌病

1.临床背景

（1）患者，男性，61岁。

（2）因"发现心电图异常5年"入院。

（3）既往史：无特殊。

（4）超声心动图：左心房、左心室不扩大，右心房、右心室不扩大。室间隔、左心室后壁不厚，未见节段性室壁运动异常。左心室心尖部增厚（13mm）。结论：左心室心尖部增厚（心尖部肥厚型心肌病）。

2. 动态心电图

（1）图16-1-2显示Ⅱ、Ⅲ、aVF、V_5、V_6导联R波电压明显增高，$V_3\sim V_5$导联ST段压低，并伴有T波倒置，其中V_3、V_4导联T波倒置程度最深，V_4导联T波深达1.1mV，符合心尖部肥厚型心肌病心电图改变。结合最快心率（图16-1-3）及最慢心率（图16-1-4），可见ST-T变化趋势一致，心率慢时T波倒置深度更加明显。

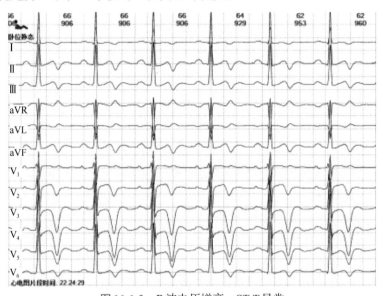

图16-1-2　R波电压增高，ST-T异常

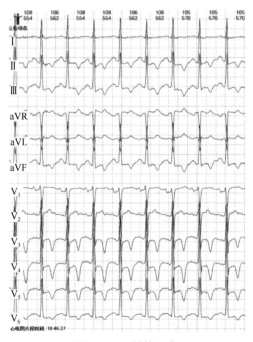

图16-1-3　最快心率

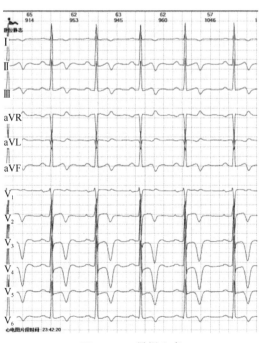

图16-1-4　最慢心率

（2）动态心电图记录到全天室性早搏仅6次，但呈多源性（图16-1-5～图16-1-7）。

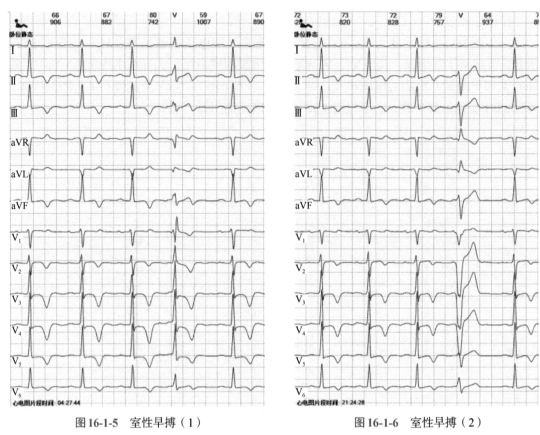

图 16-1-5　室性早搏（1）

图 16-1-6　室性早搏（2）

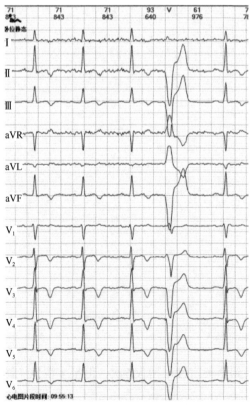

图 16-1-7　室性早搏（3）

（3）ST段扫描图（图16-1-8）显示V$_4$导联ST段压低程度最深。

（4）心率趋势图（图16-1-9）显示全天心率波动幅度较小；心率变异性时域指标：SDNN 96ms，SDANN 85ms。

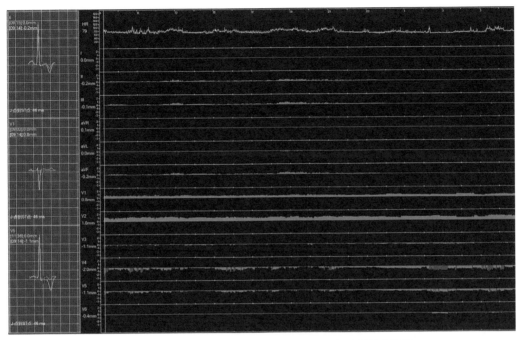

图16-1-8 ST段扫描功能，可见V$_4$导联ST段压低程度最深

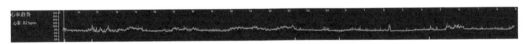

图16-1-9 全天心率趋势图可见心率波动幅度小

3. 冠状动脉造影 左主干末段50%狭窄，前降支近段20%狭窄，回旋支细小，无狭窄，右冠状动脉近段钙化，10%狭窄，左心室后支中段70%狭窄。心电图结论与心脏超声及冠状动脉造影结果相符。

病例2：心尖部肥厚型心肌病

1. 临床背景

（1）患者，男性，33岁。

（2）因"体检发现心电图异常3天"入院。

（3）既往史：吸烟史10余年，5支/天，未戒烟；偶尔饮酒，未戒酒。

（4）超声心动图：室间隔增厚（1.8cm），左心室后壁不厚（1.0cm），两者逆向运动。前侧壁增厚（1.4cm），心尖增厚（1.0cm），左心室未见节段性室壁运动异常。考虑为左心室非对称性肥厚型心肌病。

2. 动态心电图

（1）图16-1-10显示Ⅱ、Ⅲ、aVF、V$_5$、V$_6$导联可见病理性Q波。结合患者性别、年龄及饮酒史，在外院诊断为陈旧性下壁、侧壁心肌梗死。仔细观察下壁及侧壁导联QRS波群，可见切迹，并非呈QS型，其Q波窄而深，同导联T波直立，出现Q波与T波方向矛盾现象。

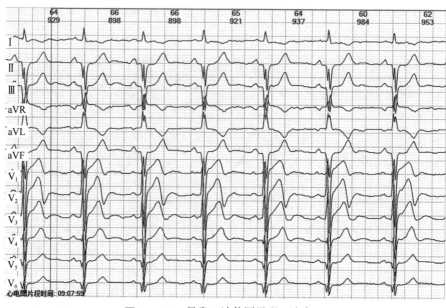

图16-1-10　异常Q波伴同导联T波直立

（2）动态心电图记录最快心率（图16-1-11）和最慢心率（图16-1-12）时，下壁、侧壁均出现窄而深的Q波，T波直立，无动态改变。

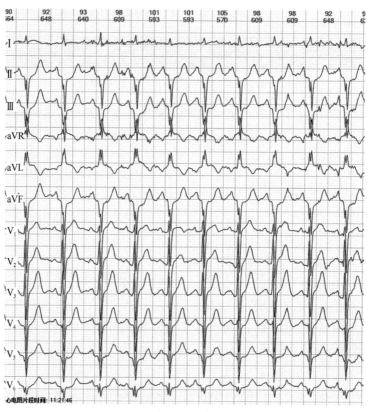

图16-1-11　最快心率

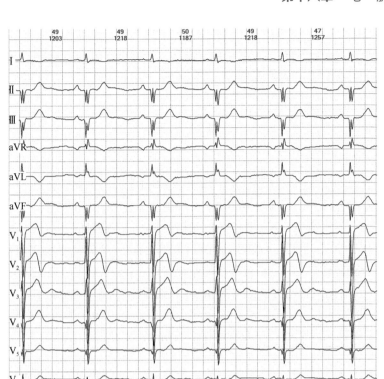

图16-1-12 最慢心率

（3）心律失常均为室性早搏（图16-1-13）。

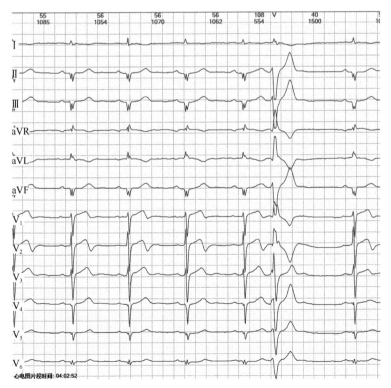

图16-1-13 室性早搏

3. 冠状动脉造影 左主干未见明显狭窄；左前降支中段心肌桥，收缩期狭窄80%，舒张期缓解；左回旋支和右冠状动脉未见明显狭窄。故结合心电图、超声心动图及冠状动脉造影结果可以诊断心尖部肥厚型心肌病。

病例3：肥厚型心肌病

1. 临床背景

（1）患者，男性，15岁。

（2）因"活动后心悸、胸闷5年余，加重伴胸痛1个月"入院。

（3）既往史：2年前，体检时超声心动图发现肥厚型心肌病，间断药物治疗（具体不详）；2年前左踝骨骨折；发现血压升高2个月，血压最高达160/100mmHg，未经药物治疗。

（4）血生化检验：高敏心肌肌钙蛋白5155.6pg/ml，谷草转氨酶370U/L，肌酸激酶1833U/L，乳酸脱氢酶966U/L，心肌酶谱均明显升高。

（5）超声心动图：左心房扩大（41mm），室间隔增厚（28mm），左心室后壁增厚（30mm），两者呈逆向运动，左心室心尖部增厚（17mm），未见节段性室壁运动异常。心包脏壁层分离。液性暗区宽度：左心室后壁后方6mm。

2. 动态心电图

（1）因QRS波群高电压，QRS波群重叠不清，图16-1-14为半电压图，即5mm/mV。图16-1-14为动态心电图记录中的最慢心率。其特点如下：①下壁及左胸导联电压显著升高伴下壁、前壁、高侧壁、侧壁ST段压低；②T波深倒，基底部窄，双支对称而尖锐，胸前V_3、V_4导联T波倒置程度最深。

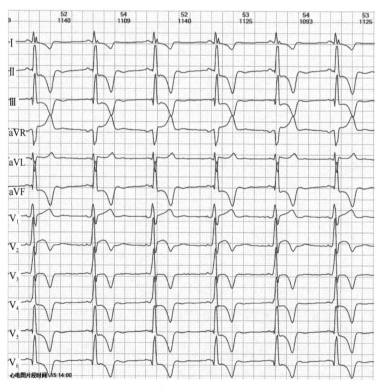

图16-1-14 电压减半，最慢心率

（2）图16-1-15为最快心率图，相较最慢心率，ST-T无动态改变。仔细观察图16-1-16，除了ST-T明显异常外，PR间期较短，约109ms，小于120ms。仔细观察Ⅱ、Ⅲ、aVF、V$_3$、V$_4$导联，似乎QRS波群起始部有预激波。心电图提示肥厚型心肌病合并心室预激。

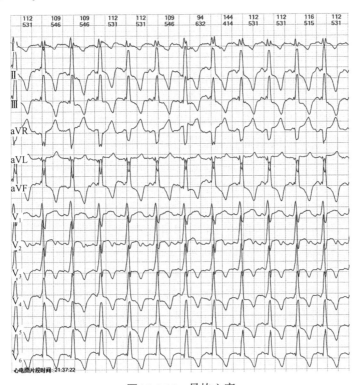

图16-1-15 最快心率

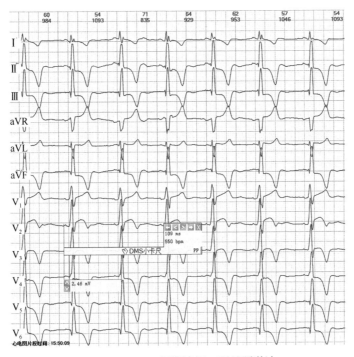

图16-1-16 PR间期缩短，可见预激波

3. 心脏MRI及其他检测 左心室增大并左心室壁增厚，考虑肥厚型心肌病（梗阻性）合并弥漫性心肌水肿，建议行心肌灌注进一步诊断；二尖瓣少量反流；心包少量积液。

基因检测：致病基因 *LAMP2* 阳性。

4. 专家解析与点评 临床特点：①患者为年轻男性；②心电图提示肥厚型心肌病合并心室预激；③超声心动图及MRI提示左心室增大并左心室壁增厚；④心肌酶谱明显升高；⑤基因检测提示致病基因 *LAMP2* 阳性。综上所述可以诊断为Danon病。

Danon病是一种X连锁显性遗传性溶酶体病，男性发病较多，且多在20岁前出现心脏症状，并快速进展为晚期心力衰竭，女性发病较少。2000年确定其致病基因为 *LAMP2*，目前已发现20多个 *LAMP2* 基因突变位点。1981年，Danon等第一次报道了2例非梗阻性肥厚型心肌病，称为"酸性麦芽糖酶正常的溶酶体糖原贮积症"，此后将其命名为Danon病。其病理特点为心肌和骨骼肌等组织细胞质内大量蜘蛛网样的自噬小体沉积。主要发病机制如下：①*LAMP2*基因突变导致自噬小体的自体吞噬功能缺陷；②*LAMP2*基因突变导致溶酶体与靶细胞器融合过程障碍；③*LAMP2*基因突变导致细胞器运动力丧失。主要临床表现为肥厚型心肌病、骨骼肌病和智力障碍三联征。部分患者出现眼底色素视网膜病。肥厚型心肌病可以是Danon病的临床表现之一，也可以是Danon病唯一的临床表现。还可能有如下表现：骨骼肌病；预激综合征；肝脾大，高弓足，视力减退；常快速进展为左心室功能不全和（或）房室传导阻滞，常出现恶性室性心律失常。其还需与无*LAMP2*基因突变的肥厚型心肌病、X连锁过量自噬遗传性肌病、Pomp病进行鉴别。目前最有效的治疗手段为心脏移植。

（芦 幸）

第二节　扩张型心肌病

一、概　述

扩张型心肌病是以左心室或双心室扩张、收缩功能降低为特点的疾病。其病因分为特发性、遗传性、病毒性、免疫性、中毒性等。临床上常表现为进行性心力衰竭，常伴心律失常及血栓性疾病，患者可发生猝死。

二、病　因

1. 家族性 致病基因未明确。①肌纤维蛋白突变：β肌球蛋白重链、肌球蛋白结合蛋白C、心肌肌钙蛋白I、肌钙蛋白T、α原肌球蛋白、原肌球蛋白轻链、调节性肌球蛋白轻链、心肌肌动蛋白、α肌球蛋白重链、肌联蛋白、肌钙蛋白C、肌LIM蛋白。②细胞骨架基因：肌营养不良蛋白、肌间线蛋白、变黏着斑蛋白、肌膜蛋白聚糖复合体、*CRYAB*基因、*Epicardin*基因；Z-条带：肌LIM蛋白、*TCAP*基因。③核膜：核纤层蛋白A/C、Emerin；轻度扩张型心肌病闰盘蛋白突变：斑珠蛋白、桥粒斑蛋白、亲斑蛋白2、桥粒芯蛋白2、桥粒胶蛋白2；线粒体细胞病。

2. 非家族性　①心肌炎（感染性/中毒性/免疫性）；②川崎病；③嗜酸细胞性；④病毒持续感染；⑤药物；⑥妊娠相关；⑦内分泌；⑧营养缺乏：维生素B_1、肉碱、硒缺乏及低磷酸血症、低钙血症；⑨酒精；⑩心动过速性心肌病。

三、心电图特点

1. 异位搏动及异位心律　①90%的患者出现室性心律失常，如多源/多形性室性早搏、成对室性早搏、室性心动过速；②10%～20%的患者出现房性心律失常，如房性早搏、房性心动过速、心房颤动等。

2. 传导阻滞　①房室传导阻滞最为常见，二度、三度房室传导阻滞多见，阻滞部位多在希氏束分叉以下；②其次为非特异性室内传导阻滞、束支传导阻滞、双分支传导阻滞或三分支传导阻滞。阻滞部位与病变累及传导系统及继发性心脏扩大导致希氏束-浦肯野系统受损有关。

3. 左心室高电压

4. 肢体导联低电压　相较于左心室面导联R波增高，肢体导联QRS波振幅＜0.5mV。肢体导联低电压与心肌细胞退行性变、纤维化、坏死导致心室除极产生电位幅度降低有关。

5. 异常Q波　与心肌细胞坏死、瘢痕形成有关。异常Q波常提示心肌病理学改变严重。

6. 非特异性ST-T改变　以R波为主的导联ST段呈水平或下斜型压低，T波低平、倒置或负正双向。

7. QT间期延长　与心室除极、复极时限延长有关。

8. P波增宽　与左心房负荷过重、扩大及左心房传导障碍等有关。

扩张型心肌病心电图呈典型三联征：肢体导联低电压；胸导联r波递增不良；胸导联高电压，$R_{V_6} > R_{V_5}$。

四、病 例 分 析

病例1：扩张型心肌病

1. 临床背景

（1）患者，男性，71岁。

（2）反复胸闷、胸痛、心悸、气促3年，加重1周。

（3）既往史：慢性阻塞性肺疾病10余年。

2. 动态心电图分析　由于电压显著升高，QRS波群重叠不清，故采用半电压（5mm/mV）。

（1）图16-2-1：V_5、V_6导联R波电压显著增高，明显高于肢体导联电压，且$R_{V_6} > R_{V_5}$；QRS波群明显增宽，时限达0.20ms，提示室内传导阻滞。

（2）图16-2-2中可见2种不同起源的室性早搏，且联律间期不等，分别为601ms和523ms；图16-2-3为全天散点图，绿色密集的点集为室性早搏（简称室早），提示室性早搏数量较多；点集分布在x轴上较宽，提示室性早搏可能存在不同联律间期。进一步结合分时散点图（图16-2-4），可见部分呈倒"Y"形分布，提示室性并行心律。

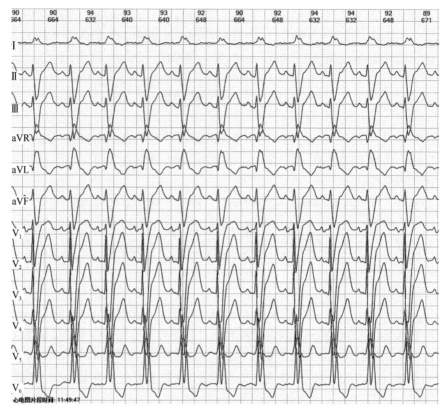

图 16-2-1　R 波电压增高，QRS 波群增宽

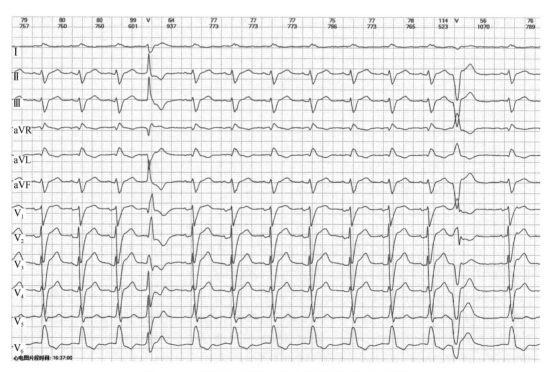

图 16-2-2　两种形态不同、联律间期不等的室性早搏

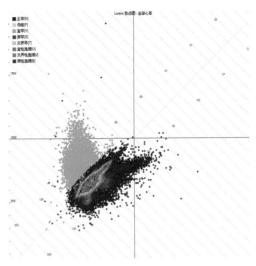

图 16-2-3　全天散点图

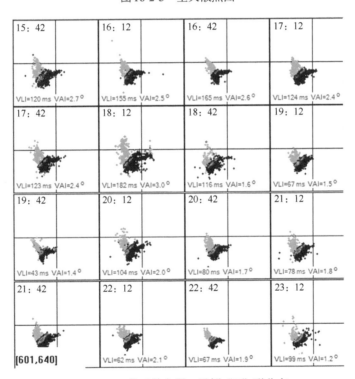

图 16-2-4　分时散点图，呈倒 "Y" 形分布

（3）于图 16-2-5 柱状图中查看 NV 间期，室性早搏分布于 450～650ms。结合动态心电图、散点图和柱状图，考虑为室性并行心律。

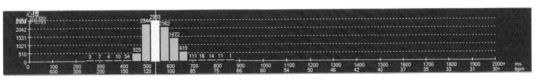

图 16-2-5　可见室性早搏 NV 间期分布于 450～650ms

3. 动态心电图报告　总览患者全天动态心电图结果：窦性心律，最小心率为61次/分，发生于18∶18。最大心率为118次/分，发生于05∶52。平均心率为89次/分。频发双源室性早搏10065次/全程，室性并行心律。非特异性室内传导阻滞。符合扩张型心肌病样心电图改变。

4. 超声心动图　左心室显著扩大（舒张末期内径7.8cm，收缩末期内径7.4cm，收缩率5.1%），左心房稍扩大（前后径3.6cm），舒张末期左心室节段心肌厚度正常（中间段前间壁9.0mm，下侧壁5.3mm），左心室整体收缩运动减弱，室间隔运动欠协调，升主动脉直径3.5cm。右心室不大（长径7.7cm，短径4.6cm），右心房横径4.6cm，右心室整体收缩运动正常。二尖瓣可见中重度反流信号。考虑扩张型心肌病、缺血性心肌病。心电图与超声心动图结果相符。

病例2：扩张型心肌病

1. 临床背景

（1）患者，男性，69岁。

（2）胸闷、气喘5年余，再发加重半月余。

（3）既往史：高血压病史10余年，最高血压达190/120mmHg，自述血压控制尚可；脑梗死病史8年；痛风10余年。吸烟、饮酒史40余年，吸烟平均20支/天，偶有饮酒，300克/次，已戒烟3年，戒酒6年。

2. 动态心电图分析　全部导联电压明显降低，R_{V_5}、R_{V_6}仅0.1～0.15mV；QRS波群时限明显增宽，接近200ms。

（1）图16-2-6中可见4个室性早搏，有2种不同起源，联律间期波动于476～523ms。

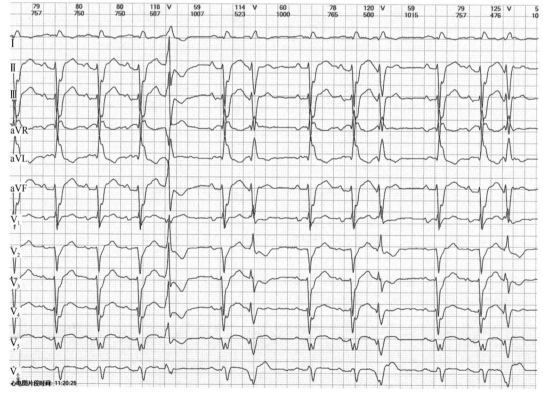

图16-2-6　起源不同、联律间期不等的室性早搏

（2）图16-2-7为全天散点图，密集的绿色点集表示室性早搏，推测室性早搏数量多；点集分布在x轴上较宽，提示室性早搏可能存在不同联律间期。进一步结合分时散点图（图16-2-8），可见部分呈倒"Y"形分布，提示室性并行心律。

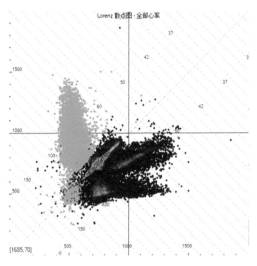

图16-2-7　全天散点图

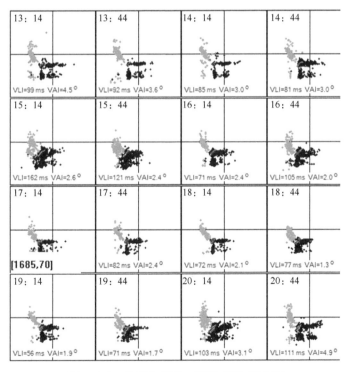

图16-2-8　分时散点图，呈倒"Y"形分布

（3）于图16-2-9柱状图中查看NV间期，室性早搏分布于450～650ms。结合动态心电图、散点图和柱状图考虑为室性并行心律。

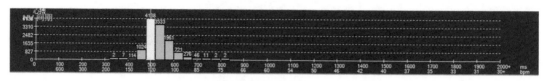

图16-2-9　室性早搏NV间期分布于450～650ms

（4）图16-2-10可见患者心率减速力（DC）为4.2168ms，提示中风险，图16-2-11中连续心率减速力（DRs）提示高风险。

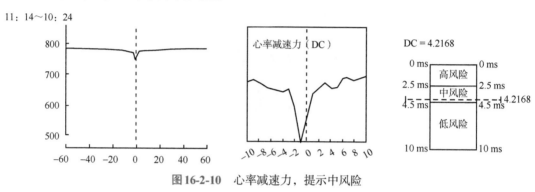

图16-2-10　心率减速力，提示中风险

连续心率减速力（DRs）	
DRs	DR计数相对值
DR1	17.8%
DR2	5.8%
DR3	0.46%
DR4	0.04%
DR5	0.0096%
DR6	0.0036%
DR7	0.0000%
DR8	0.0000%
DR9	0.0000%
DR10	0.0000%

DRs风险判定

高风险
中风险
低风险

图16-2-11　连续心率减速力提示高风险

3. 动态心电图报告　总览患者全天动态心电图，结果如下。

（1）窦性心律，最小心率为63次/分，发生于03：44。最大心率为101次/分，发生于15：52。平均心率为78次/分。

（2）频发室性早搏12558次/全程，成对室性早搏605次，短阵室性心动过速21阵次。非特异性室内传导阻滞。

（3）心率变异性分析：SDNN 56ms（正常范围为102～180ms），SDANN 52ms（正常范围为92～162ms）。心率变异性明显降低。

4. 超声心动图　①左心室增大（7.7cm），左心房增大（5.6cm），右心房增大（4.6cm×5.8cm），右心室增大（3.3cm）。②升主动脉窦部增宽（3.5cm），近端增宽（3.7cm）。③二尖瓣前后叶逆向运动，瓣膜回声正常，前后叶对合欠佳。④收缩期左心房侧可见轻中度反流信号及湍流频谱。二尖瓣流入道频谱测值：E峰=104cm/s，A峰=30cm/s，E/A=3.47。⑤室间隔不厚（1.0cm），左心室后壁不厚（1.0cm），两者逆向运动。左心室弥漫性室壁运动降低。心尖室壁向外膨出，呈反常运动（室壁瘤形成，大小约5.8cm×2.8cm），左心室近心尖段可见高回声物附着，大小约1.8cm×1.0cm，左心功能EF为22%。⑥心尖部可见众多粗大的肌小梁，其间见大小不等的深陷隐窝，舒张末期非致密心肌与致密心肌厚度比＞2。⑦三尖瓣和肺动脉瓣未见明显异常，肺动脉瓣舒张期右心室侧见轻度反流信号；三尖瓣右心房侧收缩期见轻度反流信号。⑧组织多普勒超声，室间隔二尖瓣环处E′=2cm/s，A′=3cm/s，S=2cm/s；E/Em=52。检查结论：全心增大并左心室收缩功能降低，左心室节段性室壁运动异常，左心室心尖室壁瘤形成，左心室附壁血栓形成？左心室局部心肌致密化不全，二尖瓣轻度关闭不全，重度肺动脉压升高，升主动脉窦部、近端增宽。故心电图结论与超声心动图结果符合。

动态心电图诊断优势：记录患者日常生活状态下24h心电数据，可定性、定量评估患者心律失常类型及数量，并发现是否存在恶性心律失常事件，同时可将患者不适症状与心电事件结合起来。部分动态心电图功能如心率变异性分析、心率减速力检测、心率震荡检测及心室晚电位检测等功能可预测猝死风险。

（芦 幸）

第三节 Brugada综合征

一、概　　述

Brugada综合征（Brugada syndrome，BrS）是一种心电图右胸导联（V_1～V_3导联）J点和ST段抬高，后发展为多形性室性心动过速及心室颤动，最终导致多发性晕厥甚至猝死的常染色体显性遗传病，常由*SCN5A*基因突变导致心肌钠离子通道α亚基遗传性功能失活引起，一般不伴心脏结构性异常、心肌缺血及电解质紊乱等。此临床综合征1953年被具体描述，1992年由Brugada兄弟系统性总结，1996年日本学者Miyazaki将此心电病理特征命名为"Brugada综合征"。Brugada综合征主要分布于东南亚，临床流行病学调查其发病率为（5～66）/10 000，男性高于女性（8∶1），好发于中青年，平均发病年龄约为40岁（1～84岁）。据统计，Brugada综合征在猝死人群中高达4%～12%，成为40岁男性猝死的主要原因。

二、心电图表现

（一）心电图特征

Brugada心电图（Brugada pattern，BrP）主要表现为三联征：右胸导联（V_1～V_3导联）ST段呈下斜型或马鞍型抬高，不同程度的类右束支传导阻滞图形，T波倒置。Brugada心电图不仅是诊断Brugada综合征的关键因素，也是判断Brugada综合征预后及进行危险分层的重要指标。

（二）心电图分型

2002年欧洲心脏病学会发表第一版系统诊断Brugada综合征的标准，并于2006年进行更新，其心电图分型及诊断标准演变如下。

1. 2002/2006年Brugada心电图分型　Brugada心电图分为3种类型（表16-3-1），具体如下。

（1）Ⅰ型：主要表现如下（图16-3-1）。①1个以上右胸导联（V_1～V_3导联）出现J波；②ST段抬高≥2mm；③伴随倒置T波。

（2）Ⅱ型：表现如下（图16-3-2）。①J波抬高≥2mm；②ST段高于基线水平并逐渐下降（ST_{min}≥1mm）；③T波正向或双向，呈马鞍型。

（3）Ⅲ型：表现如下（图16-3-3）。①右胸导联ST段抬高＜1mm；②可呈穹窿型、马鞍型或混合型。

表16-3-1　2002/2006年Brugada心电图诊断标准：V_1～V_3导联波形

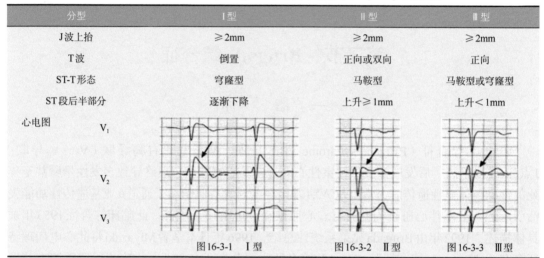

分型	Ⅰ型	Ⅱ型	Ⅲ型
J波上抬	≥2mm	≥2mm	≥2mm
T波	倒置	正向或双向	正向
ST-T形态	穹窿型	马鞍型	马鞍型或穹窿型
ST段后半部分	逐渐下降	上升≥1mm	上升＜1mm
心电图			

图16-3-1　Ⅰ型　　图16-3-2　Ⅱ型　　图16-3-3　Ⅲ型

2002/2006年标准对Ⅱ型和Ⅲ型Brugada心电图的诊断较为模糊，并对早期复极综合征、致心律失常性右心室心肌病等鉴别不清，此时需过多依赖药物试验、患者的临床特征进行综合判断，从而使心电图在诊断Brugada综合征中的价值降低，对精准诊断及后期ICD治疗产生不确定因素。

钠离子通道阻滞剂（如氨苄西林、氟卡尼、普鲁卡因胺、匹西沙胺等）、发热等可激发隐匿的Brugada心电图，Ⅱ～Ⅲ型Brugada心电图不具有充分的诊断价值，需使用钠离子通道阻滞剂转化为Ⅰ型Brugada心电图才能进行疾病诊断。

2. 2012年Brugada心电图分型　2012年，Antonio等对Brugada心电图进行了新的分型，并将原始Ⅲ型Brugada心电图归于Ⅱ型。新的Ⅱ型Brugada心电图包括原来的Ⅱ和Ⅲ型，且不会影响疾病预后和危险分层及药物试验（表16-3-2）。

表16-3-2　2012年Brugada心电图诊断标准：V_1～V_2导联波形

	Ⅰ型	Ⅱ型
名称	穹窿型	马鞍型
上升支		
波段	S波上升支	S波上升支
幅度	≥2mm，少部分1～2mm	≥2mm

	Ⅰ型	Ⅱ型
下降支		
波形	ST段凹面向上或直线型下降	r′波下降支
幅度	$ST_{40ms} < 4mm$，$ST_{max} > ST_{40ms} > ST_{80ms}$	$ST_{min} \geqslant 0.5mm$
T波	倒置或双向	V_2导联正向

（1）新Ⅰ型：称为穹窿型。心电图表现：①右胸导联ST段上升（≥2mm，少数在1~2mm）；②最高点不对应J点；③之后ST段呈凹面向上或直线型缓慢下降；④J点后40ms处ST段抬高小于4mm，$ST_{max} > ST_{40ms} > ST_{80ms}$；⑤T波倒置主要出现在$V_1 \sim V_2$导联，部分患者$V_3$导联也出现倒置；⑥$V_1 \sim V_2$导联无明显r′波形；⑦$V_1$和$V_6$导联QRS波群时限延长及终末波不匹配。

（2）新Ⅱ型：心电图特点如下。①$V_1 \sim V_2$导联可观察到明显的r′波；②伴随着ST段上升≥0.5mm，r′波升高至≥0.2mV，两者有重叠；③与J点不对应；④V_2导联正向T波（T波最高电压＞ST段最小电压），而T波在V_1导联具有多样性；⑤V_1与V_6导联不匹配；⑥QRS波群时限延长；⑦若r′＜0.2mV，则需将导联向上移至右心室流出道（第2或第3肋间）或通过服用钠离子通道阻滞剂转换为Ⅰ型，其是诊断的最佳方法。

3. Brugada心电图诊断新指标 Brugada心电图诊断新标准引入3个新变量（表16-3-3）：Corredo指数、β角及r′波三角（图16-3-4~图16-3-7）。

表16-3-3 Brugada心电图诊断新标准

指标	Corredo指数	β角	r′波三角
概述	ST段位于J点处与J点后80ms处抬高程度的比值	S波的上升支与r′波降支之间的夹角	r′波最高点之下5mm处底线
临床意义	$ST_J/ST_{80ms} > 1$提示ST段下降型抬高，为Brugada心电图改变 $ST_J/ST_{80ms} < 1$提示ST段上斜型抬高，为其他原因引起V_1导联出现r′波	β角＞58°提示为Brugada心电图改变	r′波三角底线若＞4mm提示为Brugada心电图改变
心电图	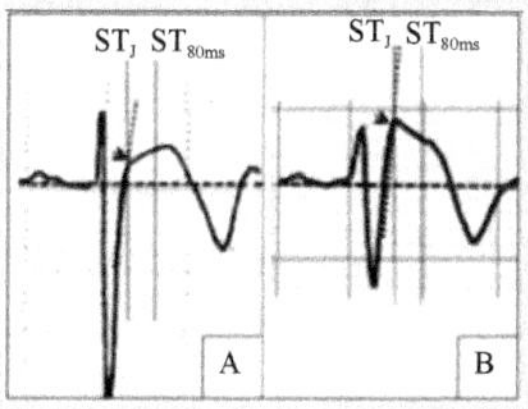 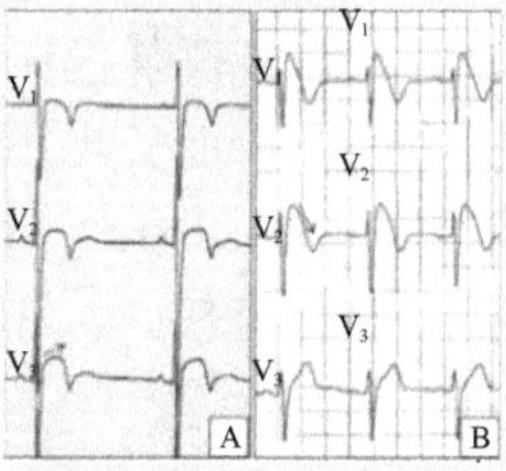	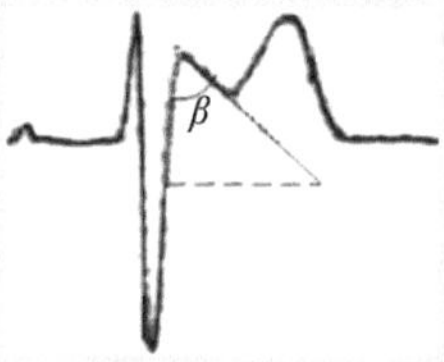	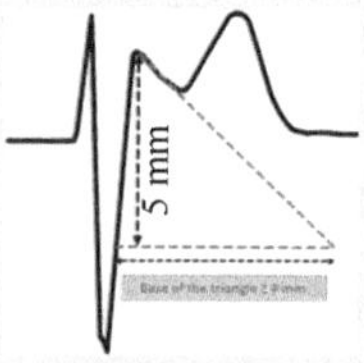

图16-3-4 早复极　　图16-3-5 Brugada综合征　　图16-3-6 β角　　图16-3-7 r′波三角

（1）Corredo指数：ST段位于J点处与J点后80ms处抬高程度的比值。$V_1 \sim V_2$导联$ST_J/ST_{80ms} > 1$提示ST段呈下降型抬高，为诊断Brugada心电图的指标图（图16-3-5）；$ST_J/ST_{80ms} < 1$提示ST段呈上斜型抬高，为其他原因（早复极）引起V_1导联上出现r′波（图16-3-4）。

（2）β角：Brugada心电图的r′波中S波的上升支与r′波降支间的夹角称为β角（图16-3-6），若β角＞58°，则提示为Brugada心电图（敏感度79%，特异度84%）。

（3）r′波三角：r′波最高点下5mm处的底线，r′波三角底线若＞4mm，提示为Brugada心电图改变（敏感度81%，特异度82%）。r′波三角有助于区别右束支传导阻滞及其他疾病。

4. 其他心电图指标

（1）QT间期一般正常，部分右胸导联会延长。

（2）传导障碍：部分PR间期延长，出现r′波及右胸导联QRS波群时限延长。

（3）20%发展为室上性心律失常，心房颤动（10%～20%）常见。

（4）aVR导联r′波＞3mm，出现碎裂的QRS波群和注射阿马林后T波改变。

（三）心电图特性

Ⅰ型Brugada心电图可发生于自发的Ⅰ型Brugada综合征，也可在药物（钠离子通道阻滞剂）作用后由Ⅱ型Brugada心电图转变而来，并具有隐匿性、间歇性、多变性等特性。

1. 隐匿性　部分患者虽携带SCN5A突变基因，但心电图始终正常，用钠通道阻滞剂等可能诱发显示Brugada心电图。

2. 间歇性　40%以上患者Brugada心电图呈间歇性出现。

3. 多变性　同一患者在不同时间，心电图可在Ⅰ、Ⅱ、Ⅲ型之间自行转变或在各种外界因素的影响下相互转换。

4. 迷走神经影响　迷走神经兴奋、心率减慢及使用钠离子通道阻滞剂有助于诱发典型的Brugada心电图。

5. 非经典部位　有文献报道下壁导联心电图也可出现Brugada心电图。

三、动态心电图

Brugada心电图在Brugada综合征患者中并非持续存在，可间歇发生。40%的Brugada综合征患者不存在典型的Brugada心电图，Brugada心电图具有多变性，常与迷走神经反应（进食、睡眠）相关。研究发现，与常规心电图相比，12导联24h动态心电图更容易发现Ⅰ型Brugada综合征。因无创、无危险，24h动态心电图应作为Brugada心电图第一线筛查方法。

四、临床诊断标准

Brugada心电图仅作为Brugada综合征的诊断条件之一，临床表现及遗传背景等也是诊断Brugada综合征的必备条件。

具有 Ⅰ 型 Brugada 心电图特征，并具备以下之一即可确诊为 Brugada 综合征：①心室颤动；②多形性室性心动过速；③心脏性猝死家族史（＜45岁）；④家族成员中有 Ⅰ 型 Brugada 心电图改变；⑤电生理（程序刺激）诱发出室性心动过速、心室颤动；⑥晕厥史；⑦夜间濒死性呼吸。

请注意，Ⅱ、Ⅲ 型 Brugada 心电图特征不能诊断为 Brugada 综合征。2015年，上海评分系统综合 Brugada 心电图诊断的危险因素并进行回归评分，量化了 Brugada 心电图的诊断标准，为临床诊断 Brugada 心电图提供了全面细致的评估依据。

五、鉴别诊断

Brugada 综合征应与引起右胸导联 ST 段抬高的所有因素进行鉴别。右束支传导阻滞、肺栓塞患者及运动员等均会有呈 Brugada 波样 ST 段抬高的心电图表现，此时需采用其他方法进一步鉴别，如静脉滴注钠离子通道阻滞剂，将胸导联上移至右心室流出道（第2肋间或第3肋间）。但这样处理后对 Brugada 综合征诊断的真正价值尚未确定，且药物试验增加了患者不良预后的风险。

Brugada 心电图诊断新标准能较好地鉴别右束支传导阻滞、运动员心电图、漏斗胸、致心律失常性右心室发育不良心肌病、早期复极等，对于 V_1 导联存在 r′ 波的运动员或其他非 Brugada 心电图病例，V_2 导联 ST 段通常上升，而 Brugada 心电图在 $V_1 \sim V_2$ 导联呈 ST 段下降。

Ⅱ 型 Brugada 综合征需与其他心脏疾病如心肌缺血、肺栓塞、电解质紊乱相鉴别。少部分患者 ST 段上抬＜2mm，此时应应用 β 角或 Corrado 指数等提供辅助诊断。

未来更加精准地诊断 Brugada 综合征，并及时预防性植入 ICD 是临床工作中需要继续研究的问题。

六、病例分析

1. 诊疗经过 患者，男性，47岁，因"反复晕厥10余年，再发加重3天"入院。

患者10余年前无明显诱因出现晕厥，持续约数十秒即苏醒，无恶心、黑矇、呕吐、眩晕等前驱症状，偶有头痛症状，头痛与晕厥相关，无心悸、胸闷，无胸痛，无恶心、呕吐。10余年每间隔两三年发作1次，发作数次。3天前患者再次晕厥发作，持续约数分钟，遂来笔者所在医院就诊。

2. 12导联常规心电图（图16-3-8） 窦性心律，一度房室传导阻滞，Ⅰ 型 Brugada 波样改变。

3. 动态心电图（图16-3-9）

（1）窦性心律，最小心率为 56 次/分，发生于 03：02；最大心率为 88 次/分，发生于 08：28；平均心率为 69 次/分。

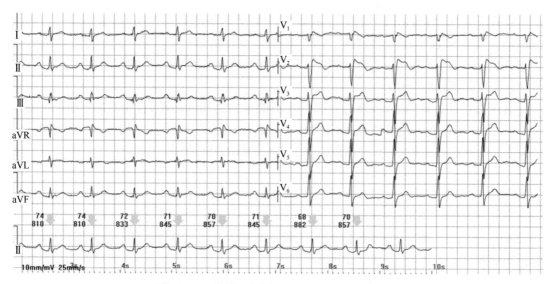

图 16-3-8　常规心电图，Ⅰ型 Brugada 波样改变

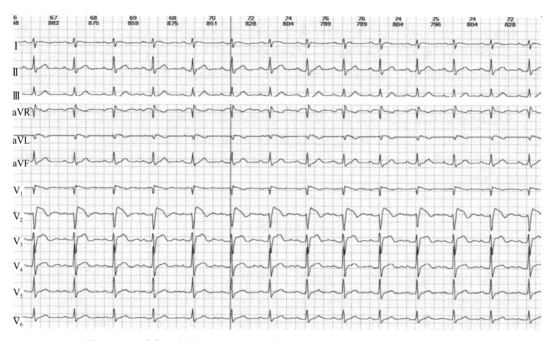

图 16-3-9　动态心电图 V₁～V₃ 导联呈穹窿型，符合Ⅰ型 Brugada 心电图改变

（2）监测过程中未见心律失常。

（3）部分时间 V₁～V₃ 导联 ST 段呈穹窿型，符合Ⅰ型 Brugada 心电图改变。

（4）患者全天未记录特殊不适。

（5）心率变异性分析：SDNN 46ms（正常参考范围为 102～180ms），SDANN 30ms（正常参考范围为 92～162ms）。

4. 基因诊断结果（图 16-3-10）　患者携带 *SCN5A* 基因杂合突变。

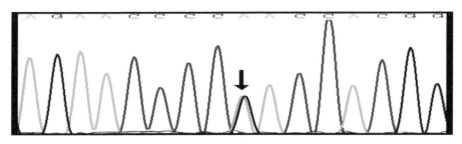

图16-3-10 基因检测，携带 *SCN5A* 基因杂合突变

5. 诊断及处理 根据上述病史、症状、体征、心电图表现及基因检测结果可以明确诊断为Brugada综合征，行ICD植入术。

（杨晓云　孙伊楠）

第四节 长QT间期综合征

一、概述及分类

1. 概述 长QT间期综合征（long QT syndrome，LQTS）是指心电图表现为QT间期延长伴ST-T改变，临床表现为易发生恶性室性心律失常如尖端扭转型室性心动过速（torsade de pointes，TdP）、心室颤动等的一类综合征，患者可反复发作黑矇、晕厥甚至猝死。

2. 分类 LQTS分为获得性和先天性两种。

（1）获得性LQTS：常与心肌局部缺血、心动过缓、电解质异常和药物影响等因素有关。

（2）先天性LQTS：主要为罗马诺-沃德（Romano-Ward，RW）综合征与伴发耳聋的耶韦尔和朗格-尼尔森综合征（Jervell and Lange-Nielsen，JLN）综合征。RW综合征为常染色体显性遗传，患病率为1/2000～1/5000，为孤立心脏表型，主要表现为心脏离子通道异常，通常不伴有其他系统异常。JLN综合征为常染色体隐性遗传，患病率为1/1 000 000～1/4 000 000。其除存在心脏离子通道异常外，常合并神经源性耳聋，其他系统也存在异常，如Timothy综合征（TS，LQTS8），该病除QT间期延长外，还存在明显发育异常。

二、诊断标准

诊断先天性LQTS时，除了排除获得性LQTS以外，还有很多影响QT间期的因素如心率、T波终点的确定等。2013年美国心脏病学会、美国心脏协会与美国心律协会指南提出，男性QTc间期＞450ms，女性QTc间期＞460ms可作为诊断LQTS的心电图特征。Peter J. Schwartz于1993年提出的计分法（表16-4-1）用于临床上诊断先天性LQTS，其敏感度与特异度均较高。总分≤1分，可能性较小；2～3分，中等可能；＞4分，高度可能。

表 16-4-1　Schwartz 评分法诊断 LQTS 标准

项目	项目分值（分）
1. 心电图表现	
（1）QTc 间期	
≥ 480ms	3
460 ~ 470ms	2
450ms（男性）	1
（2）尖端扭转型室性心动过速	2
（3）T 波电交替	1
（4）T 波切迹（3 个导联）	1
（5）同年龄组心率较低	0.5
2. 临床表现	
（1）晕厥	
应激时发作	2
无应激时发作	1
（2）先天性耳聋	0.5
3. 家族史	
（1）家族中有成员确诊 LQTS	1
（2）家族成员发生 30 岁以下无法解释的心脏性猝死	0.5

注意事项：①诊断前需先排除对以上心电图标准有影响的药物和其他疾病；②QTc 间期 $=QT/\sqrt{R\text{-}R}$；③尖端扭转型室性心动过速与晕厥同时存在时，积分取两者之一；④静息时心率低于年龄预测值的第 2 个百分位数；⑤同一家族成员不能按两个类别积分。

三、分型及临床意义

目前研究已明确了 13 个基因突变与 RW 综合征发病有关，2 个突变基因与 JLN 综合征有关；其中 *KCNQ1*（1 型 LQTS）、*KCNH2*（2 型 LQTS）、*SCN5A*（3 型 LQTS）最为常见，占所有致病基因的 60% ~ 75%。

1 型 LQTS、2 型 LQTS 与 3 型 LQTS 型在临床中占 LQTS 的 90%。

1. 1 型 LQTS 特点　此型最常见，心律失常事件大多由活动诱发，即交感神经活性增高的状态下，体育运动或情绪激动如游泳是其主要诱因之一。QT 间期中度延长，其中 QTc 间期 ≥ 500ms 者发生心脏事件的危险性更高。1 型 LQTS 对 β 受体阻滞剂治疗反应良好。

心电图特征：心电图主要表现为 T 波基底部增宽，有如下 4 种形态。①"婴儿型"T 波：T 波非对称性高耸、基底增宽；②宽基底 T 波：T 波基底增宽，起点不明显；③T 波形态正常，QT 间期正常或明显延长；④晚发正常 T 波，形态正常，ST 段延长。

2. 2 型 LQTS 特点　多数心律失常事件由情绪应激（如铃声、雷声或突然唤醒等）诱发，尤其铃声刺激，其是 2 型 LQTS 患者的特异性触发因素。2 型 LQTS 患者对 β 受体阻滞剂的反应较1型LQTS差，因此对于QT间期显著延长或反复晕厥的高危患者，可考虑预防性植入ICD并联合应用β受体阻滞剂。

心电图特征：主要表现为T波振幅低而有切迹或双峰，共有如下6种形态。①T波双峰明显；②微小的T波双峰，第2峰出现在T波的顶部；③微小的双峰T波，第2峰出现在T波降支；④T波振幅低平呈双峰，第2峰略高；⑤T波振幅较高呈双峰，第2峰更高；⑥略高于基线的双峰。

3. 3型LQTS特点 3型LQTS患者占所有确定基因型的LQTS患者的10%～15%。3型LQTS患者的大多数心律失常事件发生于休息状态或睡眠中。其对β受体阻滞剂反应差，部分患者使用钠通道阻滞剂可减少晕厥或尖端扭转型室性心动过速发作，高危的3型LQTS患者应植入ICD。

心电图特征：主要为ST段延长，晚发尖锐或双向T波；婴幼儿期易发生2∶1房室传导阻滞，T波形态有2种，即T波延迟出现，高耸或呈双向，T波非对称性高耸。

值得注意的是，在同一家系中，LQTS患者之间T波形态可有重叠，而不同致病基因之间T波形态也有重叠。

四、动态心电图检测QT间期的优势

动态心电图分析软件可以自行测算QT间期，直接计算出QTd；在"常用工具"的"QT变异"界面可以显示不同心率范围时、不同导联的QT间期及QTc间期。值得一提的是，现在动态心电图分析软件增加了QTd测量功能，通过手动调整确定q波起始点，软件可自动计算QTd。在图16-4-1中，需测量某段心电图QTd时，在该界面右键点击"测量QTd"按键，此时该心电图片段将转变为走纸速度为50mm/ms。如图16-4-1中，V_1导联QT间期最短，V_5导联QT间期最长，软件自动计算QTd＝111ms。目前普遍认为QTd正常参考值＜50ms；50～70ms具有参考价值；QTd＞70ms具有诊断价值。QTd延长，提示心室肌复极不均一或电活动不稳定，QTd延长是发生折返性室性心动过速的一个重要机制。

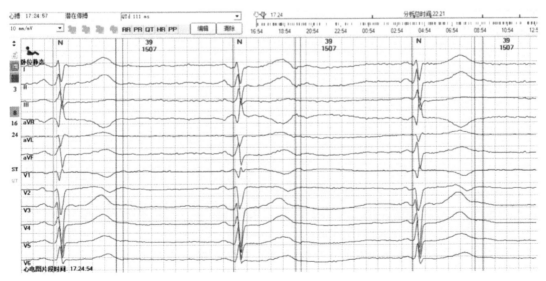

图16-4-1 QTd延长

Romans等报道严重心肌缺血、ST段抬高时，QTd显著延长。QTd＞60ms可以作为预测心肌梗死患者发生室性心律失常的指标；以QTd＞60ms作为异常，诊断冠心病心肌缺血的敏感度、特异度及准确率均在95%以上。急性心肌梗死患者体表心电图上QT间期延长，对动物和人的研究资料均证明心肌缺血时低灌注区复极时间缩短，梗死区延长，从而引起QTd延长。许多小规模研究证实正常人QTd值为30～60ms。与正常组相比，急性心肌梗死后第1天QTd显著增加，第2～3天达峰值，然后迅速下降，至第5天后缓慢下降，第4周接近正常。故QTd对检测心肌缺血、心肌梗死有较好的预测作用，对判断患者预后、疗效等有一定的临床价值。

五、病 例 分 析

病例1：电解质紊乱引起继发性QT间期延长

1. 临床背景

（1）患者，女性，32岁，因"反复发作晕厥5个月"就诊。

（2）既往史：有"心肌炎"病史，有低钾血症、低钙血症病史，多次发生低钙性痉挛。

（3）住院检查：血钾3.39mmol/L（参考值3.5～5.1mmol/L）；血钙1.13mmol/L（参考值2.15～2.5mmol/L）。

2. 动态心电图报告

（1）图16-4-2：记录心电图时间为23：16，此时正是患者夜间睡眠时。平均心率为55次/分；QT间期显著延长，约为675ms，QTc间期646ms；ST段水平延长；T波延迟出现。符合1型LQTS心电图特点。

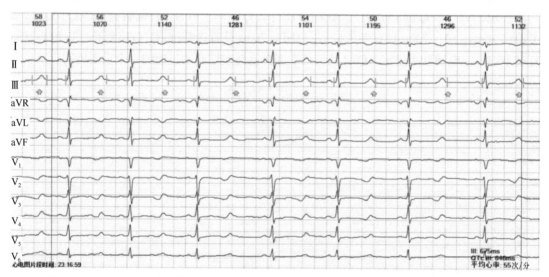

图16-4-2 QT/QTc间期延长，ST段水平延长，T波延迟出现，符合1型LQTS心电图特点

（2）24h动态心电图：患者心率波动于44～115次/分，平均心率为67次/分。QT变

异分析检测QTc间期均＞510ms（图16-4-3），波动于605～646ms（图16-4-4，图16-4-5），QT间期随心率波动变化非常小。仅2次室性早搏，未发生尖端扭转型室性心动过速。追问患者病史，患者发生晕厥时并无明显刺激因素。

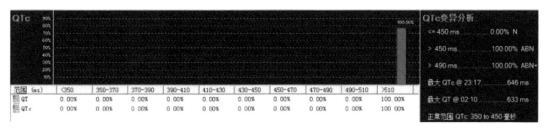

图16-4-3　QTc间期＞510ms

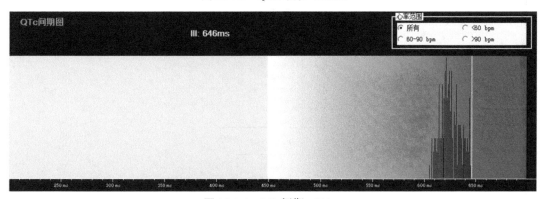

图16-4-4　QTc间期=646ms

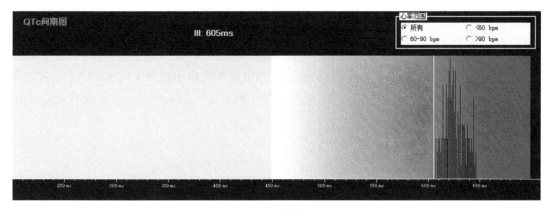

图16-4-5　QTc间期=605ms

综上所述，结合患者有低钾血症、低钙血症病史，并多次发生低钙性痉挛，入院时血电解质检查结果提示低钾血症、低钙血症，考虑血电解质紊乱是导致该患者QT间期延长的原因。

（3）心率变异性分析：SDNN 177ms（正常范围102～180ms），SDANN 157ms（正常范围92～162ms），均在正常范围内。

（4）心率减速力（DC）分析：DC=9.4297ms，提示低风险（图16-4-6）；连续心率减速力（DRs）提示低风险（图16-4-7）。

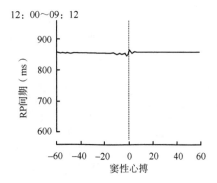

12:00～09:12

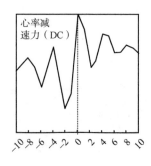

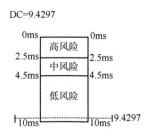

DC=9.4297

图16-4-6　DC=9.4297ms

连续心率减速力（DRs）

DRs	DR计数相对值
DR1	10.3%
DR2	9.6%
DR3	4.1%
DR4	1.1%
DR5	0.29%
DR6	0.07%
DR7	0.03%
DR8	0.02%
DR9	0.0012%
DR10	0.0024%

DRs风险判定

高风险
中风险
低风险

图16-4-7　DRs提示低风险

患者经对症治疗，纠正低钾、低钙后，复查血电解质显示血钾4.12mmol/L（正常参考值3.5～5.1mmol/L）、血钙2.25mmol/L（正常参考值2.15～2.5mmol/L）。复查常规心电图如图16-4-8所示。

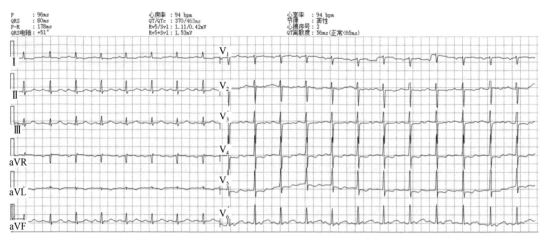

图16-4-8　纠正低钾血症、低钙血症后，QT间期及QTc间期较之前明显缩短

图16-4-8 诊断：①窦性心律；②ST-T改变；③QT间期及QTc间期较之前明显缩短。

3. 专家解析与点评　患者心率变异性正常，DC、DRs均提示低风险，结合病史，QT间期延长与电解质紊乱有关，纠正电解质紊乱后QT间期恢复正常。

病例2：甲状腺功能亢进症-电解质紊乱引起继发性QT间期延长

1. 临床背景

（1）患者，女性，39岁，双下肢水肿10余天，咳嗽、咳痰伴活动后气促5天。

（2）既往史：甲状腺功能亢进症病史10余年，现口服甲巯咪唑片（每天1次，每次10mg）。

（3）住院检查，血钾3.13mmol/L（正常参考值范围3.5～5.1mmol/L）；血钙2.34mmol/L（正常参考值范围2.15～2.5mmol/L）。

2. 动态心电图

（1）图16-4-9：记录心电图时间为02：52，为夜间睡眠时。患者平均心率为77次/分；QT间期显著延长，约552ms，Bazetts公式计算QTc间期=488ms；T波基底宽大。符合1型LQTS心电图特点。

（2）24h动态心电图：患者心率波动于68～104次/分，平均心率为85次/分。QTc间期变异分析检测：QTc间期为490～510ms者，占1.44%；>510ms者占98.56%（图16-4-10）；QTc间期波动于504～552ms（图16-4-11，图16-4-12），随心率波动变化较小。频发多源室性早搏753次/全程（图16-4-13，图16-4-14），成对室性早搏1次，未发生尖端扭转型室性心动过速。

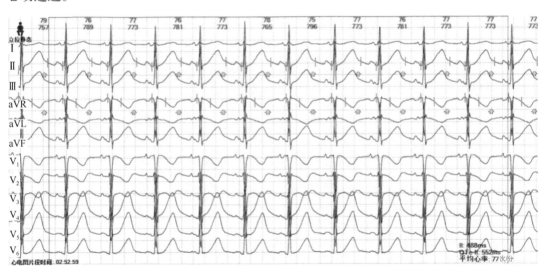

图16-4-9　T波基底宽大，QT间期显著延长至552ms，符合1型LQTS心电图特点

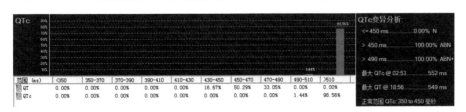

图16-4-10　QTc间期＞510ms

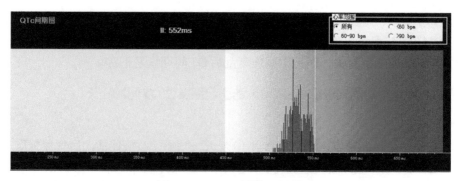

图16-4-11　QTc间期=552ms

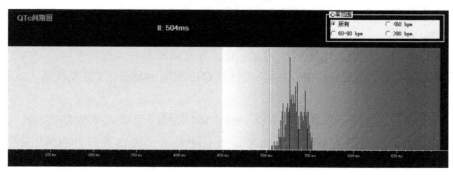

图16-4-12　QTc间期=504ms

（3）图16-4-13：可见QT间期显著延长；有两种形态室性早搏，一种起源于右心室流出道，一种起源于右心室心尖部。

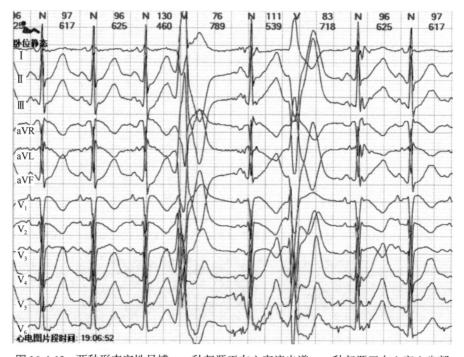

图16-4-13　两种形态室性早搏：一种起源于右心室流出道，一种起源于右心室心尖部

（4）图16-4-14：可见QT间期显著延长，室性早搏起源于左后分支。结合图16-4-13、图16-4-14可见3种形态室性早搏，提示为多源室性早搏，经统计起源于右心室流出道室性早搏最多。

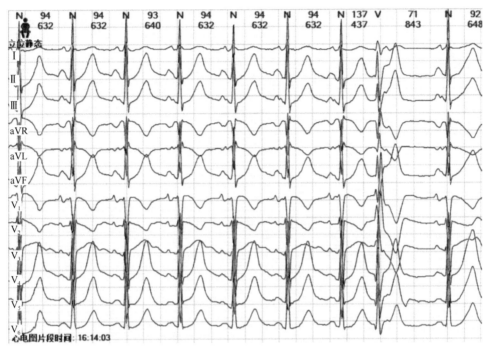

图16-4-14　QT间期显著延长，室性早搏起源于左后分支

（5）心率变异性分析：SDNN 54ms（正常范围102～180ms）；SDANN 52ms（正常范围92～162ms），显著降低。

（6）心率减速力（DC）分析：DC=2.5555ms，提示中风险（图16-4-15）。连续心率减速力（DRs）提示中风险（图16-4-16）。

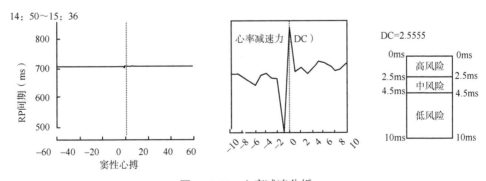

图16-4-15　心率减速分析

经对症治疗，纠正电解质紊乱后复查结果如下：血钾4.26mmol/L（正常参考值范围3.5～5.1mmol/L），血钙2.15mmol/L（正常参考值范围2.15～2.5mmol/L）。常规心电图检查结果如图16-4-17所示。

图16-4-17诊断：①窦性心律；②心电图正常范围；③QT间期及QTc间期较前明显缩短。

连续心率减速力（DRs）

DRs	DR计数相对值
DR1	23.5%
DR2	6.4%
DR3	1.1%
DR4	0.11%
DR5	0.01%
DR6	0.0043%
DR7	0.0017%
DR8	0.0000%
DR9	0.0000%
DR10	0.0000%

DRs风险判定

| 高风险 |
| 中风险 |
| 低风险 |

图16-4-16　连续心率减速力

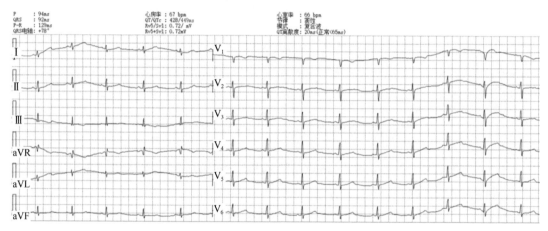

图16-4-17　QT/QTc间期较前明显缩短

3. 专家解析与点评　综上所述，患者有甲状腺功能亢进症病史，入院时检查，血电解质显示低血钾，考虑低钾血症及甲状腺功能亢进症病史为该患者QT间期延长的诱因。患者心率变异性明显降低，有多源室性早搏，DC提示中风险，DRs提示中风险。结合病史，需积极治疗原发疾病——甲状腺功能亢进症及电解质紊乱，才能纠正QT间期延长。

病例3：QT间期延长发生尖端扭转型室性心动过速

1. 临床背景

（1）患者，男性，62岁，因"反复发作胸闷、胸痛20余天，加重4天"就诊。

（2）外院冠状动脉造影：LAD近段至远段长节段病变，最严重处狭窄90%，管壁钙化明显；LCX中段闭塞，远段可见钙化影；RCA细小，中段可见重度狭窄。诊断为"急性非ST段抬高心肌梗死"。

（3）既往史：高血压病史10余年，血压最高达190/120mmHg，未规律治疗。吸烟史30年，平均10支/天，未戒烟；否认糖尿病病史。

（4）住院检查：高敏心肌肌钙蛋白32479.6pg/ml（正常参考值≤32.4pg/ml）；血钾4.47mmol/L（正常参考值3.5～5.1mmol/L）；血钙2.04mmol/L（正常参考值2.15～2.5mmol/L）。

2. 动态心电图

（1）图16-4-18：记录时间为11月3日10：54，心率为58次/分；经aVR导联软件自动测算：QT间期 = 552ms，QTc间期 = 542ms，均显著延长；Ⅱ、Ⅲ、aVF导联ST段轻度抬高，T波双向；Ⅰ、aVL、V₅、V₆导联ST段压低、T波倒置。

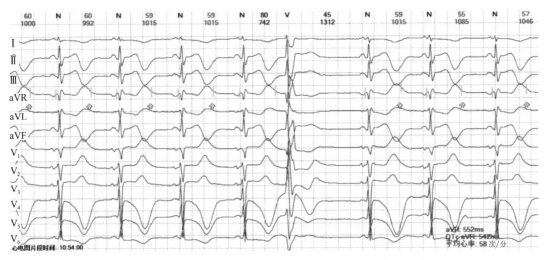

图16-4-18　QT/QTc间期均显著延长；Ⅱ、Ⅲ、aVF导联ST段轻度抬高，T波双向

（2）图16-4-19：记录时间为11月4日15：51，QT间期显著延长；第1个室性早搏距离前一个T波较远，第2个室性早搏联律间期较短，正好落在心室易损期，诱发了尖端扭转型室性心动过速。予以胸外按压及非同步电除颤等抢救措施，数分钟后，患者逐渐恢复窦性心律。结合病程，患者发生室性心动过速、心室颤动。

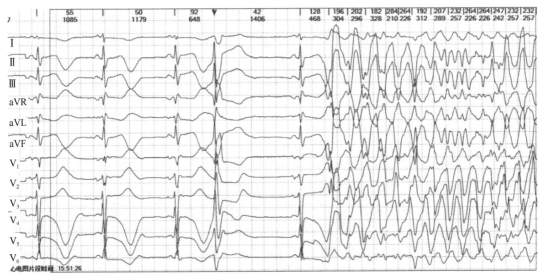

图16-4-19　QT间期显著延长，第2个室性早搏正好落在心室易损期并诱发了尖端扭转型室性心动过速

（3）图16-4-20：记录时间为11月4日23：59，为夜间睡眠时间。动态心电图：平均心率为70次/分；经V_2导联软件自动测算，QT间期=481ms，QTc间期=519ms，显著延长；Ⅱ、Ⅲ、aVF导联可见病理性Q波，ST段轻度抬高、T波双向；V_3、V_4导联ST段轻度抬高；Ⅰ、aVL、V_5、V_6导联ST段压低、T波倒置。

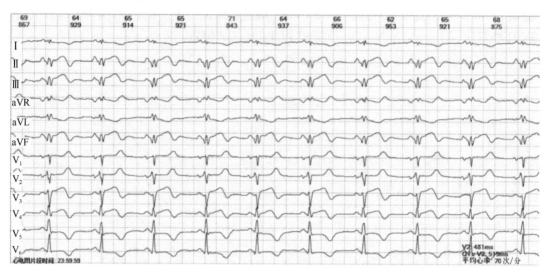

图16-4-20　QT/QTc间期显著延长；下壁、前壁急性ST段抬高心肌梗死

24h动态心电图：患者心率波动于43～113次/分，平均心率64次/分。QT变异分析工具中，经aVR导联自动测算，QTc间期530～571ms，随心率波动变化小。全天室性早搏698次，成对室性早搏13次，发生尖端扭转型室性心动过速事件1次。

回顾患者病程，11月3日患者曾突发意识丧失，心电图显示尖端扭转型室性心动过速，予以电除颤后行主动脉球囊反搏术（intra-aortic balloon counterpulsation，IABP），11月6日行冠状动脉造影，结果显示左主干尾段狭窄约70%，左前降支近段及中段弥漫性病变及钙化，最重狭窄处约95%，D1近段长节段性病变，最重处狭窄约99%，左回旋支近段闭塞，主支远段及OM2远段由OM1及左前降支侧支供应，OM1开口狭窄约60%，右冠状动脉近段闭塞，远段由左前降支及OM1侧支供应。共植入支架5枚。

综上所述，结合患者病史、临床表现及各项检查结果，诊断急性心肌梗死。心肌缺血坏死为QT间期延长的诱因。

病例4：长QT间期综合征

1.临床背景

（1）患者，女性，54岁，间断胸痛1年，二次PCI 2个月。

（2）既往史：高血压病史10余年；2020年10月植入2枚心脏支架，植入ICD。

（3）体格检查：T 36.5℃，P 65次/分，BP 96/64mmHg，R 20次/分。

（4）辅助检查：血钾2.84mmol/L（参考值3.50～5.10mmol/L）、NT-pro BNP 1697pg/ml（参考值＜169pg/ml）、cTnI 23.5pg/ml（参考值＜15.6pg/ml）、D-二聚体0.63μg/ml FEU（参考值＜0.5μg/ml）。

（5）超声心动图：左心室增大（舒张末期6.6cm，收缩末期5.3cm），左心房增大（5.2cm×5.6cm×6.6cm），右心房临界（3.8cm×5.0cm），右心室增大（3.7cm）；左心室舒张功能降低（EF 39%）；全心增大并左心室收缩功能降低，左心室节段性室壁运动异常。

2. 动态心电图报告 危急值报告：可见尖端扭转型室性心动过速。

（1）窦性心律，最小心率为67次/分，发生于14：26。最大心率为119次/分，发生于23：20。平均心率为84次/分。

（2）频发多源室性早搏12 706次/全程，部分呈室性并行心律，成对室性早搏924次，部分呈二联律、三联律，短阵室性心动过速232阵次，部分为尖端扭转型室性心动过速。

（3）QTc间期延长，可见明显u波，QT-u间期延长，考虑低钾，请结合临床。

（4）部分时间可见下壁、前侧壁T波改变。

（5）心率变异性分析：SDNN 95ms（正常范围102～180ms），SDANN 59ms（正常范围92～162ms）。心率变异性低。

3. 图形特征及诊断依据

（1）图16-4-21：基本心律为窦性心律，心室率约为120次/分，20：48：27可见QTc间期延长，频发室性早搏，个别成对，随即触发尖端扭转型室性心动过速。

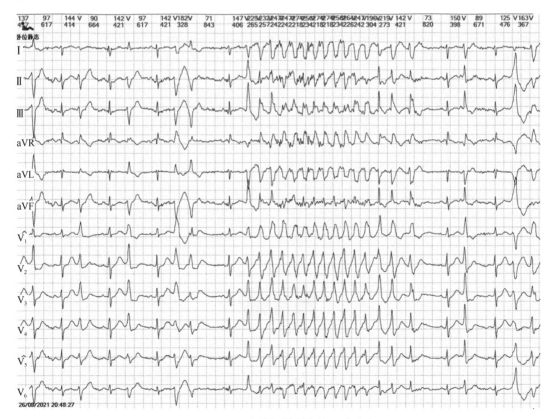

图16-4-21 尖端扭转型室性心动过速

（2）图16-4-22：动态心电图软件自动分析QTc间期，可见V₃导联最长QTc间期509ms，QTc间期490～510ms占55.65%，提示患者QTc间期显著延长。

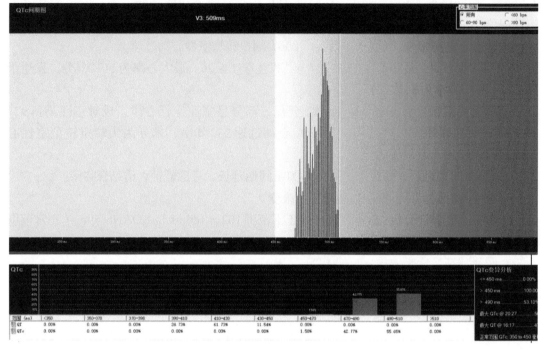

图16-4-22　QTc间期

（3）图16-4-23：连续心率减速力（DRs）提示高风险，与该患者在动态心电图中呈短阵室性心动过速232阵次，部分为尖端扭转型室性心动过速相符。

连续心率减速力（DRs）

DRs	DR计数相对值
DR1	23.8%
DR2	5.4%
DR3	0.49%
DR4	0.04%
DR5	0.0020%
DR6	0.0000%
DR7	0.0000%
DR8	0.0000%
DR9	0.0000%
DR10	0.0000%

图16-4-23　连续心率减速力

4. 专家解析与点评 该患者动态心电图记录中共记录短阵室性心动过速232阵次，部分为尖端扭转型室性心动过速，已达危急值标准。结合软件QTc间期自动分析，可见QTc间期显著延长，同时连续心率减速力提示高风险，与患者动态监测频繁发生尖端扭转型室性心动过速相符。患者入院时血钾2.84mmol/L，持续予以补钾治疗，血钾较难达到正常范围。患者确诊为长QT间期综合征，且基因诊断为阳性，故容易反复发生低钾血症。

（芦 幸）

第五节 致心律失常性心肌病

一、概 述

致心律失常性心肌病（arrhythmogenic cardiomyopathy，ACM）包括致心律失常性右/左心室心肌病、心脏淀粉样变和心脏结节病、Chagas病及左心室致密化不全等一系列系统性、遗传性、感染性和炎症性疾病。ACM特别是伴发心律失常的扩张型心肌病，多与心脏扩大和（或）心功能降低有关。ACM的病因包括系统性（心脏淀粉样变和心脏结节病）、遗传性（致心律失常性右/左心室心肌病）、感染性（Chagas病）、炎症性（心肌炎）疾病及离子通道（Brugada综合征）等疾病。其中，致心律失常性右心室心肌病（arrhythmogenic right ventricular cardiomyopathy，ARVC）是最常见的ACM亚型，其病理机制主要是右心室正常的心肌组织被纤维脂肪组织或脂肪组织所替代，病变累及心尖部、右心室前壁漏斗部与后下壁等部位。少部分患者同时或单纯累及左心室，称为致心律失常性左心室心肌病（arrhythmogenic left ventricular cardiomyopathy，ALVC）。

二、心电图特征

2010年修订的ARVC心电图诊断标准，包括主要标准和次要标准，将ARVC诊断分为3个级别：①明确的ARVC诊断包括2个主要标准，或者1个主要标准加2个次要标准，或者4个次要标准；②临界的ARVC诊断包括1个主要标准加1个次要标准，或者3个次要标准；③可能的ARVC诊断包括1个主要标准，或者2个次要标准。

1. 心电图复极化异常

（1）主要标准：右胸前导联（V_1、V_2和V_3导联）T波倒置，或>14岁（QRS波群时限≥120ms且无完全性右束支传导阻滞）。

（2）次要标准：①>14岁，V_1和V_2导联T波倒置且无完全性右束支传导阻滞，或者V_4、V_5或V_6导联T波倒置；②>14岁，V_1、V_2、V_3和V_4导联T波倒置，且伴完全性右束支传导阻滞。

2. 心电图去极化异常

（1）主要标准：右胸导联（$V_1 \sim V_3$导联）中出现Epsilon波（在QRS波群终末和T波起始之间反复出现的低振幅信号）。

（2）次要标准：①如果在标准心电图上QRS波群时限＜110ms，信号平均心电图上晚电位至少满足下列3个参数之一：滤过后QRS波群时限≥114ms；终末QRS波群幅度＜40V，时限≥38ms；终末40ms的电压平方根≤20μV。②从S波的最低点到最后去极化偏移所测量的终末激活间期≥55ms。

3. 心律失常

（1）主要标准：非持续性或持续性室性心动过速，呈左束支传导阻滞形态，伴电轴极度左偏。

（2）次要标准：①右心室流出道形态的非持续性或持续性室性心动过速，呈左束支传导阻滞形态，伴电轴右偏或电轴无明显；②室性早搏＞500次/24h

三、病 例 分 析

1. 临床背景　患者，男性，53岁，因"起搏器植入术后4年，发生电击事件2次"入院。

患者因起搏器突发电击事件，遂来笔者医院检测起搏器，显示记录3次室性心动过速事件，频率为190～220次/分，其中一次ATP治疗，两次电击治疗均成功。

2. 动态心电图报告　①窦性心律＋偶见心室起搏（VVI模式），最小心率45次/分，发生于00：04。最大心率89次/分，发生于07：09。平均心率59次/分。心室起搏均发生于室性早搏后，起搏下限频率为40次/分，可见室性融合波。②房性早搏6次/全程。③室性早搏177次/全程，部分呈二联律。④监测中V_1、V_2导联可见Epsilon波，伴T波倒置，结合病史考虑致心律失常性右心室心肌病。⑤监测中未见ST段异常改变，T波改变请结合临床。

3. 诊断依据　Lorenz-RR间期散点图呈多分布图形，主导心律为窦性心律，呈彗星形黑色散点图，绿色散点图为室性早搏（图16-5-1），橙色吸引子位于加速区，平行于y轴，其横坐标为1500ms，为起搏逸搏间期（图16-5-2）。V_1、V_2导联出现Epsilon波，$V_1 \sim V_3$导联T波倒置（图16-5-3），满足两个主要标准。

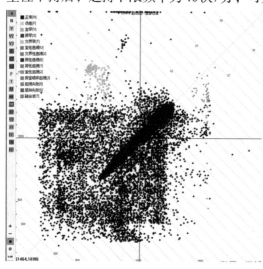

图16-5-1　24h Lorenz-RR间期散点图

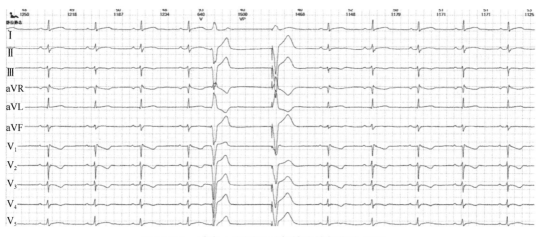

图16-5-2　动态心电图显示起搏逸搏间期为1500ms

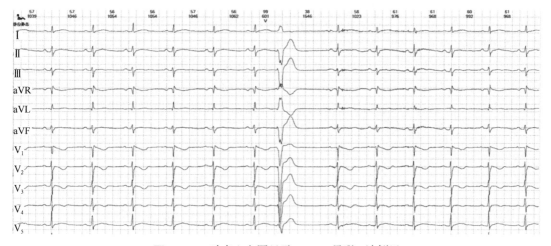

图16-5-3　动态心电图显示V₁～V₃导联T波倒置

（陈　静）

第六节　甲状腺疾病与心律失常

甲状腺疾病主要包括甲状腺功能亢进症（简称甲亢）和甲状腺功能减退症（简称甲减）。甲状腺疾病可累及全身各个系统，部分患者以心血管系统症状为突出临床表现就诊。心脏是甲状腺激素重要的靶向器官之一，故心电图改变在甲状腺疾病中较常见。

一、甲状腺疾病发生心律失常的机制

自律性增高、折返及异常触发电活动是心律失常发生的主要机制。内分泌系统疾病可引起机体慢性适应性改变，也可导致心律失常发生。If通道、延迟整流钾通道（IK）、L型钙通道、T型钙通道、钠背景电流（Ib）等离子通道均参与窦房结P细胞的电活动。离子电流的过表达或水平下调可加速/减慢心脏传导，或影响心肌复极。

甲状腺激素可通过以下3种方式作用于心血管系统：①直接作用于心肌细胞；②与交感神经系统相互作用；③通过改变外周循环及能量代谢。有学者研究发现，甲状腺激素可通过增加心肌细胞自动去极化的斜率而增加心房肌细胞起搏点的起搏频率。许多离子通道均参与心房肌细胞的起搏活动，如ICa、If和INa/Ca。在所有离子通道中，INa/Ca是唯一受三碘甲状腺原氨酸（T_3）水平影响的离子通道，T_3可通过上调INa/Ca的表达而加速心房肌细胞舒张期去极化和心房肌细胞起搏点电活动。Na^+-Ca^{2+}交换体还可促进窦房结舒张期去极化。同时，甲状腺激素还可延长浦肯野纤维动作电位时程（频率依赖性的），但心室肌细胞动作电位时程是缩短的。

甲状腺激素诱发的心律失常主要位于心房。在甲状腺疾病中，涉及离子通道的遗传机制、与长QT间期综合征（LQTS）相关的毒蕈碱样受体、β肾上腺素受体的活化均可导致房性、室性心律失常。甲亢伴发心律失常与心脏自律性增高，以及心房、肺静脉的触发电活动增加有关；甲减伴发心律失常与心房、房室结、希氏束系统、旁路的有效不应期延长有关。十二通道常规心电图及动态心电图检查对甲状腺疾病的临床诊断及治疗效果评估具有重要意义。对于心悸患者，可通过动态心电图检查了解患者有无阵发性心房扑动、心房颤动；头晕、乏力患者可通过动态心电图检查平均心率了解患者有无窦性心动过缓，全程有无窦性停搏、房室传导阻滞等异常心电图改变。

二、甲亢及其心电图表现改变

甲亢常见的心电图表现有心房颤动、窦性心动过速、传导阻滞、左心室高电压、右心房异常、ST-T改变。甲状腺毒症性心脏病最常见的临床表现为心律失常，尤其是窦性心动过速和心房颤动。毒性弥漫性甲状腺肿（Graves病）患者心电图可出现QT间期延长，考虑可能与甲状腺素（T_4）水平升高有关，具体机制有待进一步研究。甲亢患者并发室性心律失常较少见。据报道，室性心律失常在甲亢初期较少见，甲亢危象患者及严重低钾所致的甲亢性周期性麻痹患者病程中可出现恶性室性心律失常。通过查找笔者科室近几年动态心电图检查资料，发现2例甲亢患者动态心电图提示频发室性早搏（图16-6-1）。另有文献报道，几例无器质性心脏病的甲亢患者，无电解质紊乱，病程中出现了室性心动过速，其中2例患者被证实有冠状动脉痉挛，一例患者系胺碘酮毒性所致，另一例患者心电图提示早期复极。甲亢患者中，心动过缓、房室传导阻滞、病态窦房结综合征较少见。植入了心脏起搏器的房室传导阻滞患者中只有3%归因于原发性甲亢。一项研究发现，140例甲亢患者中，87例患者存在心电图异常，其中，窦性心动过速38例，心律失常20例，P波振幅改变6例，ST-T改变11例，左心室高电压8例，传导阻滞4例。下面简要介绍甲亢患者常见的几种心电图表现。

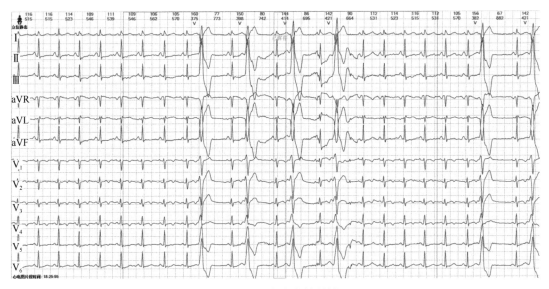

图16-6-1　频发室性早搏

1. 心房颤动　甲亢患者最常见的心律失常为心房颤动（简称房颤）（图16-6-2）。甲亢患者房颤的发生率为2%～20%，是甲状腺功能正常人发生房颤风险的6倍。来自一项大样本的临床研究报道，对所有新发的甲亢患者进行30天左右的随访，发现8.3%的甲亢患者新发房扑/房颤。甲亢患者中，高龄、男性、冠心病、心脏瓣膜病及充血性心力衰竭患者发生房扑、房颤的风险增大。故在临床上，对所有的甲亢患者均应进行常规的房颤筛查（脉搏、听诊、12导联常规心电图检查）。从本质上讲，甲亢患者发生房颤的机制与单纯房颤的发生机制是不一样的。甲亢患者阵发性房颤的发生与心房不应期的缩短、心房传导延迟有关，而先前存在的致心律失常病灶心肌组织并不是房颤发生所必需的。因此，凡是能延长心房不应期的药物即可有效治疗甲亢患者的房颤。甲亢时甲状腺激素水平升高，使心

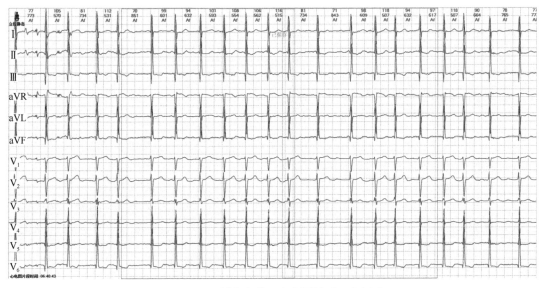

图16-6-2　甲亢患者，心电图提示心房颤动

肌内 Na^+-K^+ ATP酶活性增强，大量 Na^+ 外流，K^+ 内流，心房动作电位时程缩短，心房肌不应期缩短，心房的电兴奋性增高。同时，动作电位时程缩短，心肌不应期缩短，可为折返环的形成创造条件。

2. 窦性心动过速 甲亢患者血清中甲状腺激素水平升高，心肌细胞线粒体的数量增加，并促进线粒体氧化磷酸化，使心率加快，心肌收缩力增强。同时，大量的甲状腺素使儿茶酚胺活性增强，交感神经兴奋，故心率加快。甲状腺激素可激活腺苷酸环化酶，促进心肌细胞内 Ca^{2+} 释放，心率加快，心肌收缩力加强。在临床上，甲亢伴发窦性心动过速较常见（图16-6-3）。

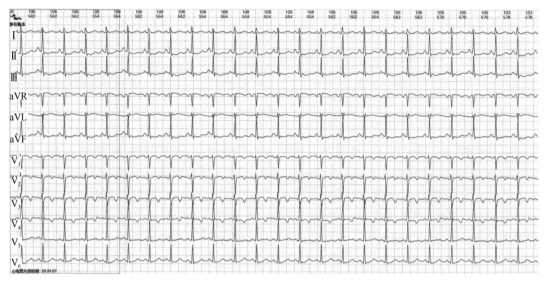

图16-6-3 窦性心动过速，下壁、前壁导联T波改变

3. 传导阻滞 甲亢患者心肌内淋巴细胞浸润，心肌细胞坏死、纤维化，影响心脏传导系统的功能。甲亢患者心电图提示传导阻滞也可能与患者血清钾水平降低有关。低钾血症时，心肌细胞对钾的通透性降低，动作电位的上升速度和幅度均减小，可出现传导阻滞。

4. ST-T改变 甲状腺激素直接作用于心肌及交感神经兴奋使心排血量增加，心肌负荷过重。甲状腺激素的长期作用使心肌耗氧量增加，心肌劳损，出现ST-T改变。此外，甲亢患者易出现心动过速，心电图也可见快频率依赖性ST-T改变。

5. 左心室高电压 甲亢患者可出现收缩期高血压。甲亢患者交感神经兴奋性增高、新陈代谢加速，临床表现为多食易饥、消瘦。左心室高电压可能与患者消瘦、胸壁薄有关。也可能是因为甲状腺激素具有正性肌力作用，心排出量增加，出现心肌肥厚。

6. 右心房异常（肺性P波） 甲状腺素具有正性肌力、正性频率作用，且甲状腺素水平升高使腺苷酸环化酶活性增加，β受体数量增加，心房的兴奋性增加。同时，甲状腺激素对外周血管具有扩张作用，降低外周血管阻力，回心血量增加，右心房压和肺动脉压升高。故甲亢患者心电图可表现为右心房异常。

三、甲减及其心电图表现

甲减起病隐匿，病情进展缓慢，多数患者临床症状不典型，部分患者以心律失常就诊。甲减患者冠心病高发，可能与甲减患者脂质代谢障碍有关。长期血脂升高可加速动脉粥样硬化的进程，导致冠心病发生。T_3可提高内质网Na^+-K^+-ATP酶、Ca^{2+}-ATP酶的活性；可刺激肌球蛋白重链α基因转录，抑制β基因转录；可增加心肌细胞膜上β受体的数目，增加心血管系统对儿茶酚胺的敏感性，使心率增快、心肌收缩力增强。甲减心电图改变与患者病程长短、病情严重程度及患者的治疗效果等相关。甲减患者最常见的心电图改变如下：窦性心动过缓，QRS波群低电压、ST-T改变。甲减患者较甲状腺功能正常者更易伴发室性心律失常。据病例报道，部分患者因头晕、晕厥就诊，心电图提示QT间期明显延长、尖端扭转型室性心动过速（TdP），电解质正常，最后患者确诊为甲减。甲减患者T_3水平降低，心肌收缩力减弱、心率减慢，可出现心动过缓、QT间期延长，易合并室性心动过速。甲减患者心电图可出现传导异常，表现为窦房结功能异常、分支传导阻滞、一度房室传导阻滞、高度房室传导阻滞。有学者研究发现，146例甲减患者中78例（53%）心电图异常，且78例均有ST-T改变，68例患者心电图除了ST-T改变，还伴有窦性心动过缓（87%），其他心电图表现为QRS波群低电压、房性早搏、室性早搏、二度房室传导阻滞等。下面简要介绍甲减患者常见的几种心电图表现。

1. 窦性心动过缓 甲减患者的甲状腺激素水平降低，儿茶酚胺敏感性降低或受体减少，出现交感-副交感神经调节紊乱。同时，因基础代谢率降低，患者可出现窦性心动过缓。图16-6-4显示1例男性甲减患者，动态心电图检查提示窦性心动过缓，T波低平或浅倒。

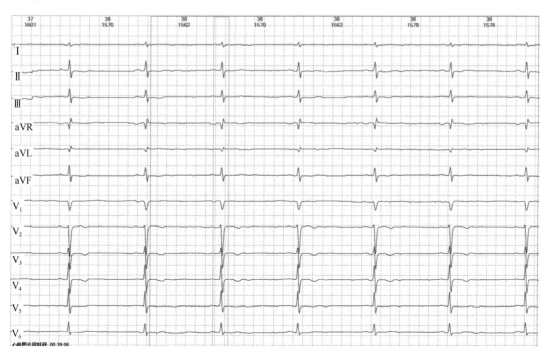

图16-6-4 窦性心动过缓，下壁、前侧壁导联T波低平或浅倒

2. QRS波群低电压　主要与心包积液有关。甲减患者体内甲状腺素缺乏引起心肌 Na^+-K^+-ATP酶活性降低，细胞内 Na^+ 潴留，毛细血管通透性增加，心肌细胞间质水肿。心肌黏液性水肿导致心肌收缩力减弱，心动过缓、心排血量减少，左心室扩张，心包积液。心包积液使心肌激动产生的电流发生"短路"，出现低电压的心电图改变。

3. 传导阻滞　黏液性水肿是甲减突出的临床表现。心肌细胞间质水肿使心脏传导系统发生障碍，心电图出现房室传导阻滞及分支传导阻滞。

4. ST-T改变　甲减患者心肌酶数量减少或活性受到抑制，出现心肌非特异性改变，心肌缺血及心肌复极异常，心电图表现为ST-T改变及QT间期延长。甲减患者临床上表现为黏液性水肿、心包积液。心包炎产生的液体及纤维素使心外膜下心肌损伤，心电图可出现ST-T异常改变。既往于笔者医院就诊的1例49岁女性甲减患者，门诊行12导联常规心电图，显示窦性心律，T波浅倒、低平；完善动态心电图检查提示T波改变（图16-6-5）。

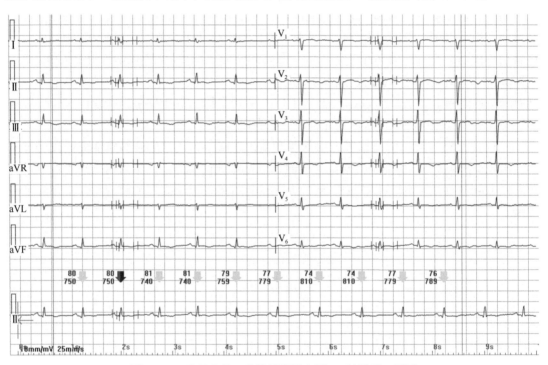

图16-6-5　窦性心律，肢体导联低电压，T波浅倒、低平

5. 异位心律失常　如前所述，甲减患者可出现心肌非特异性改变，心肌复极异常，这些均可为折返创造条件，患者可出现异位心律失常，如室性早搏（图16-6-6）。

心电图改变在甲状腺疾病中较常见，大部分患者的心电图异常是可逆的，随着患者病情好转，甲状腺激素水平恢复正常，心电图也可恢复正常。甲状腺疾病的心电图改变无特异性，掌握心电图特征有助于甲状腺疾病的临床诊断及疗效判断。因此，建议甲状腺疾病患者定期行心电图检查（包括12导联常规心电图及动态心电图），对防治甲状腺疾病相关的心血管疾病具有重要的临床价值。

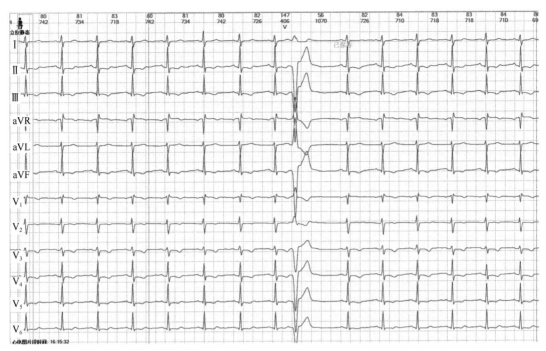

图16-6-6 窦性心律，下壁、前壁导联T波倒置，室性早搏

四、病 例 分 析

病例1：甲亢伴ST段上抬

1. 临床背景

（1）患者，男性，66岁。因"间断胸痛20余天"入院。

（2）既往史：有甲亢病史5年，长期口服甲巯咪唑5mg，每天1次。有哮喘病史20余年。否认糖尿病、高血压等病史。

（3）体格检查：T 36.2℃，P 91次/分，R 19次/分，BP 107/69mmHg。

（4）生化检验：血糖、电解质、肝功能、血沉等正常；促甲状腺素0.0040IU/ml↓；尿酸562.0μmol/L↑，肌酐117μmol/L↑，碳酸氢根31.7mmol/L↑。甘油三酯3.06mmol/L↑；高敏心肌肌钙蛋白I 1148.1pg/ml↑↑↑。

（5）超声心动图：心脏各房室及瓣膜结构未见明显异常。

2. 动态心电图报告

（1）窦性心律，最小心率为54次/分，发生于15：15。最大心率为101次/分，发生于11：54。平均心率为71次/分。

（2）偶发房性早搏13次/全程，成对房性早搏1次，部分呈二联律、三联律，短阵房性心动过速1阵次（连5搏，频率156次/分）。

（3）偶发室性早搏3次/全程。

（4）监测中15：30前可见数次V_2～V_3导联ST段弓背上抬（图16-6-7，图16-6-8），提示急性冠脉综合征。

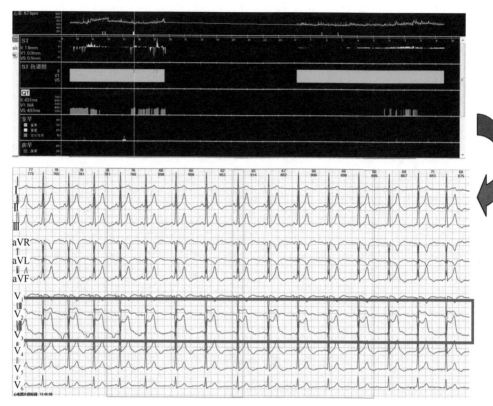

图16-6-7　13：45：59，$V_2 \sim V_3$导联ST段弓背上抬，提示急性冠脉综合征

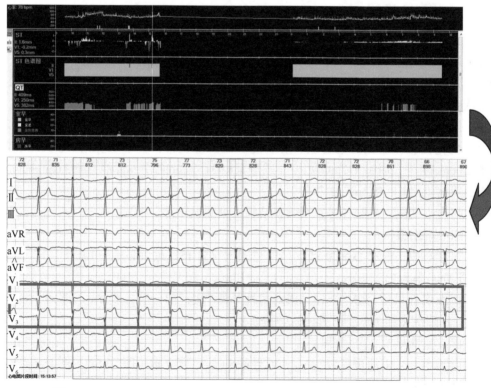

图16-6-8　15：13：57，$V_2 \sim V_3$导联ST段再次弓背上抬，提示急性冠脉综合征

（5）患者全天未记录不适症状。

（6）心率变异性分析：SDNN 92ms（正常范围102～180ms），SDANN 79ms（正常范围92～162ms）。

3. 图形特征及诊断依据　基本心律为窦性心律，趋势图中ST段分析可见全程有2次ST段明显上抬，13：45：59及15：13：57前后可见V_2～V_3导联ST段呈弓背向上抬高，患者自诉频发心绞痛，结合心电图考虑为急性冠脉综合征。冠状动脉造影：LAD中段分出第一对角支处狭窄90%，D1开口狭窄85%，D2近段狭窄80%；LCX未见明显狭窄；RCA中段狭窄50%，远段狭窄50%。于LAD先后植入支架2枚。

4. 专家解析与点评　该患者既往有甲亢病史，此次因胸痛入院，动态心电图出现发作性ST段弓背上抬，结合患者临床症状，频发心绞痛，提示急性冠脉综合征，冠状动脉造影确诊。患者甲亢时甲状腺激素直接作用于心肌及交感神经兴奋可使心排血量增加，心肌负荷过重。甲状腺激素的长期作用使心肌耗氧量增加，心肌劳损，出现ST-T改变。动态心电图可为患者的临床诊断提供确凿的证据。

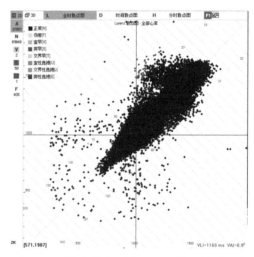

图16-6-9　散点图主要位于远心端，提示心室率缓慢

病例2：甲减伴窦性心动过缓，T波改变

1. 临床背景　患者，男性，53岁，诊断为先天性碘缺乏性甲减，因"胸闷、头晕不适"就诊。

2. 动态心电图报告（图16-6-9～图16-6-12）

（1）窦性心律，最小心率为36次/分，发生于00：39。最大心率为89次/分，发生于07：23。平均心率为48次/分，提示窦性心动过缓。

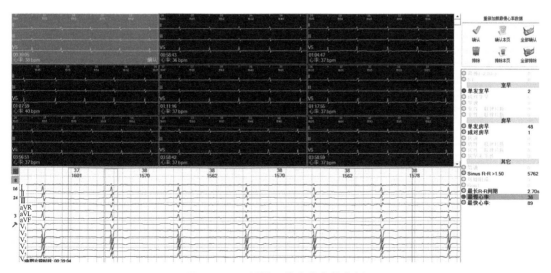

图16-6-10　缓慢心律失常事件分析

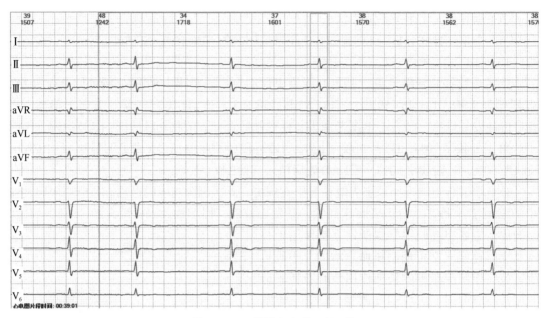

图16-6-11　最慢心室率36次/分

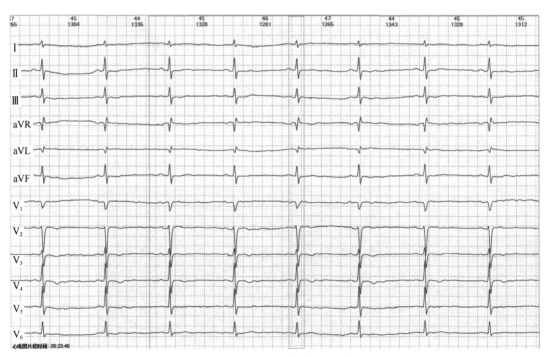

图16-6-12　平均心室率48次/分

（2）偶发房性早搏50次/全程，成对房性早搏1次。

（3）偶发室性早搏2次/全程。

（4）监测中可见下壁、前侧壁导联T波改变。

（5）患者全天未记录不适症状。

（6）心率变异性分析：SDNN 185ms（正常参考值范围102～180ms），SDANN 163ms（正常参考值范围92～162ms）。

3. 图形特征及诊断依据　图16-6-9～图16-6-12分别为患者Lorenz散点图、事件分析、最慢心率及最快心率图。散点图提示患者心率偏慢，事件分析可知最慢心率为36次/分，平均心率为48次/分。患者全程心电图可见下壁、前侧壁导联T波改变。

4. 专家解析与点评　先天性碘缺乏性甲减患者，动态心电图提示平均心率48次/分，窦性心动过缓，全程可见下壁、前侧壁导联T波改变。甲减患者甲状腺激素水平降低，儿茶酚胺敏感性降低或受体减少，同时因基础代谢率降低，患者可出现窦性心动过缓。甲减患者心肌酶数量减少或活性受到抑制，心肌出现非特异性改变，心肌复极异常，心电图可表现为ST-T改变。

（苏玉莹）

第十七章

肺 栓 塞

第一节 肺栓塞概述

一、肺栓塞现状

肺栓塞（pulmonary embolism，PE）是以各种栓子阻塞肺动脉系统为其发病原因的临床综合征的总称，包括肺血栓栓塞症（pulmonary thromboembolism，PTE）、脂肪栓塞、羊水栓塞、空气栓塞等。临床上以PTE最为常见。肺栓塞可分为急性肺栓塞（acute pulmonary embolism，APE）和慢性肺栓塞。而急性肺栓塞在住院患者中仅次于脑卒中和急性冠脉综合征，已成为第三位的致死原因，在我国已成为一种常见病，发病率为5/10万，高发年龄为60～70岁。未经治疗的APE患者病死率可达30%，经过治疗的APE患者病死率仍达8%，其中约11%的患者表现为猝死。由于肺栓塞与其他疾病（特别是心肌梗死）的临床表现相重叠，漏诊率、误诊率很高，死于肺栓塞的患者中70%于生前未得到诊断。因此，早期识别肺栓塞并对患者进行危险分层，然后对患者采取相应的治疗措施，具有非常重要的意义。临床用于诊断肺栓塞的检查技术很多，如心电图、肺动脉计算机体层血管成像（CTA）、心脏超声、心肌损伤标志物、D-二聚体等，而心电图检查因其无创、简便、价廉，特别是在时效性上具有绝对优势，是临床的首选检查之一。

二、肺栓塞的病因及临床表现

肺动脉的栓子70%～80%来自下肢深静脉，有下肢深静脉血栓形成（DVT）的患者，约半数（50%～70%）发生肺栓塞。DVT与肺栓塞合并占50%，故DVT是肺栓塞的标志。静脉血栓形成的基本原因：①血流淤滞；②血流高凝状态；③血管壁损伤。DVT多见于创伤、下肢静脉炎、静脉曲张、肿瘤、慢性心肺疾病、长期卧床（＞4天）、年龄＞60岁、肥胖、手术后（24h内高峰）、骨折、糖尿病患者及妊娠、口服避孕药者等。

肺栓塞的临床表现缺乏特异性。典型的胸痛、咯血、呼吸困难三联征仅存于少数患者中。

1. 呼吸困难和胸痛 发生率达80%以上，与心肌梗死非常类似。

2. 咯血 见于慢性肺栓塞患者，急性肺栓塞患者少见。

3. 晕厥 常是肺栓塞的征兆。由于肺栓塞的临床表现缺乏特异性，其临床诊断需与心肌梗死、主动脉夹层等疾病相鉴别。

第二节 肺栓塞与心电图

一、肺栓塞与心电图改变

肺栓塞时心电图可出现异常改变，这种异常大多为一过性的，可在几小时内消失，13%～35%的患者心电图正常，正常心电图不能作为排除肺栓塞的指征，而动态观察心电图变化如动态心电图检查更有助于肺栓塞的诊断。

二、肺栓塞心电图改变的病理生理学基础

肺栓塞由于栓子的大小、阻塞的部位及阻塞的速度不同，所产生的病理生理学、血流动力学改变千差万别，小到无任何改变，大至全肺无血流，无心排血量，导致患者猝死，心电图变化也随之表现多样化。

1. 右心室负荷增加 肺栓塞发生时肺循环阻力增高导致右心室负荷增加，右心室、右心房压力增高、扩张，此时心电图出现右心室负荷增加的表现。

2. 血压下降、休克 右心室扩张使左心室相对受压，右心排血量下降，使左心容量负荷下降，左心室心排血量下降，血压下降、休克。

3. 心肌缺血 肺栓塞患者也可以出现体内内皮素浓度显著升高，冠状动脉局部内皮素增加，导致冠状动脉痉挛，引发心肌缺血，同时肺栓塞也可导致冠状动脉灌注压下降，心肌缺血，造成心电图ST-T改变；同时由于右心室扩张、压力升高，可出现下壁、右心室缺血性ST-T改变。

第三节 肺栓塞的心电图改变

典型的急性肺栓塞心电图表现为右心室负荷加重：①S_I加深，出现Q_{III}及T_{III}倒置，即$S_I Q_{III} T_{III}$；②右胸导联V_1～V_4导联的T波倒置，或完全性及不完全性右束支传导阻滞。

（一）$S_I Q_{III} T_{III}$

$S_I Q_{III} T_{III}$是急性肺栓塞常见而重要的心电图改变，发生率为15%～25%。急性肺栓塞时$S_I Q_{III} T_{III}$并非均同时出现，常表现为S_I、$S_I Q_{III}$、$Q_{III} T_{III}$、Q_{III}、T_{III}及$S_I Q_{III} T_{III}$中的一种或几种表现。其存在时间很短，出现时间多晚于胸导联T波改变，而早于右束支传导阻滞，多于肺栓塞发生后2周消失，反映了急性右心室扩张，也可能继发于左后支缺血导致

的左后分支传导阻滞。

1. $S_I Q_{III} T_{III}$ 的心电图特点　①Ⅰ导联出现S波或原有S波变深＞0.15mV；②Ⅲ导联出现Q波呈qR型或qr型，一般不出现QS型，Q波宽度多＜0.04s，深度＜1/4R波；③Ⅲ导联出现T波倒置；④Ⅱ导联一般不出现Q波。Q波和T波倒置可扩展至aVF导联，也可合并下壁导联ST段轻度抬高。

2. $S_I Q_{III} T_{III}$ 出现的心电向量机制　急性肺栓塞后，右心室负荷增加和急性右心室扩张，导致心脏沿心脏的长轴进行顺钟向转位（心脏在胸腔中的位置趋向于垂直），表现为额面心电QRS向量环顺钟向转位，影响了起始和终末向量。①终末向量向右、向后、向上移位，投影在Ⅰ导联的负侧产生S波，故Ⅰ导联S波加深；②起始向量向左、向后、向上偏移，投影在Ⅲ导联的负侧产生Q波。在Ⅲ导联则出现新Q/q波及T波倒置；③体表心电图出现新右束支传导阻滞，aVR导联出现终末R波，电轴右偏等。

3. $S_I Q_{III} T_{III}$ 的鉴别　$S_I Q_{III} T_{III}$ 反映了急性右心室扩张，但并非肺栓塞所特有，需要与其他情况进行鉴别。

（1）$S_I Q_{III} T_{III}$ 在肺栓塞与左后分支传导阻滞的鉴别：①前者电轴右偏一般在+90°～+100°，后者常在+120°以右；②前者常有右胸前导联变化，后者无；③前者多有临床症状（如心动过速），后者无，心率不增快。

（2）$S_I Q_{III} T_{III}$ 在肺栓塞与心电图正常变异的鉴别：正常人可出现 $S_I Q_{III} T_{III}$，但无任何临床表现，心率无变化，心电图长期无变化，需动态观察鉴别。

（二）完全、不完全性右束支传导阻滞

完全、不完全性右束支传导阻滞多见于大块肺栓塞，如肺动脉主干栓塞或多发栓塞，发生率约为25%（6%～67%）；出现时间晚于 $S_I Q_{III} T_{III}$。其可能与肺动脉主干栓塞，造成急性心室扩张，限制了向心内膜下右束支所在血管供血有关，常为一过性，常在右心血流动力学参数恢复正常后消失，也可持续3个月至3年。右束支传导阻滞可合并ST段抬高，V_1、V_2 导联T波直立，类似前壁或后壁心肌梗死图形，需注意鉴别。

（三）胸前导联T波倒置

胸前导联T波倒置是急性肺栓塞后较早出现且发生率最高的一种心电图改变之一，发生率约为40%。其发生机制是快速增加的右心室压力负荷使右心室膨胀和游离壁伸展及心内膜缺血。其特点如下。

1. 发生导联　$V_1 \sim V_4$ 最常见，且常见 $V_1 \sim V_3$ 导联T波倒置深度大于 V_4 导联T波倒置深度，可与冠心病鉴别。V_1、V_2 导联出现T波倒置具有诊断价值，也可出现于下壁导联。

2. 形态　T波呈尖锐对称性倒置，深度可达1.7mV。时间：多在急性肺栓塞后1～2h开始出现，24h最多见，并呈动态变化，病情越早好转，T波倒置恢复越早。

3. 顺序　出现的顺序依次为 V_1 导联、V_2 导联、V_3 导联、V_4 导联。当溶栓或其他治疗使病情好转时，恢复顺序为 V_4 导联、V_3 导联、V_2 导联、V_1 导联。

（四）aVR 导联 R 波增高

在急性肺栓塞时，aVR 导联 R 波增高出现率高达 90%，表现为 aVR 导联 R 振幅增高，且伴有 ST 段抬高。相对于 V_1～V_3 导联 T 波倒置等心电图改变，aVR 导联 R 波增高阳性率高，持续时间长，受其他干扰因素（如肺气肿等）影响较小。aVR 导联 R 波振幅大小可较准确地反映肺动脉压的高低，其对肺栓塞患者溶栓效果的评价也有一定价值。

（五）ST 段改变

急性肺栓塞时，ST 段的改变主要是由于右心室压力改变及儿茶酚胺、组胺、内皮素升高和左室心排血量减少致使心肌出现缺血改变，尤其多见于右心室心肌缺血。ST 段改变多见于 Ⅱ、Ⅲ、aVF 及 V_1～V_4 导联，也可见于 V_{4R}～V_{6R}。其形态改变以 ST 段压低相对多见（33%），多为轻度压低，可作为心肌缺血及预后较差的指标，也可出现 ST 段抬高，主要为右胸导联（V_1～V_2）ST 段抬高（11%），但抬高幅度较少超过 0.1mV，多与 $S_I Q_{III} T_{III}$ 并存。

（六）肺性 P 波

在急性肺栓塞时，肺性 P 波较少出现，占 2%～30%，主要表现为 P 波高尖，振幅在肢体导联 > 0.25mV，在 V_1 导联 > 0.15mV。肺性 P 波的出现提示肺动脉主干栓塞或多支同时栓塞、肺动脉高压。

（七）心律失常

急性肺栓塞常见的心律失常包括窦性心动过速、房性心律失常。其中窦性心动过速是最常见的心律失常，发生率约为 28%，频率通常为 100～125 次/分。房性心律失常主要包括房性早搏、快速性心房颤动（10%），心房扑动也较常见，也可发生缓慢性心律失常，多为一过性，随病情好转而消失。

（八）小结

由于急性肺栓塞的心电图表现繁多且非特异性强，Daniel 等建立了一个可以在 2min 内完成的心电图评分标准，具体标准见表 17-4-1。当评分 > 10 分时提示严重肺动脉高压。评分越高越有意义，较高的评分结合临床表现对诊断肺栓塞非常有意义。

表 17-4-1　Daniel 评分表

心电图特征		评分
窦性心动过速		2 分
不完全性右束支传导阻滞		2 分
完全性右束支传导阻滞		3 分
胸前导联 T 波倒置（按振幅）		
V_1 导联	< 1mm	0 分

续表

心电图特征		评分
	1～2mm	1分
	＞2mm	2分
V$_2$导联	＜1mm	1分
	1～2mm	2分
	＞2mm	3分
V$_3$导联	＜1mm	1分
	1～2mm	2分
	＞2mm	3分
V$_1$～V$_4$所有导联T波倒置	＞2mm	4分
S$_I$		0分
Q$_{III}$		1分
T$_{III}$		1分
S$_I$Q$_{III}$T$_{III}$		2分

第四节 病例分析

病例1：Daniel评分6分，右肺动脉主干及其分支、左肺动脉2～4级分支栓塞

患者，女性，65岁，因"胸闷、胸痛、气喘伴腹泻3天"入院。入院后行动态心电图检查，图17-4-1表现为S$_I$Q$_{III}$T$_{III}$改变（2分），同时可见V$_1$～V$_4$所有导联T波倒置＞2mm（4分），Daniel评分6分。行肺动脉CTA检查显示右肺动脉主干及分支、左肺动脉2～4级分支充盈缺损，诊断肺栓塞。

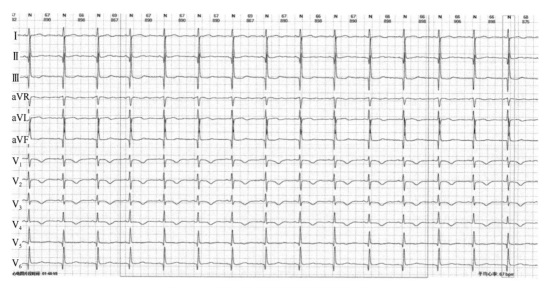

图17-4-1　V$_1$～V$_4$所有导联T波倒置＞2mm

病例2：Daniel评分6分，左、右肺动脉主干及其远段分支栓塞

患者，女性，76岁，因"活动时胸闷、胸痛2个月，加重1周"入院。入院后行动态心电图检查，检查过程中患者记录胸闷症状加重，动态心电图呈动态变化：①图17-4-2显示 $V_1 \sim V_4$ 所有导联T波倒置＞2mm（4分）；②图17-4-3开始出现不完全性右束支传导阻滞，图17-4-4已出现明显的持续性不完全性右束支传导阻滞（2分），为右心负荷加重心电图改变。Daniel评分6分。肺动脉CTA显示左、右肺动脉主干及远段分支栓塞。

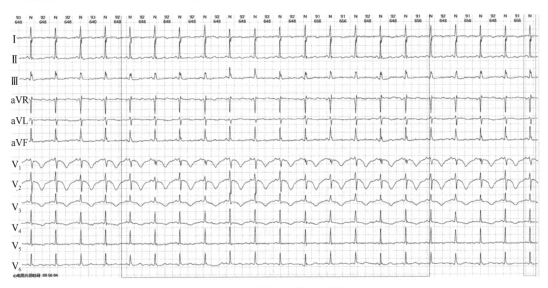

图17-4-2　$V_1 \sim V_4$ 所有导联T波倒置＞2mm

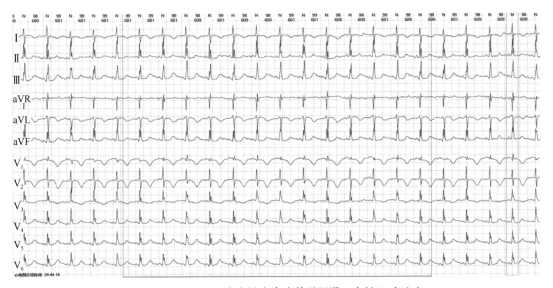

图17-4-3　出现不完全性右束支传导阻滞、窦性心动过速

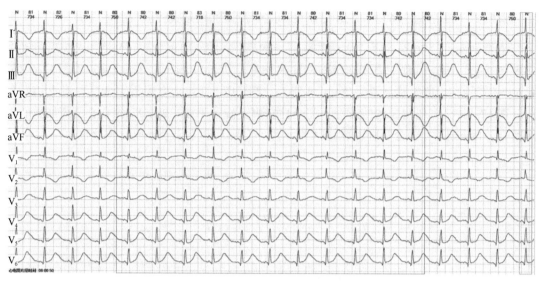

图17-4-4 持续性不完全性右束支传导阻滞

病例3：Daniel评分8分，双肺动脉主干及分支多发栓塞

患者，男性，72岁，因"检查发现肺占位性病变2月余"入院。入院时行心电图检查，如图17-4-5所示，于住院期间某日突发胸闷不适，血氧饱和度下降，心率增快，听诊肺部啰音。急行床边心电图，如图17-4-6所示，Ⅰ导联S波较前加深，Ⅲ导联出现Q波，呈$S_IQ_{III}T_{III}$改变（2分），并出现窦性心动过速（2分），不完全性右束支传导阻滞（2分），$V_1 \sim V_4$导联T波倒置＞2mm（4分），Daniel评分10分。心电图表现提示肺栓塞。急行肺动脉CTA显示双肺动脉主干及分支多发栓塞。

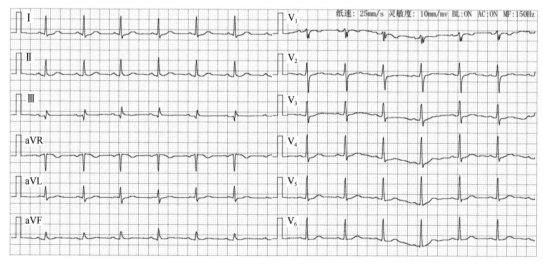

图17-4-5 入院时心电图

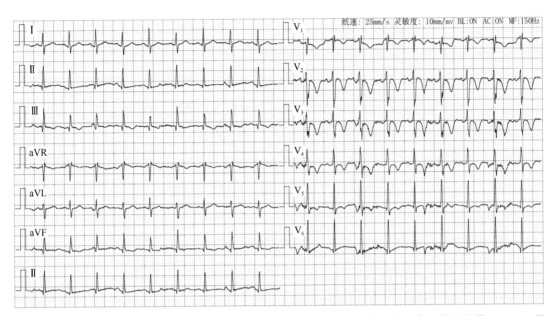

图17-4-6 突发胸闷，心电图显示$S_I Q_{III} T_{III}$改变，窦性心动过速，不完全性右束支传导阻滞，$V_1 \sim V_4$导联T波倒置＞2mm

（欧阳慧）

第十八章

直立倾斜试验诊断与评估血管迷走性晕厥

晕厥是临床常见症状之一。2009年，欧洲心脏病学会（ESC）将晕厥重新概述为一过性全脑低灌注导致的短暂性意识丧失，其发病特点为迅速发生、持续短暂和可自发性完全恢复。晕厥的原因多种多样，临床上神经介导性（反射性）晕厥最常见，主要包括血管迷走性晕厥、情境性晕厥、颈动脉窦过敏性晕厥和不典型晕厥。几种不同类型神经介导性晕厥的区别在于触发因素及反射弧的传入途径不同。血管迷走性晕厥（vasovagal syncope，VVS）是神经介导性晕厥中的一种常见类型，在院外晕厥事件中发生率达40%，而直立倾斜试验（head-upright tilt test，HUTT）是诊断VVS的金标准。本章简要介绍直立倾斜试验诊断VVS的机制及最新进展。

一、机　　制

（一）正常心血管神经反射

正常人由平卧位变为直立位时，由于重力作用，将使300～800ml血液积聚于下肢不能回流，导致静脉回心血量减少，引起中心静脉压、每搏量及动脉血压下降。随后由于生理反射，将产生如下反应：位于颈动脉窦、主动脉弓及心肺的压力感受器受到刺激并将激动传至脑干，引起交感神经张力升高、外周缩血管活性增强、液体回吸收增加，表现为心率增快10～15次/分、舒张压升高5～10mmHg、收缩压无改变或轻度下降，从而维持正常的血压和大脑灌注，这是正常的代偿性生理反应。

（二）血管迷走性晕厥的心血管神经反射

VVS患者心脏神经反射存在着一定的功能障碍，当其由平卧位改为直立位时，过多的静脉血淤积于下肢，回心血量较正常人明显减少。因压力反射引起交感神经过度兴奋，心室强烈收缩，造成空排效应，激活心室后下区的机械感受器（或C纤维）；激动传至脑干，"矛盾性"地引起交感神经活性降低、迷走神经活性增强，导致外周血管扩张，血压下降和（或）心率减慢，心排出量减少，大脑骤然缺血而发生晕厥，这就是经典的贝-雅反射（Bezold-Jarisch reflex）。目前认为贝-雅反射是大多数患者发生VVS的主要机制，这种反射径路所介导的VVS称为"周围型"VVS。国外学者应用微电极探测人腓侧神经，发现直立倾斜试验诱导VVS发作前交感神经活性增加，而VVS发生后其活性突然降低。这种现象支持"周围型"VVS的发病机制。

贝-雅反射并非VVS发生的唯一机制。临床发现，其他与体位无关的刺激，如见到血液、疼痛、强烈的情感刺激等也可诱发VVS。Lofring等发现，直接用电刺激大脑的边缘系统和扣带回前部也能诱发血管迷走反应，患者先出现心动过速，继而出现心动过缓和低血压，最后发生晕厥。提示中枢神经系统在VVS的发生中起着重要作用。刺激信号可能从皮质下丘脑中枢下传至延髓的心血管中枢，引起晕厥发生。有学者将这种神经介导性晕厥称为"中枢型"VVS，但参与这种VVS的神经中枢和详细路径尚未完全明了。

（三）血管迷走性晕厥的其他机制

1. 自主神经功能失调 新近研究发现，VVS患者大脑右侧岛叶区萎缩并出现功能障碍，由此推测中枢性自主神经功能障碍可能也是导致VVS患者发生晕厥的原因之一。研究还发现，VVS患者常有压力反射功能失调。血管抑制型主要表现为压力反射功能受损；心脏抑制型主要表现为压力反射功能不稳定。推测压力反射功能失调可能是VVS发生的一个潜在因素。

华中科技大学同济医学院附属同济医院心功能检测中心对VVS患者在直立倾斜试验过程中进行HRV与DC分析发现，不同类型VVS患者的自主神经调节功能障碍并不完全相同，三类VVS患者晕厥时表现为不同程度的交感神经活性撤退与不同程度的迷走神经活性增强，血流动力学改变也不尽相同。

2. 体液因素异常 许多体液因素在VVS发生前后均出现异常变化，目前针对儿茶酚胺、腺苷、5-羟色胺、肾素-血管紧张素-醛固酮系统、β-内啡肽及一氧化氮等有研究报道，下面分别加以阐述。

（1）儿茶酚胺：国外学者研究直立倾斜试验诱发VVS时发现，VVS患者晕厥前和晕厥时体内儿茶酚胺水平变化明显，尤其是血浆肾上腺素与去甲肾上腺素水平，在晕厥前明显升高，晕厥时下降。

（2）腺苷：多数学者认为腺苷是一种强迷走神经兴奋剂，可通过兴奋迷走神经抑制窦房结的自律性并延缓房室结传导。动物实验发现，腺苷可通过激活犬左心室局部迷走神经末梢感受器中的嘌呤受体而触发心脏迷走反射，导致晕厥发生，这与VVS患者左心室后壁C纤维受到强烈刺激而发生晕厥的机制是一致的；临床研究表明，直立倾斜试验阳性患者晕厥时腺苷水平升高，并且腺苷水平越高，症状出现越早，心率减慢越明显。外源性腺苷或三磷酸腺苷也可诱发患者晕厥发作；而腺苷受体拮抗剂（茶碱）可预防VVS患者直立倾斜试验中发生晕厥。因而推测腺苷可能是血管迷走反射中一个重要的内源性调节剂。

（3）5-羟色胺：大量研究表明，5-羟色胺在中枢性调节血压和心率中起着非常重要的作用。据此推测，部分自主神经功能障碍患者可能存在中枢性5-羟色胺分泌和调节障碍。临床上，5-羟色胺再摄取抑制剂能有效防止VVS和直立性低血压发生也支持此观点。

（4）肾素-血管紧张素-醛固酮系统：Gajek等研究发现，VVS患者在直立倾斜试验诱发晕厥时肾素水平明显升高，恢复期肾素水平仍然较高。VVS患者在静卧位及倾斜即刻醛固酮水平无明显变化，但在晕厥发作时醛固酮水平明显高于倾斜10min时；恢复期醛固酮水平进一步升高。短期（2～5天）和长期（1～3个月）直立位训练后患者的肾素和醛固酮水平仍然处于较高水平，但患者未再发生晕厥。提示肾素-血管紧张素-醛固酮系统与VVS的发生密切相关，且直立位训练可以改变VVS患者肾素-血管紧张素-醛固酮系统对延长直立位的反应。

（5）β-内啡肽：研究发现，VVS患者晕厥发作时β-内啡肽水平升高。内啡肽升高可增加迷走神经的活性和抑制交感神经的活性。

（6）一氧化氮：有学者发现，直立倾斜试验诱导VVS时，患者一氧化氮代谢增强。由于一氧化氮是一种强力血管扩张剂，推测一氧化氮可能是参与VVS的一个潜在因素。

此外，文献报道，内皮素、类鸦片及抗利尿激素等也与VVS发生有关。

3. 血容量减少　有学者认为，VVS患者存在血容量减少的征象，如限盐、限水、使用强利尿剂、出汗多及献血等情况下患者容易出现VVS。高盐摄入或氟氢可的松治疗VVS有效可以解释这一观点。

4. 胰岛素敏感性　Ruiz等研究发现，有VVS病史且直立倾斜试验阳性的年轻女性患者胰岛素敏感性增大，这种超敏感性可能是VVS发生的一个易感因素。

5. 家族遗传性倾向　有文献报道一家三代均有VVS，双胞胎均有VVS发作证据，可能与常染色体显性遗传有关。有学者对VVS家族成员进行基因检测，发现VVS患者数十个基因位点发生变异。

二、临床表现

VVS多发生于10～30岁人群，国内外文献报道发病高峰年龄为12岁左右，女性多于男性。闷热环境、过度疲劳、精神刺激、体质虚弱及各种慢性疾病等均可诱发本病。其通常表现为持久站立或坐位起立时突然发生晕厥，起病前可有短暂的头晕、注意力不集中、面色苍白、视觉与听觉下降、恶心、呕吐、大汗、站立不稳等先兆症状。如能警觉此先兆症状而及时躺下，症状可缓解或消失。患者起病初期常出现心室率加快，血压尚可维持；以后心室率减慢，血压骤然下降，患者不能维持自主体位而发生短暂意识丧失；平卧位后意识恢复。部分患者醒后可有头晕、乏力等不适，严重者可有头痛、遗忘、精神恍惚等症状，持续1～2天症状消失。晕厥发作时查体可见血压下降、心率缓慢等体征；发作间期常无阳性体征。

三、诊断性检查

（一）直立倾斜试验

直立倾斜试验目前被认为是诊断VVS唯一有效的手段。直立倾斜试验前应注意排除心、脑、神经及代谢疾病等引起的晕厥。

1. 直立倾斜试验的适应证　见表18-0-1。

表18-0-1 直立倾斜试验的适应证

适应证	证据分类	推荐分级
当晕厥原因不明确时，一次晕厥发作但造成身体严重损伤或从事高危职业者（如机动车驾驶员、高空作业者等）；晕厥反复发作但无器质性心脏病，或虽有器质性心脏病但已排除心源性晕厥的患者	I	B
临床上为评估患者反射性晕厥的敏感性	I	C
区别反射性晕厥和直立性低血压	II a	C
为鉴别晕厥伴抽搐与癫痫发作	II b	C
为评估原因不明但反复发作晕厥的患者	II b	C
为评估晕厥反复发作同时伴精神疾病者	II b	C
直立倾斜试验不能作为评估疗效的证据	III	B
异丙肾上腺素诱导直立倾斜试验禁用于冠心病患者	III	B

2. 直立倾斜试验的禁忌证

（1）主动脉瓣狭窄或左心室流出道狭窄所致晕厥者。

（2）重度二尖瓣狭窄所致晕厥者。

（3）已知有冠状动脉近端严重狭窄的晕厥患者。

（4）严重脑血管疾病的晕厥患者。

（5）房室传导阻滞或病态窦房结综合征患者发生的晕厥，未安置起搏器。

（6）有发热、急性炎症、严重高血压、不稳定型心绞痛、急性心肌梗死、心功能不全、妊娠或其他严重疾病不便检查者。

3. 直立倾斜试验操作方法与步骤

（1）试验前准备：停用心血管活性药物和影响自主神经功能的药物5个半衰期以上，禁食8h。佩戴动态心电图记录盒，上肢缚好血压计袖带，连接心电监护。

（2）基础直立倾斜试验：患者在安静状态下平卧5～20min，记录心率、血压。倾斜床倾斜60°～70°，持续20～45min，并定时记录血压和心电图，若患者出现阳性反应，则可终止试验。基础试验结果阴性者继续进行药物激发试验。

（3）药物激发试验：静脉滴注异丙肾上腺素（浓度通常为1～3μg/min，间歇20min增加浓度）或舌下含服硝酸甘油（300～400μg）观察30min。若出现阳性反应，应立即终止试验。

直立倾斜试验操作方法见表18-0-2。

表18-0-2 直立倾斜试验操作方法

建议	证据分类	推荐分级
无静脉通道时，倾斜前至少平卧5min；开放静脉通道时，倾斜前至少平卧20min	I	C
倾斜角度为60°～70°	I	B
倾斜时间为20～45min	I	B
直立位时含服硝酸甘油剂量固定于300～400μg	I	B
异丙肾上腺素诱导直立倾斜试验阶段，药物剂量从1μg/min逐渐增加至3μg/min，使心率较基础状态增加20～30次/分	I	B

4. 直立倾斜试验阳性反应类型及判断标准 直立倾斜试验终点是诱导了反射性低血压和（或）心动过缓或伴有晕厥或晕厥先兆（濒临知觉丧失、严重头晕、虚弱无力、黑矇、听力遥远或丧失、恶心、面色苍白、大汗等症状之一或几项）的延时性直立性低血压。阳性反应主要表现为以下3种类型。

（1）Ⅰ型：混合型，晕厥时心率减慢，但≥40次/分，或心室率＜40次/分，但持续时间小于10s，伴或不伴有时间小于3s的心脏停搏，血压下降出现于心率减慢之前。

（2）Ⅱ型

1）Ⅱa型：心脏抑制型，但无心脏停搏。心率减慢，且心室率＜40次/分，持续时间超过10s，但不伴有时间超过3s的心脏停搏，心血压下降出现于心率减慢之前。

2）Ⅱb型：心脏抑制型，伴心脏停搏。心脏停搏超过3s，血压下降出现于心率减慢之前或与之同时出现。

（3）Ⅲ型：血管抑制型。收缩压＜60～80mmHg，或平均血压下降＞20～30mmHg，晕厥高峰时心率减慢不超过10%。

直立倾斜试验阳性诊断标准见表18-0-3。

表18-0-3　直立倾斜试验阳性诊断标准

直立倾斜试验阳性诊断标准	证据分类	推荐分级
非心脏病患者诱发了反射性低血压/心动过缓，再现晕厥症状，或进行性直立性低血压（伴或不伴晕厥），分别诊断为反射性晕厥和直立性低血压	Ⅰ	B
无器质性心脏病患者诱发了反射性低血压/心动过缓，但未诱发晕厥，可诊断为反射性晕厥	Ⅱa	B
器质性心脏病患者应排除心律失常或其他心源性晕厥后才考虑直立倾斜试验阳性	Ⅱa	C
诱发了短暂意识丧失，但无低血压和（或）心动过缓，应考虑为精神性假性晕厥	Ⅱa	C

5. 直立倾斜试验的敏感性和特异性 与受试者的心理状态、倾斜床的角度、倾斜时间、是否应用激发药物及激发药物的种类和剂量等有关。直立倾斜试验的敏感度波动范围较大，文献报道为30%～85%；直立倾斜试验的诊断特异度为80%～90%。药物激发试验可提高其敏感度，但会降低其特异度。直立倾斜试验阴性并不能排除VVS；血管抑制型、混合型及阴性结果也不能排除自发性晕厥时心室停搏的存在。

6. 直立倾斜试验的并发症 直立倾斜试验通常是较安全的，但也有发生死亡的病例报道。临床上有个别病例报道了缺血性心肌病或病态窦房结综合征患者直立倾斜试验过程中使用异丙肾上腺素发生了危及生命的室性心律失常，而使用硝酸甘油没有发生死亡的病例报道。少数患者应用异丙肾上腺素时出现心悸、应用硝酸甘油时出现头痛。直立倾斜试验过程中或阳性反应时还可能诱发心房颤动，但一般可自行恢复。直立倾斜试验风险低，其检查结果具有可重复性（达65%～85%）。

缺血性心肌病、顽固性高血压、左心室流出道梗阻、主动脉严重狭窄的患者于直立倾斜试验过程中应禁用异丙肾上腺素，心律失常患者应慎用。

（二）心电检查

心电检查包括常规心电图、动态心电图、住院期间的心电监测及心电事件记录仪、体外或植入式心电记录仪（insertable loop recorder，ILR）和远程（家庭）心电监测系统检查等，主要用于有临床症状或心律失常性晕厥的患者。植入式心电记录仪可连续监测长达14个月的心电图，对不明原因晕厥的诊断率达80%以上，尤其适用于经临床多种检查包括直立倾斜试验及电生理检查仍病因不明者。植入式心电记录仪具有监测和记录2种基本功能，可以监测和记录到发作时的心电图，并明确区分晕厥是否与心脏疾病有关，有助于VVS的诊断并了解其发生机制。

（三）心脏自主神经功能分析

HRV分析已成为评估自主神经系统功能的重要手段。Moak等对VVS患儿同时进行心率与血压变异性分析，其结果支持交感神经活性撤退导致外周血管张力降低和心脏收缩力降低进而引起晕厥的理论。Lazzeri等对经直立倾斜试验证实的VVS患者进行HRV分析发现，血管抑制型VVS患者的LF/HF比值出现昼夜节律消失，且SDANN＜100ms，而心脏抑制型VVS患者及健康人SDANN均在100ms以上，表明HRV分析在识别血管抑制型晕厥患者方面具有特殊的诊断价值。

DC是通过24h心率的整体趋向性分析和减速能力的测定而定量评估受检者自主神经功能高低的一种新的无创性心电技术，华中科技大学同济医学院附属同济医院通过对VVS患者在直立倾斜试验过程中进行HRV分析发现，不同类型的VVS患者具有不同的自主神经调节功能障碍，其血流动力学改变也不尽相同。血管抑制型VVS患者在直立倾斜试验过程中晕厥时主要表现为迷走神经张力显著增强，这对临床上诊断和治疗VVS具有重要的参考价值。

（四）运动负荷试验

运动中或运动后曾发生晕厥的患者可接受此项检查。患者运动试验过程中及恢复期均须进行严格的心电和血压监测。运动负荷试验判断标准见表18-0-4。

表18-0-4　运动负荷试验判断标准

建议	证据分类	推荐分级
适应证		
运动中或运动后即刻发生晕厥的患者	I	C
诊断标准		
运动中或运动后即刻反复发生晕厥并伴有心电图异常或低血压	I	C
运动中即使未发生晕厥，但出现二度II型或三度房室传导阻滞	I	C

四、诊断及鉴别诊断

直立倾斜试验诊断血管迷走性晕厥时还需与以下疾病进行鉴别。

1. 直立性心动过速综合征（postural orthostatic tachycardia syndrome，POTS）　是某些全身性疾病的一种临床表现，发病年龄多分布于15～25岁，75%以上患者是女性。

患者表现为明显地不能耐受直立位，但不会发生晕厥。主要表现如下：站立位时出现头晕、心悸、震颤、全身乏力、视物模糊、不能耐受运动等症状；患者从卧位转变为直立位初始10min内心率较前增加≥30次/分或升高至＞120次/分（12～19岁心率加快≥40次/分），晨起比夜间心率增加更多。患者血压不稳，常伴有慢性疲劳综合征。POTS症状常在脱水、炎热、饮酒和运动时加重。其确切发病机制尚未完全明了，可能与低血容量刺激压力感受器、反射性引起交感神经活性增强继而引起心率增快有关，也可能与自主神经功能紊乱、肾上腺素过度刺激、焦虑和警觉过度等有关。

绝大多数POTS患者不出现晕厥，但两者的临床表现有所重叠，约30%的POTS患者可罹患神经介导性晕厥。POTS与VVS患者在直立倾斜试验中的反应见表18-0-5。

表18-0-5　POTS与VVS患者在直立倾斜试验中的反应

分类	诊断性检查	症状出现时间	反应
VVS	直立倾斜试验	3～45min	直立倾斜试验早期反射调节正常，然后静脉回流迅速减少并出现血管迷走反应（反射活性增强包括反射性心动过缓和血管扩张）
POTS	直立倾斜试验	不定	心动过速：严重的去适应、静脉回流减少或过多静脉血液淤积

POTS是一个慢性病程（直立不耐受症状持续6个月以上），不同患者之间病程差别很大。临床应排除长期卧床、应用损害自主神经调节药物（血管扩张剂、利尿剂、抗抑郁药物、抗焦虑药物）或脱水、贫血、甲亢等引发的心动过速疾病。可以通过直立倾斜试验、血浆去甲肾上腺素测定与自主神经功能检测等方法加以鉴别。

2. 直立性低血压　多见于老年人，40岁以下患者少见。临床上表现为由卧位改为直立位时血压呈渐进性下降趋势，有时因血压过度下降（典型者血压下降＞20/10mmHg）而造成晕厥。直立倾斜试验有助于及时发现血压的变化。直立性低血压不是一种特殊的疾病，而是由不同原因导致血压调节异常的一种表现，由原发性和继发性自主神经功能障碍、药物及血容量降低引起。原发性自主神经功能障碍包括单纯性自主神经功能障碍、多系统萎缩、伴发自主神经功能障碍的帕金森综合征及路易体痴呆。患者自主神经功能障碍引起交感传出神经活性逐渐受损，继而引起血管收缩功能降低。继发性自主神经功能障碍包括糖尿病、淀粉样变性、尿毒症、脊髓损伤等引起的自主神经功能障碍。患者直立位时血压下降，出现头晕、眼花、胸闷不适等晕厥先兆，严重者可表现为恶心、呕吐甚至出现晕厥。此外，饮酒及服用扩血管药、利尿剂、吩噻嗪、抗抑郁药物也可诱发直立性低血压；出血、腹泻、呕吐等引起血容量减少时也可诱发直立性低血压。此类晕厥主要包括以下几种类型。

（1）典型的直立性低血压：患者站立3min内，收缩压下降≥20mmHg和（或）舒张压下降≥10mmHg，见于单纯性自主神经功能障碍、低血容量或其他形式的自主神经功能障碍。

（2）初始直立性低血压：站立位时血压即刻下降＞40mmHg，然后自发、快速地恢复正常，低血压及其症状持续时间较短（＜30s）。

（3）延迟性直立性低血压：多见于老年人，主要与年龄相关的代偿性反射受损有关，以直立状态下收缩压进行性缓慢下降为特点，但不伴心动过缓。

3. 不适当窦性心动过速（inappropriate sinus tachycardia，IST）　是指静息状态下以心率增快或轻度体力负荷时心率不成比例增快为特征的一种窦性心动过速。患者心室率通常＞100次/分（24h平均心率＞90次/分）。IST症状轻重不一，患者常表现为心悸、头晕、胸闷、气短、乏力、易出汗等；部分患者出现晕厥前症状和不能耐受运动。多数情况下患者的症状与心动过速的程度不成比例。IST的确切发病机制目前尚未完全明了，目前认为其发生可能与自主神经调节功能失调、窦房结自律性异常等有关。Baruscott等研究发现，IST有家族遗传性，其发生与HCN4基因中具有调整交感神经活性、增加第二信使环磷酸腺苷（cAMP）活性的起搏离子通道R524Q功能异常有关。根据12导联常规心电图检查、运动试验及动态心电图监测结果结合临床特征不难鉴别。临床上有时还需测定固有心率并行有创电生理检查以排除类似IST的其他心动过速。

4. 颈动脉窦综合征（carotid sinus syndrome，CSS）　是不可忽视的晕厥原因之一，临床上多见于中老年患者，男女之比为2∶1。各种压迫颈动脉窦的动作如颈部突然转动、仰头或衣领过紧等均可诱发晕厥发作。患者常有颈动脉硬化、颈动脉炎，以及颈动脉窦周围病变如淋巴结炎、肿瘤、瘢痕等。颈动脉窦刺激试验有助于该疾病的诊断。其机制如下：按压CSS患者颈动脉窦→刺激经舌咽神经传至延髓心血管中枢→兴奋迷走神经→反射性心率减慢→心室停搏＞3s和收缩压下降50mmHg以上。约50%的CSS患者在直立倾斜试验中出现阳性反应，因此直立倾斜试验鉴别CSS与VVS临床价值不大。

5. 情境性晕厥　是指在一定情境下发生的晕厥，包括咳嗽、打喷嚏性晕厥，胃肠刺激（吞咽、排便、内脏疼痛）性晕厥，排尿性晕厥，排便性晕厥，吞咽性晕厥，餐后晕厥，运动后晕厥及其他原因（大笑、玩铜管乐器、举重等）晕厥。特定情景下的某些因素引起静脉回心血量急剧下降，心脏泵血减少，导致血压下降、脑血流灌注不足而发生晕厥。排尿性晕厥略多见，多发生于20～30岁男性，前列腺增生的患者或由卧位变为直立位时更容易出现。患者常于午夜醒来小便时发生。其机制如下：患者站立位排尿时，膀胱内压力突然降低，腹内压下降，血管扩张，大量血液积聚于下肢及下腹部；加上屏气动作使胸腔压力增加导致回心血量进一步减少，心排血量骤减，血压下降，患者脑供血不足而发生晕厥。各种情境性晕厥的区别在于触发因素及反射弧的传入途径不同，但反射弧的传出途径相同。对于部分情境性晕厥患者，直立倾斜试验也可诱发晕厥。

VVS是多种因素触发引起周围血管扩张、低血压和（或）心动过缓所致的自限性晕厥发作，是部分人群在生长发育过程中的一种生理反应。随着年龄增长、生理成熟，部分患者会自愈。其预后良好，一般不留后遗症。但少数恶性VVS可能会成为心脏性猝死的潜在病因，也可致残，因而需进行早期诊断和治疗。近年来，国内外对VVS的诊断和治疗进行了大量的研究。目前直立倾斜试验仍然是诊断和评估VVS疗效的常用方法。由于各家采用直立倾斜试验的持续时间、倾斜角度及激发药物不尽相同，其敏感度和特异度存在较大差异；加上VVS的发生机制比较复杂，个体间VVS发生晕厥的影响因素不尽相同，发作VVS的频率和症状变异性也较大，因此在VVS的评估及疗效判断上仍较困难。有关VVS的发生机制、诊断及疗效评估方面的研究工作依然任重而道远。

五、病 例 分 析

病例1：血管迷走性晕厥（Ⅱb型）

1. 临床背景　患者，男性，46岁，反复发作晕厥20余年。既往无心脑血管疾病、糖尿病及肝肾疾病等。多次查常规心电图、动态心电图、超声心动图、头颈磁共振、血常规、肝肾功能、血电解质及血糖等均正常。

直立倾斜试验：基础直立倾斜试验进行到约28min时，患者发生晕厥。直立倾斜试验过程中患者心电、血压变化见趋势图（图18-0-1）；心电图记录见图18-0-2；HRV频域分析见图18-0-3。

诊断：血管迷走性晕厥。

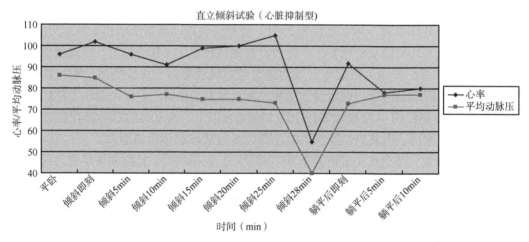

图18-0-1　血管迷走性晕厥（Ⅱb型）患者直立倾斜试验过程中心电、血压变化趋势

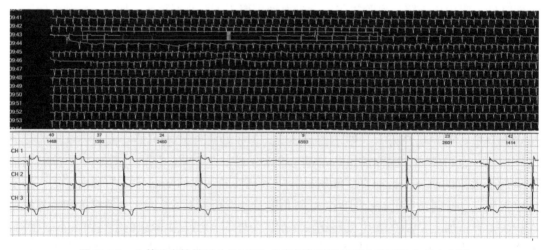

图18-0-2　血管迷走性晕厥（Ⅱb型）患者倾斜试验过程中晕厥发作时心电图

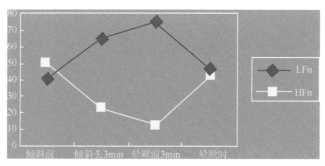

图18-0-3　血管迷走性晕厥（Ⅱb型）患者倾斜试验过程中心率变异性（HRV）分析

A. 晕厥前心率最快时心率变异频谱分析，显示交感神经活性增强；B. 晕厥时心率变异频谱分析，显示迷走神经活性增强

2. 专家解析与点评　图18-0-1显示基础倾斜试验进行至25min以前，患者心率、血压一直比较稳定，处于正常范围；从第25min开始，患者心室率骤然下降，出现长达6.6s的窦性停搏（图18-0-2），并发生晕厥，此时血压也相应下降。患者的临床表现符合血管迷走性晕厥（心脏抑制型，Ⅱb型）的诊断。图18-0-3心率变异频谱分析显示患者晕厥前表现为交感神经活性增强，晕厥时主要表现为迷走神经活性增强。

3. 鉴别诊断

（1）心源性晕厥：患者自20余岁起反复发作晕厥20余年；无心脑血管疾病、糖尿病及肝肾疾病等病史。多次查常规心电图、动态心电图、超声心动图、头颈磁共振、血常规、肝肾功能、血电解质及血糖等均报告正常；直立倾斜试验诱发了晕厥并记录到长达6.6s的心脏停搏，因而可以基本排除心源性晕厥。

（2）脑源性晕厥：自年轻时即反复发作晕厥，无脑血管疾病史；头颈磁共振、血生化等指标均正常。因而可以基本排除脑源性晕厥。

病例2：血管迷走性晕厥（Ⅲ型）

1. 临床背景　患者，女性，30岁，反复发作晕厥8年。既往无其他疾病史。查常规心电图、动态心电图、超声心动图、血常规、血电解质及血糖等均正常。

直立倾斜试验：基础直立倾斜试验进行到约30min时，患者发生晕厥。直立倾斜试验过程中患者心电、血压变化见图18-0-4；心电图记录见图18-0-5；HRV频域分析及DC分析见图18-0-6。

诊断：血管迷走性晕厥。

2. 专家解析与点评　图18-0-4显示基础倾斜试验进行到30min时，患者血压骤然下降，收缩压＜60mmHg并发生晕厥；图18-0-5心电监护显示心室率减慢但未超过10%。患者的临床表现符合血管迷走性晕厥（血管抑制型，Ⅲ型）的诊断。心脏自主神经功能分析显示患者晕厥前表现为交感神经活性增强，晕厥时主要表现为交感神经活性撤退、迷走神经活性呈一定程度增强。

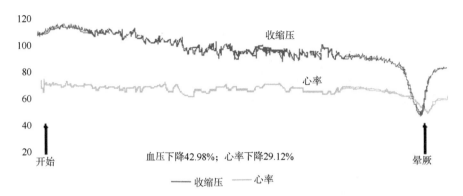

血压下降42.98%；心率下降29.12%

图18-0-4　血管迷走性晕厥（Ⅲ型）患者倾斜试验过程中心电、血压变化趋势

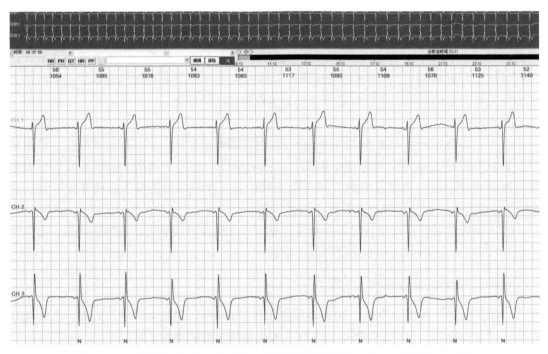

图18-0-5　血管迷走性晕厥（Ⅲ型）患者倾斜试验过程中记录到晕厥时心电图

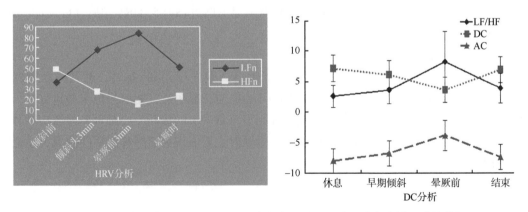

图18-0-6　血管迷走性晕厥（Ⅲ型）患者倾斜试验过程中心脏自主神经功能分析

3. 鉴别诊断

直立性低血压多见于老年人，临床上表现为由卧位改为直立位时血压呈渐进性下降趋势，有时因血压过度下降（典型者血压下降＞20/10mmHg）而造成晕厥。典型的直立性低血压患者站立3min内，收缩压下降≥20mmHg和（或）舒张压下降≥10mmHg；部分老年患者出现延迟性直立性低血压，表现为直立状态下收缩压进行性缓慢下降，但不伴心动过缓。该例患者为年轻女性，反复发作晕厥8年；无心脑血管疾病、糖尿病及肝肾疾病等病史。直立倾斜试验过程中无上述血压下降的特点，而在基础直立倾斜试验进行到30min时，患者血压骤然下降，收缩压＜60mmHg并发生晕厥，伴有心室率减慢但未超过10%。因而可以排除直立性低血压。

病例3：血管迷走性晕厥（Ⅰ型）

1. 临床背景　患者，女性，23岁，反复发作晕厥5年。既往无其他疾病史。查常规心电图、动态心电图、超声心动图、血常规、血电解质及血糖等均正常。

诊治经过：医生建议做直立倾斜试验。

直立倾斜试验进行到约35min时，患者发生晕厥。直立倾斜试验过程中患者心电、血压变化见图18-0-7；心电图记录见图18-0-8；HRV分析见图18-0-9。

诊断：血管迷走性晕厥。

2. 专家解析与点评　图18-0-7显示直立倾斜试验进行到35min时，患者血压和心率骤然下降，平均血压下降＞20～30mmHg，心室率减慢至45次/分，血压下降略早于心率减慢之前出现，并发生晕厥；图18-0-8心电监护显示心室率减慢，但＞40次/分；患者的临床表现符合血管迷走性晕厥（混合型Ⅰ型）的诊断。心脏自主神经功能分析显示患者晕厥前表现为交感神经活性增强，晕厥时主要表现为交感神经活性撤退、迷走神经活性增强。

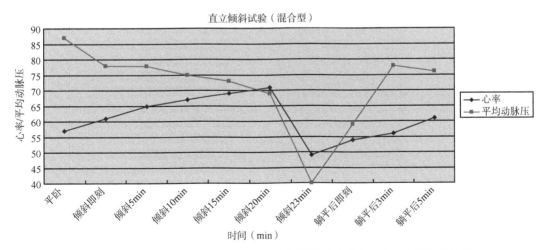

图18-0-7　血管迷走性晕厥（Ⅰ型）患者倾斜试验过程中心电、血压变化趋势

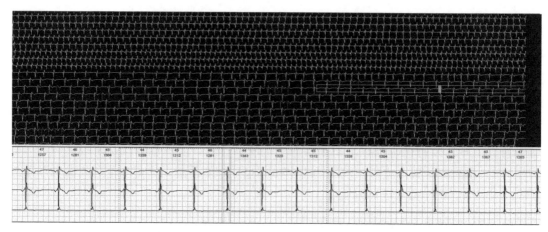

图18-0-8　血管迷走性晕厥（Ⅰ型）患者晕厥时心电监护提示窦性心动过缓

3. 鉴别诊断

（1）直立性低血压：多见于老年人。临床表现如下：患者由卧位改为直立位时血压呈渐进性下降趋势，有时因血压过度下降而造成晕厥。典型的直立性低血压患者站立3min内，收缩压下降≥20mmHg和（或）舒张压下降≥10mmHg；部分老年患者表现为直立状态下收缩压呈进行性、缓慢性下降，但不伴心动过缓。该例患者为年轻女性，反复发作晕厥5年。直立倾斜试验进行到35min时，平均动脉血压骤然下降＞20～30mmHg伴有心室率减慢，但＞40次/分。因而可以排除直立性低血压。

（2）心源性晕厥：患者为年轻女性，反复发作晕厥5年；无心血管疾病病史。查常规心电图、动态心电图、超声心动图、血常规、肝肾功能、血电解质及血糖等均报告正常；直立倾斜试验诱发了晕厥，心室率虽然减慢，但＞40次/分，因而可以基本排除心源性晕厥。

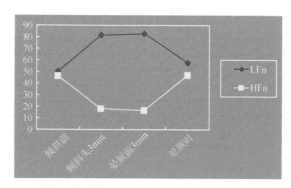

图18-0-9　血管迷走性晕厥（Ⅰ型）患者倾斜试验过程中HRV分析

（杨晓云）

第十九章

动态心电图检查技术评估睡眠呼吸暂停综合征与心血管疾病

一、基本概念

睡眠呼吸暂停综合征（sleep apnea syndrome，SAS）是指各种原因导致睡眠状态下反复出现呼吸暂停（30次以上）和（或）低通气、高碳酸血症、睡眠中断，从而使机体发生一系列病理生理改变的临床综合征，由于该病均在睡眠时发病，因而常被患者忽视而不能被及时发现。

二、常用检测指标

睡眠呼吸暂停综合征常用检测指标如下。

1. 睡眠呼吸暂停 指睡眠过程中口鼻呼吸气流完全停止或明显减弱（较基线幅度下降时间＞90%），持续时间≥10s。

2. 低通气 指睡眠过程中口鼻气流较基线水平下降≥30%并伴动脉血氧饱和度（SaO_2）下降≥4%，持续时间≥10s；或口鼻气流较基线水平下降≥50%并伴SaO_2下降≥3%，持续时间≥10s。

3. 睡眠呼吸暂停低通气指数（AHI） 指平均每小时呼吸暂停与低通气次数之和。

4. 呼吸紊乱指数（RDI） 指平均每小时呼吸暂停、低通气和呼吸努力相关微觉醒（RERA）事件的次数之和。

5. 呼吸努力相关微觉醒（RERA） 是指未达到呼吸暂停或低通气标准，但出现时间≥10s的异常呼吸努力并伴有相关微觉醒。

三、分　　类

睡眠呼吸暂停综合征根据发病原因可分为中枢性、阻塞性及混合性。

1. 中枢性睡眠呼吸暂停综合征 呼吸中枢神经曾经受到脑卒中及创伤等损害而出现障碍，不能正常传达呼吸的指令引致睡眠呼吸功能失调。

2. 阻塞性睡眠呼吸暂停综合征 咽喉附近的软组织松弛而造成上呼吸道阻塞，呼吸道缩窄导致睡眠时呼吸暂停。

3. 混合型睡眠呼吸暂停综合征 阻塞性睡眠呼吸暂停与中枢性睡眠呼吸暂停共存。

其中阻塞性睡眠呼吸暂停/低通气综合征（obstructive sleep apnea/hypopnea syndrome，OSAHS）是以睡眠时呼吸暂停及呼吸浅慢、胸腹活动增强、严重打鼾、白天嗜睡为特征的一种疾病。患者因呼吸暂停可反复出现夜间低氧血症和高碳酸血症，可导致高血压、冠心病、糖尿病和脑血管疾病；还可导致精神混沌、认知功能障碍及某些职业工作的危险性，严重危害公众健康；还可引起各种心律失常，包括严重的完全性房室传导阻滞、三分支传导阻滞、室性心动过速、心室颤动等恶性心律失常，甚至可引起夜间猝死。因此OSAHS是一种有潜在致死性的睡眠呼吸疾病。

四、筛 查 方 法

1. 多导睡眠图（polysomnography，PSG） 是诊断睡眠呼吸暂停综合征的金标准，可监测脑电图、心电图、肌电图、眼动图、胸式和腹式呼吸张力图、鼻及口通气量、体位体动、血氧饱和度等10余个生理信号。PSG不足之处：①不能确定阻塞性睡眠呼吸暂停综合征的阻塞平面；②夜间睡眠状态可直接影响监测结果，若受检者夜间不能入睡，则得不到正确结论；③与动态心电图相比，PSG监测仪昂贵、检查费用较高、操作烦琐、需专业人员检测，患者顺应性差、需住院检查，因而普及率不高。临床上迫切需要寻找一种价格适当、操作方便、易普及推广的睡眠呼吸暂停综合征筛查方法。

2. 动态心电图

（1）第1代睡眠呼吸暂停综合征初筛技术：20世纪80年代，有学者报告睡眠呼吸暂停综合征患者的心率可随呼吸暂停发生周期性改变，并可利用连续记录的体表心电图波形推导出呼吸波形，现在床边心电监测仪所显示的呼吸波形均由此原理推导而来。20世纪90年代，有学者通过心率变异性（HRV）指标评价心脏交感神经活性在睡眠呼吸暂停发作期间的变化，发现在睡眠呼吸暂停期间高频成分（HF）无明显变化，但低频成分（LF）增加，交感/迷走神经平衡（LF/HF）发生明显变化；还有学者报道睡眠呼吸暂停综合征患者白天HRV与对照组相比无明显变化，但夜间其PNN50与r2MSSD值明显高于对照组，因而提出应用HRV时域与频域指标可初筛睡眠呼吸暂停综合征。21世纪初，美国Harold L. Kennedy教授团队研制出第1代应用动态心电图技术初筛睡眠呼吸暂停综合征的技术，中国郭继鸿教授团队研究并发表了《应用心电监测技术初筛睡眠呼吸暂停低通气综合征》。第1代睡眠呼吸暂停综合征初筛技术主要采用HRV时域和频域分析指标，通过危险度指示筛选可疑OSAHS患者，此种初筛方法准确率并不高，各指标指代不明，因而临床难以推广。

（2）第2代睡眠呼吸暂停综合征初筛技术：2011年，迪姆公司与美国Harold L. Kennedy教授团队利用DMSEGRT技术同步提取动态心电图与呼吸波以初筛睡眠呼吸暂停综合征。研究发现，部分睡眠呼吸暂停综合征患者发作时心率趋势图呈规律性波峰波谷特征（图19-0-1），即周期性心率加快减慢，并由此可初筛睡眠呼吸暂停综合征患者；但还有部分睡眠呼吸暂停综合征患者发作时心率趋势图并无此种周期性变化（图19-0-2）。因此若单一采用心率的周期性变化指标来初筛睡眠呼吸暂停综合征，势必有部分患者被漏检；同理，若单一只采用第1代呼吸睡眠暂停综合征初筛技术推导的呼吸波同样也会有部分患者被漏检；若这2个指标相互佐证，必将显著提高OSAHS初筛的准确率。

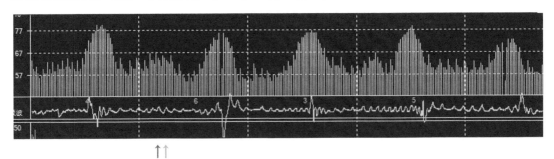

呼吸暂停/心率变慢（红箭头）呼吸恢复/心率变快（绿箭头）

图19-0-1 睡眠呼吸暂停综合征患者发作时心率趋势图规律性呈波峰波谷变化

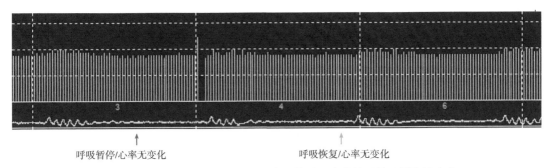

呼吸暂停/心率无变化　　　呼吸恢复/心率无变化

图19-0-2 睡眠呼吸暂停综合征患者发作时心率趋势图并无周期性变化

五、诊 断 标 准

睡眠呼吸暂停综合征诊断标准：每夜7h睡眠过程中呼吸暂停及低通气反复发作30次以上，或AHI≥5次/小时，若有条件，以呼吸紊乱指数（RDI）为准。呼吸暂停事件以阻塞性为主，伴打鼾、睡眠呼吸暂停、白天嗜睡等症状。

动态心电图检查技术诊断睡眠呼吸暂停综合征参考标准如下。

（1）阳性标准：①心率趋势图，连续出现≥3次等间距波峰波谷形态；②呼吸波图，连续出现≥3次等间距呼吸暂停或低通形态；①和（或）②总次数＞5次/夜则可初步诊断为睡眠呼吸暂停综合征。诊断准确率：普筛标准（5次）＜常规标准（30次）。

（2）分级标准：满足标准（1）占睡眠监测时间的百分比：轻度，1%～20%；中度，21%～75%；重度，76%～100%。

六、病 例 分 析

病例1：睡眠呼吸暂停综合征与冠心病心肌缺血

1.临床背景

（1）患者，女性，58岁。

（2）间断胸闷3月余，近1周夜间经常被闷醒。

（3）既往史：高血压病史10余年。

（4）辅助检查：血常规、血电解质、心肌肌钙蛋白等均正常。

（5）体格检查：T 36.3℃，P 61次/分，R 18次/分，BP 145/95mmHg。

（6）超声心动图：左心房扩大。

（7）常规心电图（图19-0-3）：①窦性心律；②V_1～V_2导联T波浅倒。

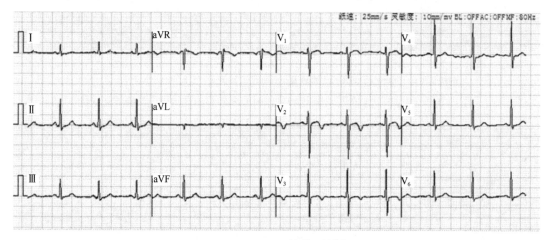

图19-0-3　V_1～V_3导联T波倒置

2. 动态心电图

（1）窦性心律：最小心室率为70次/分，发生于03：02；最大心室率为119次/分，发生于00：41；平均心室率为86次/分。

（2）偶发房性早搏3次/全程。

（3）偶发室性早搏121次/全程。

（4）部分时间前壁导联T波倒置，如21：40后可见前壁导联T波倒置加深、呈冠状T波改变，提示Wellens综合征，请结合临床。

（5）心率变异性分析：SDNN 62ms（正常范围102～180ms），SDANN 53ms（正常范围92～162ms）。

（6）睡眠呼吸暂停综合征初筛提示阳性。

3. 图形特征及诊断依据

（1）图19-0-4中第1条图为心率趋势图，蓝色标注部分为夜间02：30～05：30患者发生睡眠呼吸暂停时段条图：①对应时段心率趋势图，连续出现>5次等间距波峰波谷形态；②对应时段呼吸波图，连续出现>5次等间距呼吸暂停或低通形态。根据①和（或）②可初步诊断为睡眠呼吸暂停综合征。

（2）图19-0-5为白天患者活动状态下记录到的心电图，显示V_1～V_3导联T波浅倒；图19-0-6为凌晨04：50患者发生睡眠呼吸暂停时记录到的心电图，显示V_1～V_4导联T波倒置，V_2、V_3导联T波倒置尤为明显，患者随后被胸闷憋醒，提示发生了心肌缺血。

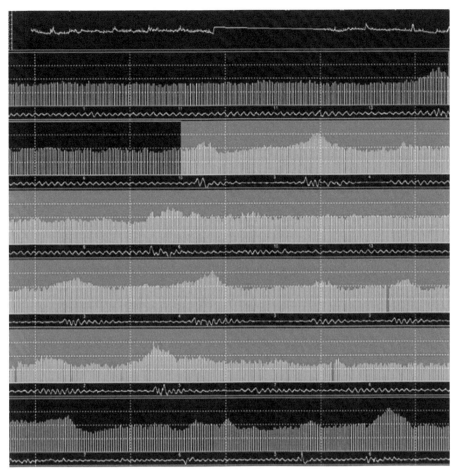

图 19-0-4　心率趋势图

连续出现＞5次等间距波峰波谷形态，对应时段呼吸波图连续出现＞5次等间距呼吸暂停

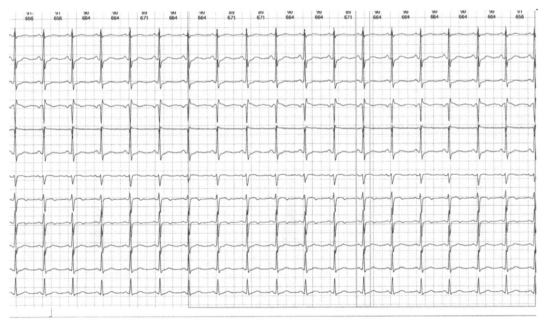

图 19-0-5　白天心电图显示 $V_1 \sim V_3$ 导联 T 波浅倒

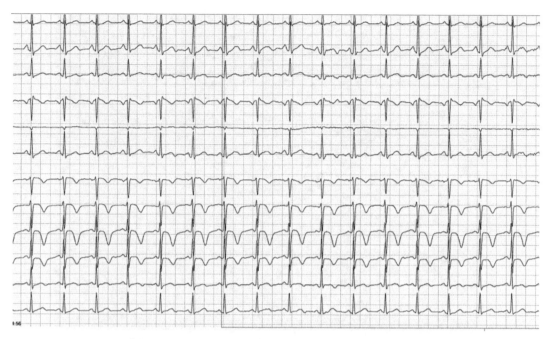

图19-0-6　凌晨04：50发生睡眠呼吸暂停时心电图显示V_1～V_4导联T波倒置加深

（3）图19-0-7提示患者心率变异性（HRV）降低，尤其是夜间，HRV明显降低，其时域指标SDNN降至52ms；图19-0-8提示患者心率震荡（HRT）现象消失：TO为4.5（正常参考值＜0），TS为1.6ms/RR间期（正常参考值＞2.5ms/RR间期）。夜间HRV与HRT均异常提示患者夜间存在明显自主神经功能障碍，这可能也是患者夜间发生睡眠呼吸暂停综合征的原因。

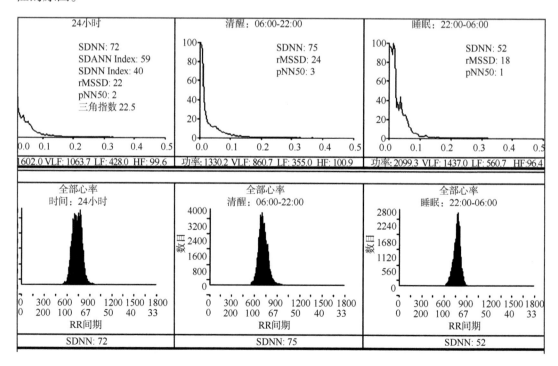

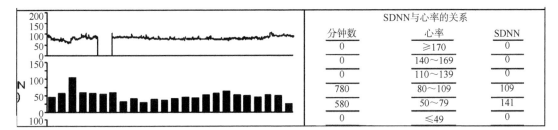

图 19-0-7　夜间 HRV 明显降低，时域指标 SDNN 降至 52ms

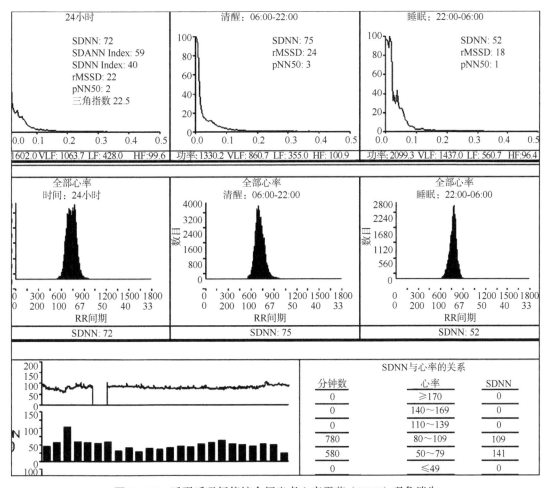

图 19-0-8　睡眠呼吸暂停综合征患者心率震荡（HRT）现象消失

4. 专家解析与点评　动态心电图分析提示患者夜间存在明显自主神经功能障碍，并发生睡眠呼吸暂停与心肌缺血，该例患者夜间发生心肌缺血与睡眠呼吸暂停综合征有关。睡眠呼吸暂停综合征促发夜间心肌缺血的机制可能与下列因素有关：①呼吸暂停引起低氧血症，直接引起心肌缺血；②呼吸暂停致肺动脉和体循环动脉收缩，心脏前后负荷增加导致心肌供血、供氧不足；③睡眠时的周期性呼吸暂停使交感神经和迷走神经也呈周期性兴奋，交感神经兴奋可引起心率加快、心肌耗氧增加，而迷走神经兴奋可引起心率减慢和传导阻滞，导致心肌供血不足；④睡眠呼吸暂停综合征患者多有糖和脂质代谢紊乱，促使冠状动脉病变加重。

病例2：睡眠呼吸暂停综合征与心律失常

1. 临床背景

（1）患者，男性，68岁。

（2）间断胸闷1年，反复发作心悸1个月。患者近1年来间断出现胸闷，持续数分钟可自行缓解，拟诊为冠心病。近1个月来反复发作心悸，夜间打鼾明显。

（3）既往史：糖尿病病史10余年。

（4）体格检查：T 36.5 ℃，P 72次/分，R 19次/分，BP 130/82mmHg。

（5）空腹血糖：6.6mmol/L。

（6）常规心电图：正常。

（7）超声心动图：正常。

2. 动态心电图

（1）窦性心律，最小心室率为46次/分，发生于22：46；最大心室率为92次/分，发生于19：15；平均心室率为86次/分。

（2）偶发-频发（01：00～05：00）房性早搏1163次/全程，成对房性早搏25次，部分房性早搏伴室内差异性传导。

（3）偶发室性早搏142次/全程。

（4）阵发性心房颤动共44s：第一段发生时间为01：51：13。

（5）部分时间下壁、前侧壁导联呈缺血性ST-T改变。

（6）心率变异性分析：SDNN 90ms（正常范围102～180ms），SDANN 81ms（正常范围92～162ms）。

（7）睡眠呼吸暂停综合征初筛提示阳性。

3. 图形特征及诊断依据

（1）图19-0-9中第1条图为心率趋势图，蓝色标注部分为凌晨04：10～04：50患者发生睡眠呼吸暂停时段条图：对应时段心率趋势图与呼吸波图均连续出现＞5次等间距呼吸暂停或低通气形态，请注意心率周期性变化与呼吸的暂停及恢复是同步的，提示患者此时段发生了睡眠呼吸暂停；24h心率趋势图与呼吸波图显示凌晨01：20～05：20患者均出现了等间距呼吸暂停或低通气形态，可初步诊断为睡眠呼吸暂停综合征。

（2）图19-0-10为分时散点图，紫色散点显示其房性心律失常主要发生于凌晨01：05～05：05；图19-0-11为心律失常总表，显示其房性心律失常主要发生于凌晨01：00～05：00。结合同时段的心率趋势图与呼吸波图提示凌晨01：00～05：00发生的频发房性心律失常与睡眠呼吸暂停有关。

（3）图19-0-12为凌晨01：49：56患者心悸时心电图片段，诊断：①窦性心律；②频发单源室性早搏，来源于右心室流出道可能性大；③V$_5$～V$_6$导联T波低平或浅倒。图19-0-13为凌晨01：51患者心悸时心电图片段，诊断：①窦性心律；②阵发性快速率心房颤动；

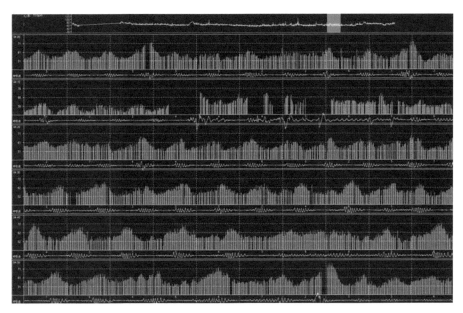

图19-0-9　第1条为心率趋势图，蓝色标注部分为凌晨患者发生睡眠呼吸暂停时段条图

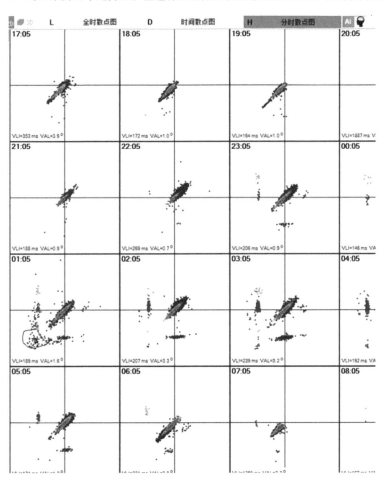

图19-0-10　分时散点图显示心律失常主要发生于01：05～05：05

时间	总心搏	平均HR	最小HR	最大HR	SDNN	频域/心率	Delta I	Delta II	Delta III	室性早搏 单发	室性早搏 成	室性早搏 短	室性早搏 二联	室性早搏 三联	室上性早搏 单发	室上性早搏 成	室上性早搏 短	室上性早搏 二联	室上性早搏 三联	停搏>2.0秒	VES
9:05	1909	62	49	78	82	1910.6	-0.2	-0.7	-0.4	5	5	0	0	0	11	11	0	0	0	0	0
10:00	0	N/A	N/A	N/A	0	N/A	0.0	0.0	0.0	0	0	0	0	0	0	0	0	0	0	0	0
11:00	0	N/A	N/A	N/A	0	N/A	0.0	0.0	0.0	0	0	0	0	0	0	0	0	0	0	0	0
12:00	937	77	59	91	49	704.7	0.0	-0.1	-0.1	11	11	0	0	0	0	0	0	0	0	0	0
13:00	3798	70	59	83	49	856.7	0.0	-0.3	-0.4	25	25	0	0	0	1	1	0	0	0	0	0
14:00	3916	65	58	75	34	947.3	0.0	-0.2	-0.3	35	35	0	0	0	1	1	0	0	0	0	0
15:00	3294	66	59	83	35	942.9	0.0	-0.2	-0.3	1	1	0	0	0	0	0	0	0	0	0	0
16:00	3476	61	53	75	47	1350.8	0.0	-0.2	-0.1	1	1	0	0	0	0	0	0	0	0	0	0
17:00	2797	61	52	82	49	1177.7	-0.2	-0.2	-0.2	0	0	0	0	0	0	0	0	0	0	0	0
18:00	3523	67	56	87	57	963.2	-0.2	-0.2	-0.2	1	1	0	0	0	0	0	0	0	0	0	0
19:00	3662	65	58	92	58	2307.8	-0.1	0.0	0.0	0	0	0	0	0	0	0	0	0	0	0	0
20:00	3376	62	56	72	37	1116.6	0.0	-0.1	0.0	0	0	0	0	0	0	0	0	0	0	0	0
21:00	3332	58	49	68	42	1278.0	0.0	-0.1	-0.1	0	0	0	0	0	0	0	0	0	0	0	0
22:00	3191	54	46	68	66	3676.2	-0.2	-0.4	-0.2	0	0	0	0	0	4	4	0	0	0	0	0
23:00	3345	56	49	77	68	4048.8	-0.2	-0.5	-0.2	8	8	0	0	0	20	20	0	0	0	0	0
0:00	3567	60	53	81	63	3339.6	-0.1	-0.5	-0.2	6	6	0	0	0	12	12	0	0	0	0	0
1:00	3573	61	51	81	105	5418.9	-0.1	-0.4	-0.2	14	14	0	0	0	60	60	0	2	1	0	0
2:00	3522	58	48	70	60	2640.8	0.0	0.0	0.0	4	4	0	0	0	272	262	5	0	3	0	0
3:00	3400	66	48	72	66	3194.9	0.0	-0.2	-0.2	19	19	0	0	0	373	355	9	0	5	0	0
4:00	3534	61	48	76	73	4724.4	-0.1	-0.2	-0.1	0	0	0	0	0	322	302	10	0	8	0	0
5:00	3484	58	51	83	54	1913.0	-0.1	-0.5	-0.2	1	1	0	0	0	78	76	1	0	0	0	0
6:00	2883	65	52	89	84	2590.3	-0.1	-0.3	-0.2	6	6	0	0	0	7	7	0	0	0	0	0
7:00	3501	68	62	79	35	917.9	0.0	0.0	-0.1	5	5	0	0	0	7	7	0	0	0	0	0
8:00	3681	65	52	80	60	1405.2	0.0	-0.2	-0.1	1	1	0	0	0	1	1	0	0	0	0	0
9:00	289	69	63	77	49	704.7	0.0	-0.1	-0.2	0	0	0	0	0	0	0	0	0	0	0	0
总数	71990	63	46	92	90	2218.7	-0.2	-0.7	-0.4	142	142	0	0	0	1162	1112	25	2	17	0	6

图19-0-11 心律失常总表显示心律失常主要发生于凌晨01:05～05:05

③频发单源室性早搏，部分成对出现，一阵次连发7搏室性心动过速，频率126～180次/分，这个室性早搏形态与图19-0-12中室性早搏一致，均来源于右心室流出道，因而可以排除心房颤动伴室内差异性传导；④V_3～V_6导联T波倒置，提示心肌缺血。

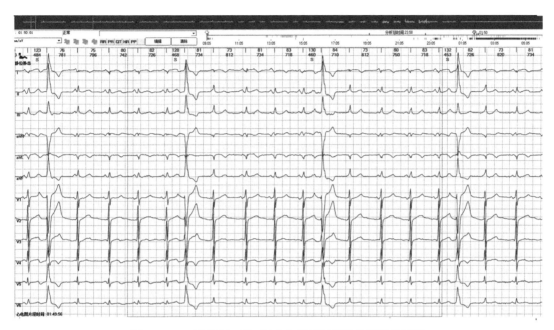

图19-0-12　凌晨01：49：56心电图显示频发单源室性早搏

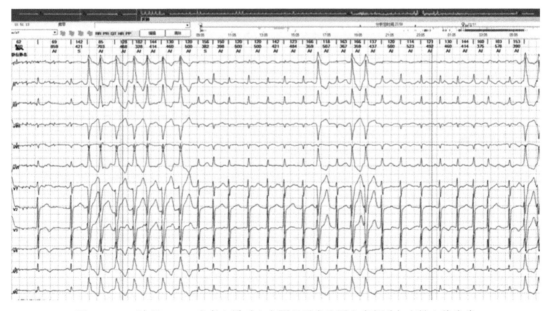

图19-0-13　凌晨01：51患者心悸时心电图显示发生了心房颤动与室性心律失常

4. 专家解析与点评　动态心电图提示患者睡眠至凌晨01：00～05：00发生了心房颤动与室性心律失常，并发生了心肌缺血，该例患者随后佩戴多导睡眠监测仪提示为重度睡眠呼吸暂停综合征，提示其心律失常和心肌缺血发生主要与睡眠呼吸暂停综合征（SAS）有关。SAS在心房颤动患者中有着很高的发生率，其机制可能如下：①反复发生的睡眠呼吸暂停通过心脏重构诱发心房颤动；②SAS患者气道阻塞时，胸腔内压力波动范围增大，心脏透壁压力增大，导致心房不应期缩短，促发房性早搏并诱发心房颤动；③自主神经系统功能异常对心房颤动的促发和维护也起着重要作用，结合该患者HRV时域指标降低（SDNN 90ms），提示其自主神经功能异常也是导致该患者发生心房颤动的主要原因。因此，对于临床上出现的夜间心律失常，建议进行动态心电图与睡眠呼吸功能监测。

（杨晓云）

动态心电图病例可视化检索统计工具

动态心电图病历可视化检索统计工具介绍如下。

病例图谱显示栏（显示及操作）：

（1）该显示栏为4×3分布，即一行4个病历共3排分布。

（2）该显示界面默认为三维Lorenz散点图（附图1），并且该三维散点图可以实现围绕等速线旋转功能（如附图1第1行第2个病历）。还可以切换趋势图显示，趋势图包含心率趋势、ST趋势图（附图2）。

（3）每个图谱显示患者姓名、性别、年龄、备注及当前患者数据所在文件夹（附图3）。

（4）每个图谱可双击进入该患者详细的动态分析界面。

（5）鼠标右键单击图谱可导出当前患者数据，同时可以在此界面设置备注便于查找、统计、对比（附图4）。

总结：

随着医疗技术的进步，动态心电图采集量会越来越大。很多大型医疗机构一年采集动态心电图检查数据多达10万例甚至更多。这样的大型医疗机构不仅从事医疗活动，还有科研教学等任务。为了便于心电或相关医疗工作者进行科研等操作，高效智能化的搜索工具会给相关工作人员带来极大便利，极大程度减少相关操作人员的操作时间，较为精准地查找病历和研究数据，并可通过该页面进行数据对比。

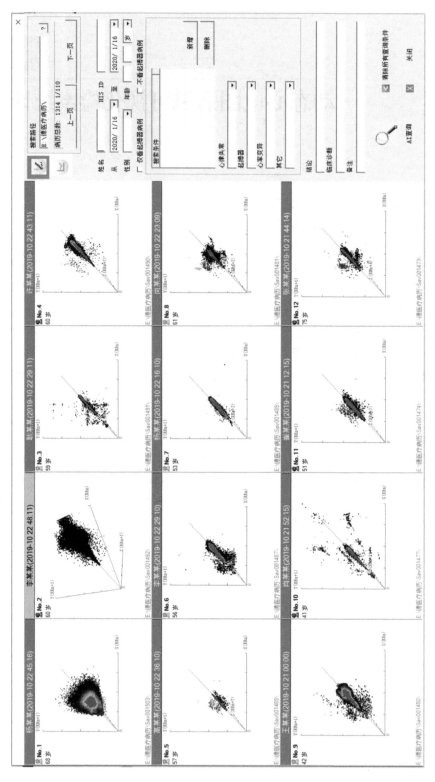

附图1　病例图谱显示示栏（4×3）

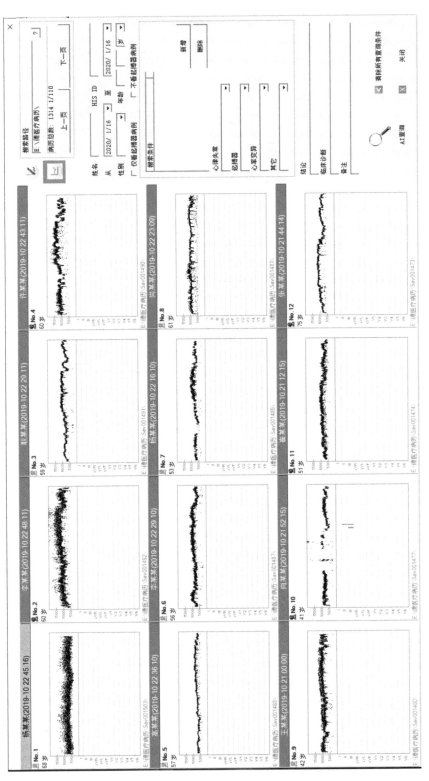

附图 2　搜索条件输入栏

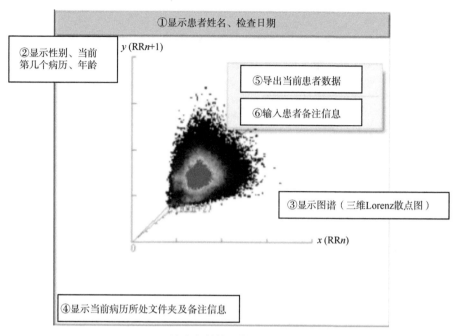

附图3　搜索条件输入栏（显示及操作）

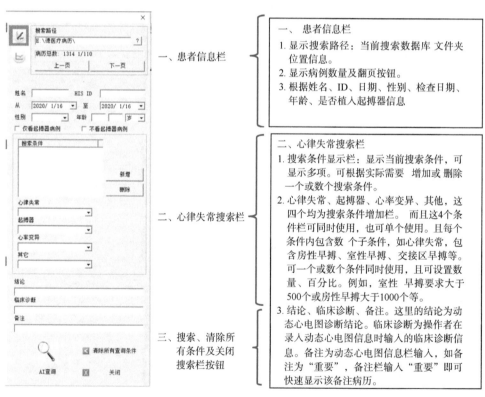

附图4　患者信息与心律失常搜索

实际操作演示见附图5。

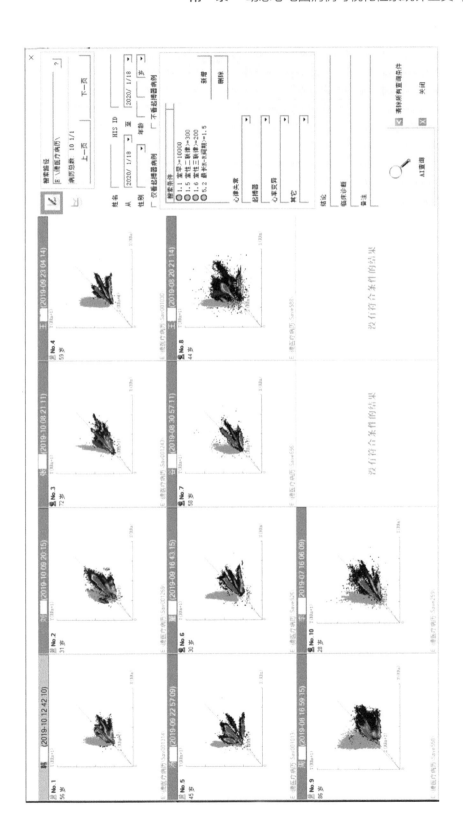

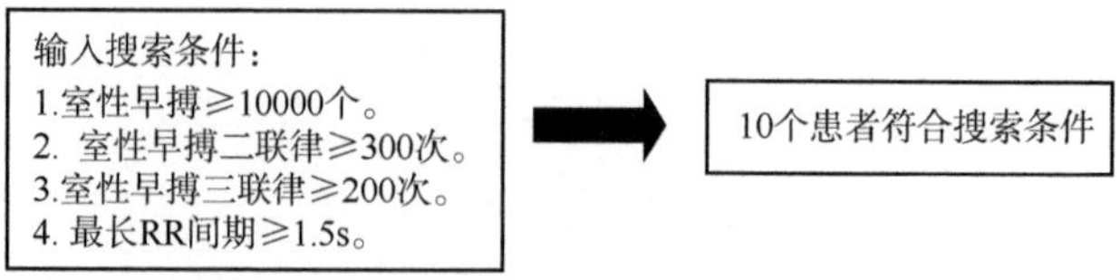

输入搜索条件：
1.室性早搏≥10000个。
2. 室性早搏二联律≥300次。
3.室性早搏三联律≥200次。
4. 最长RR间期≥1.5s。

→

10个患者符合搜索条件

附图5 操作演示

（章富君）